TRAITÉ

CLINIQUE ET PHYSIOLOGIQUE

DE L'ENCÉPHALITE.

TRAITÉ

CLINIQUE ET PHYSIOLOGIQUE

DE L'ENCÉPHALITE,

OÙ

INFLAMMATION DU CERVEAU,

ET DE SES SUITES,

TELLES QUE LE RAMOLLISSEMENT, LA SUPPURATION, LES ABCÈS, LES TUBERCULES, LE SQUIRRHE, LE CANCER, etc. ;

PAR M.-J. BOUILLAUD,

Docteur en Médecine de la Faculté de Paris, ancien Interne des Hôpitaux civils de la même ville, Membre de la Société médicale d'Émulation, et de l'Athénée de Médecine.

La Pathologie est la physiologie de l'homme malade.

MAGENDIE, *Précis élémentaire de Physiologie,* préface de la 2ᵉ édition.

A PARIS,

CHEZ J.-B. BAILLIÈRE, LIBRAIRE,

RUE DE L'ÉCOLE-DE-MÉDECINE, N° 14.

1825.

DE L'IMPRIMERIE DE FEUGUERAY,

RUE DU CLOÎTRE SAINT-BENOÎT, N° 4.

PRÉFACE.

1. Éclairé par les lumières que les siècles passés lui ont communiquées, plus éclairé peut-être par ses propres lumières, le siècle qui commence semble destiné à consommer cette grande restauration scientifique dont l'illustre chancelier Bacon avait, depuis tant d'années, signalé l'impérieuse nécessité. N'espérez pas, disait ce grand homme, imprimer aux sciences un grand accroissement, en *superposant* et en *greffant* pour ainsi dire les connaissances nouvelles sur les anciennes : il faut reconstruire l'édifice scientifique jusque dans ses plus profonds fondemens : « *Frustrà magnum expectatur aug-* » *mentum in scientiis ex superinductione* » *et insitione novorum super vetera : sed* » *instauratio facienda est ab imis funda-* » *mentis.* »

2. Gloire et reconnaissance éternelles aux hommes distingués qui se sont en quelque sorte mis à la tête de ces grandes et heureuses révolutions scientifiques. Trop long-temps

immobile au milieu du mouvement général
de perfectionnement qui entraînait les autres
sciences physiques, la Médecine vient, pour
ainsi dire, de se mettre en marche, et, grâce
à la puissante impulsion que quelques hommes
de génie lui ont communiquée, elle s'est élevée à la hauteur des autres, et menace même
de les dépasser. Osons le dire, l'*Histoire des
Phlegmasies chroniques* fut à la fois le signal
et le premier mobile de l'importante révolution que M. Broussais vient de faire éprouver à
la Médecine. Ne disputons point à ce célèbre
observateur la gloire orageuse d'une si remarquable révolution, et ne cherchons pas à lui
arracher un laurier qui lui coûte si cher.

3. Fière de ses rapides progrès, la Médecine peut les poursuivre avec éclat, en restant fidèle à la méthode expérimentale dont
le flambeau, allumé par l'immortel Galilée,
éclaire de son inépuisable lumière toutes les
sciences physiques, et en adoptant, avec une
sage critique, les vérités qu'a fait éclore l'al-
liance heureuse et féconde de la physiologie
et de la pathologie. Mais malheur à la Médecine si elle repoussait jamais cette étroite
union, et si elle répudiait ce principe, savoir,

qu'il n'existe point de maladie sans lésion d'organe! Un anatomiste célèbre, dont la Médecine ne saurait trop déplorer la perte prématurée, M. Béclard, l'a dit avec raison : « Il n'y a pas plus de phénomènes morbides » ou de symptômes sans organes altérés, que » de fonctions sans organes réguliers, que » de phénomènes sans corps, que de mou- » vement sans matière. » (*Élémens d'Anatomie générale*, pag. 121.)

4. Quoi qu'il en soit, toutes les parties de la science de l'homme n'ont pas été éclairées d'une lumière égale, et il semble que chacune d'elles se perfectionne à son tour. Parmi celles qui sont restées dans une obscurité plus ou moins profonde, il faut placer, je crois, en première ligne, l'histoire de l'anatomie, et surtout de la physiologie et de la pathologie du cerveau et de ses dépendances. Dans tous les temps néanmoins, les anatomistes, les physiologistes, les médecins, et même les philosophes, se sont occupés sérieusement de l'étude du système nerveux, de ce système qui semble gouverner tous les autres, et qui constitue en quelque sorte l'âme physiologique de l'économie vivante. De nos jours,

cette étude est devenue l'occupation favorite des observateurs ; on s'y livre avec une sorte de fureur ; de toutes parts on s'empresse de déchirer quelques-uns des innombrables replis du voile que la nature a jeté autour de ce noble appareil.

5. Les travaux importans de MM. Gall et Spurzheim, l'ouvrage récent de M. Tiédemann (1), les Recherches de M. le docteur Georget sur la *Physiologie et la Pathologie du système nerveux*, les Lettres du professeur Lallemand sur l'*Encéphale et ses dépendances*, le livre de M. Rostan sur le *Ramollissement du Cerveau*, les belles expériences des physiologistes modernes, et particulièrement celles de M. Magendie, le plus illustre d'entre eux ; les travaux de MM. Serres, Foville, Pinel-Grandchamp, etc., ont enrichi d'un grand nombre de précieuses découvertes l'anatomie, la physiologie et la pathologie du système nerveux. Néanmoins,

____

(1) *Anatomie du Cerveau, contenant l'histoire de son développement dans le fœtus, avec une exposition comparative de sa structure dans les animaux*, par Frédéric Tiedemann, trad. de l'allemand par A.-J.-L. Jourdan. Paris, 1823, in-8., avec 14 planches.

il reste beaucoup à faire encore sur un sujet à la fois si vaste et si difficile.

6. La pathologie du cerveau, en particulier, réclame impérieusement de nouvelles recherches. Elle n'a point encore été suffisamment soumise au creuset de la doctrine physiologique, et aucun auteur, à l'exception de M. Lallemand, n'a su rattacher à la théorie de l'irritation, les diverses altérations dont le cerveau est susceptible. Que dis-je? malgré tous les efforts de cet ingénieux observateur pour prouver que le ramollissement du cerveau est une véritable phlegmasie, plusieurs médecins ne professent-ils pas une opinion contraire? Un auteur dont je respecte d'ailleurs l'autorité, n'a-t-il pas dit « qu'on » a fait récemment, dans l'intérêt d'une nou- » velle doctrine, bien plus que dans celui » de la vérité, de longs travaux et de longs » raisonnemens pour prouver que la nature » du ramollissement était toujours inflam- » matoire? »

7. J'espère que cet ouvrage contribuera à éclairer la question dont il s'agit, et qu'il démontrera même que *les longs travaux et les longs raisonnemens* dont parle l'auteur

précédent *ont été faits dans l'intérêt de la vérité, bien plus que dans celui d'une nouvelle doctrine.*

8. Personne plus que moi ne rend justice aux importantes recherches du professeur de Montpellier, recherches qui ont réellement changé la face de la pathologie cérébrale, et que ne désavouerait pas lui-même le célèbre et judicieux auteur du traité *de Sedibus et Causis Morborum.* Hommage soit rendu à cet heureux émule de Morgagni !

9. Toutefois, l'ouvrage de M. Lallemand, il faut bien l'avouer, ne saurait être regardé comme le dépôt de toutes les connaissances actuelles sur la matière dont il traite, et il n'est pas exempt de quelques erreurs, de quelques défauts, inhérens, pour la plupart, à la forme même que l'auteur a choisie pour publier ses travaux.

10. On peut reprocher à M. Lallemand d'avoir pris l'anatomie pathologique pour le fondement de la classification et de la nomenclature de son ouvrage. Ce n'est, en effet, ni dans les symptômes ni dans les altérations anatomiques, mais bien dans la na-

ture intime, dans la physiologie des maladies, qu'il faut chercher les bases d'une classification et d'une nomenclature rationnelles.
Il est vrai que ce système de nomenclature
est impraticable dans les cas, encore trop
nombreux, où la nature des maladies nous
est inconnue. Mais ce qui est toujours possible, c'est de choisir une expression qui ne
donne pas une idée incomplète ou fausse de
la maladie, comme on le fait en désignant
sous le nom de *ramollissement* l'inflammation du cerveau Cette dénomination n'indique en effet qu'une des circonstances anatomiques de la maladie : or, comme les caractères anatomiques d'une maladie varient
suivant ses périodes et ses terminaisons, il
s'ensuit que, pour la désigner d'après ces
caractères, il faut lui affecter autant de noms
différens qu'il y a de différences dans les altérations anatomiques, système de nomenclature infiniment vicieux. Nous verrons
bientôt que l'inflammation du cerveau, considérée dans toutes ses périodes, dans toutes
ses terminaisons, produit tantôt une simple
injection avec rougeur, tuméfaction et légère induration de la substance cérébrale,

tantôt un *ramollissement* plus ou moins prononcé de cette même substance, tantôt un abcès soit simple, soit enkysté, tantôt une induration albumineuse, caséeuse, stéatomateuse, squirrheuse, etc., du cerveau. Or, je ne vois pas de motif pour désigner la maladie sous le nom de *ramollissement* plutôt que sous ceux d'*endurcissement*, de *congestion*, d'*abcès*, etc. Aucune de ces expressions ne saurait être adoptée : autant vaudrait se servir de celles de *convulsions*, de *paralysie*, d'*apoplexie*, etc., ainsi que faisaient les anciens ; car les altérations anatomiques ne sont pas plus fixes que les symptômes, c'est-à-dire les altérations fonctionnelles ou physiologiques. Quel est le seul caractère qui ne change pas au milieu des métamorphoses continuelles que subissent et les symptômes et les altérations anatomiques ? C'est évidemment la nature phlegmasique de la maladie. C'est sur ce point fixe que doit reposer, comme sur sa base la plus solide, la dénomination de la maladie. Et puisque l'on appelle l'inflammation de l'estomac une *gastrite*, celle des intestins une *entérite*, etc., je ne vois pas pourquoi désormais tout le monde n'adopterait pas le nom d'*encéphalite* ou de *cérébrite* proposé par plusieurs médecins, et consacré par le Nouveau Dictionnaire de Médecine. On peut rattacher à cette dénomination toutes les formes diverses que revêt la maladie, soit sous le rapport anatomique, soit sous le rapport physiologique. Mais quelle étrange méthode que de désigner sous le nom de *ramollissement du cerveau* une maladie qui, dans sa première période, ne *ramollit* point la substance cérébrale, et qui, dans certaines terminaisons, entraîne un endurcissement notable de cette même substance !

Puisse bientôt arriver l'heureuse époque où la Médecine sera, comme la chimie, assujettie à une langue fixe et uniforme ! Condillac a dit quelque part que les sciences se réduisaient à une langue bien faite. On pourrait dire, avec autant de justesse, que les sciences ne peuvent avoir une langue bien faite qu'au moment où les principaux faits dont elles se composent sont bien connus. La Médecine touche à cette grande époque : voici le temps de réformer sa langue. Mais une entreprise si importante exige la réunion d'hommes doués d'une haute instruction, d'un jugement sévère, d'un esprit élevé, philosophique, et dégagé de toute prévention.

11. M. Lallemand a commis également une erreur en attribuant les mêmes symptômes à l'inflammation des diverses régions du cerveau. Nous verrons en effet que ces symptômes varient suivant le siége de l'affection cérébrale; que la paralysie musculaire, par exemple, varie de siége selon que l'altération du cerveau occupe les lobules antérieurs, moyens ou postérieurs de cet organe, et nous parviendrons par ce moyen à déterminer quelques-unes des fonctions dévolues aux diverses parties dont l'encéphale est composé. Sous ce dernier point de vue, l'un des résultats les plus intéressans auxquels l'observation clinique m'a conduit, c'est que la partie antérieure du cerveau est véritablement l'organe du langage articulé, ainsi que M. le docteur Gall l'avait annoncé.

12. Enfin, l'ouvrage de M. Lallemand, quelque excellent qu'il soit, aurait beaucoup gagné, à mon avis, s'il eût été publié en

une seule fois, et s'il eût été rédigé dans la forme accoutumée des livres élémentaires : car, si la forme épistolaire *prête* beaucoup *aux développemens et aux discussions*, on ne saurait disconvenir qu'elle entraîne des longueurs et des répétitions presque inévitables, et qu'elle éloigne trop les unes des autres les diverses parties d'un même sujet, défaut grave dans une monographie, où toutes les parties doivent se tenir de près, se presser en quelque sorte les unes contre les autres, afin que l'esprit puisse saisir facilement les rapports qui les enchaînent, le nœud qui les rassemble, et que la mémoire puisse en conserver sans efforts le fidèle souvenir.

13. L'ouvrage que je publie aujourd'hui est divisé en deux livres.

Dans le premier, j'ai rapporté des histoires particulières d'encéphalite, sous toutes les formes qu'elle peut revêtir.

Le second livre est consacré à l'histoire générale de la maladie.

Cette méthode est la seule que l'on puisse suivre sans crainte de s'égarer : le simple bon sens en indique les avantages.

14. Il ne suffit pas d'avoir recueilli un

grand nombre d'observations pour composer un ouvrage de médecine ; il faut encore avoir rapproché ces observations, et en avoir analysé tous les élémens. On répète aujourd'hui de toutes parts, et comme par écho, que les faits seuls constituent la science. Cette assertion banale exige cependant quelques explications. Suffit-il, en effet, d'avoir entassé des masses de faits pour avoir composé une science ? non sans doute : de même que l'on n'a pas construit un édifice pour avoir rassemblé les matériaux qui doivent servir à sa construction. Les faits particuliers sont les matériaux qui doivent composer l'édifice de la Médecine ; mais ce sont des élémens épars, bruts, si l'on peut ainsi dire, qui doivent être réunis et rassemblés suivant certaines lois.

L'art de réunir méthodiquement les faits est bien autrement difficile que l'art de les recueillir. Celui-ci est l'ouvrage des sens ; celui-là est l'ouvrage de l'esprit, du jugement, du génie.

Ainsi donc, les faits recueillis par l'observation doivent être travaillés, pour ainsi dire, par l'esprit avant de constituer une véritable science. Il faut que le génie s'en empare, qu'il en pénètre les rapports, qu'il les rapproche, qu'il les analyse, qu'il les coordonne et les classe d'après leurs analogies et leurs *affinités* ; il faut enfin qu'il en découvre les caractères communs et généraux. C'est par cette généralisation et par cette analyse que s'établissent toutes les théories.

15. Une théorie quelconque ne peut être bonne qu'autant qu'elle est l'expression même des faits particuliers : elle ne doit être autre chose, en effet, puisqu'elle consiste à décomposer les faits compliqués, à les analyser, à les *réduire en principes*. Une théorie exacte est la parfaite image des phénomènes sur lesquels elle roule ; elle doit représenter fidèlement tous les faits en général, et chacun d'eux en particulier. Toute théorie qui se trouve en contradiction avec un fait *bien observé* est fausse. De même, tout fait qui est en contradiction avec une théorie rigoureusement démontrée a été mal observé : on n'est pas assez pénétré aujourd'hui de cette dernière vérité.

16. D'après ce que nous venons de dire, il est évident que les phénomènes composés

ou compliqués sont seuls susceptibles de théorie ou d'explication ; les faits simples constituent des *faits principes* ; ils n'ont donc pas besoin d'être expliqués, ou, ce qui est la même chose, d'être *réduits en principes*. Il est également évident que les faits sont d'autant plus difficiles à *expliquer* qu'ils sont plus complexes, plus composés : voilà pourquoi, de toutes les explications, les plus difficiles sont les explications physiologiques et médicales.

17. Que penser maintenant de ces personnes qui repoussent, avec un superbe dédain, toutes les explications, toutes les théories, et qui s'efforcent de les flétrir du nom de *systèmes*, *d'innovations*? Que peuvent ces vains efforts contre le sublime instinct qui nous entraîne malgré nous, et presqu'à notre insu, à pénétrer le mécanisme des phénomènes de la nature ? Que signifie ce combat insensé contre le génie inné des explications ? Pourquoi vouloir nous interdire l'usage de la plus noble de nos facultés, et nous ravir en quelque sorte l'exercice de la plus précieuse de nos prérogatives ?

18. Sans doute nous sommes encore bien

loin de l'époque où l'on pourra expliquer tous les phénomènes de la nature vivante, soit dans l'état sain, soit dans l'état malade; mais il n'en est pas moins vrai que plusieurs de ces phénomènes ont été interprétés déjà de la manière la plus heureuse et la plus fidèle. Les autres le seront par la suite : il est doux de l'espérer, et ce sentiment fait honneur à l'esprit humain.

19. Ces réflexions me conduisent à dire quelques mots sur l'esprit qui m'a dirigé dans la composition de cet ouvrage. J'ai franchement adopté l'opinion de M. Broussais, qui regarde l'inflammation comme *cause première* de toutes les productions accidentelles. Je me suis appliqué à prouver que les tubercules, les productions stéatomateuses, squirrheuses, fibro-cartilagineuses, etc., qui se développent dans le cerveau, peuvent, ainsi que le pus, être rapportés, en première origine, à l'inflammation de cet organe. Que ceux qui ne partagent pas notre manière de voir à cet égard réfutent, par des faits mieux observés, les faits qui lui servent de base, et nous y renoncerons avec le même empressement que nous l'avons

adoptée : car l'amour de la vérité est le seul qui nous anime.

20. Au reste, nous pensons que les productions accidentelles, suites de l'inflammation, consistent souvent autant dans l'altération des liquides que dans celle des solides de la partie où elles se développent. Je dis plus : de même qu'il est impossible de concevoir la vie et l'organisation sans le concours de parties solides et liquides, ainsi toute maladie suppose une altération simultanée des solides et des liquides : car qu'est-ce qu'une maladie, sinon une altération générale ou locale de la vie et de l'organisation ?

21. Quelques médecins affectent de reprocher à M. Lallemand d'avoir *rendu trop clair* le diagnostic des maladies cérébrales. J'avoue que je n'ai rien négligé pour me rendre digne de cet étrange et honorable reproche. Aurai-je été assez heureux pour le mériter réellement ?

22. Que si la Médecine chercherait en vain à pénétrer le mécanisme de la plupart des maladies, du moins elle a droit de prétendre à la connaissance de leur siége. Le moment est venu où elle peut se proposer le

problême suivant : *des symptômes étant donnés, déterminer le siége de la maladie,* et réciproquement. C'est ici surtout que l'on reconnaît l'utilité de l'application de la physiologie à la pathologie. Car il est évident que, connaissant les fonctions d'un organe, la lésion de ces fonctions indiquera nécessairement l'altération de l'organe qui les exécute.

23. Mais si, d'un côté, la physiologie est le véritable flambeau de la pathologie, il est également certain que la pathologie est pour la physiologie une source intarissable de lumières. Elle nous conduit à la connaissance des fonctions des organes de la manière la plus directe ; et remarquez que c'est précisément le moyen dont se servent les physiologistes pour découvrir les fonctions encore inconnues d'un organe donné. Les expériences sur les animaux, les *vivisections* enfin, ne sont-elles pas, pour ainsi dire, des maladies artificielles ? La physiologie expérimentale n'est-elle pas une sorte de pathologie artificielle ? Vous concevez maintenant comment l'étude des maladies peut servir à dévoiler les plus profonds mystères

de la physiologie. En effet , les maladies peuvent être considérées comme des expériences , des sortes de *vivisections* faites sur l'homme par la nature elle-même : or, nous venons de voir que c'est par des vivisections que les physiologistes cherchaient à pénétrer le mécanisme obscur et compliqué des fonctions de la vie.

Il suit même de ce rapprochement que les maladies sont propres à répandre sur la physiologie de l'homme plus de lumière que les expériences faites sur les animaux , car les résultats fournis par ces dernières ne sont pas toujours applicables à l'homme. C'est pourquoi le judicieux auteur des Recherches anatomico-pathologiques sur l'Encéphale a eu raison de dire, dans son excellente dissertation inaugurale , que les affections cérébrales répandront sur les fonctions du cerveau une clarté non moins vive que toutes les vivisections qui ont été faites, ou qui le seront par la suite, sur le même sujet.

24. A la vérité, l'observation des maladies cérébrales est hérissée d'innombrables difficultés. Si le cerveau n'était qu'un seul organe, ou bien si chacun des organes secon-

daires dont il est composé était affecté isolément, rien ne serait plus aisé que de déterminer les rapports entre les symptômes
et les lésions organiques : on aurait, pour
ainsi dire, un problême à une seule inconnue,
et partant, d'une solution aussi simple que
possible. Mais puisque le cerveau est composé de plusieurs organes (1), dont chacun
joue un rôle particulier; puisque plusieurs
de ces organes peuvent être affectés à la fois
et différemment, et que les phénomènes
varient suivant le siége, l'étendue, la nature,
les complications de la maladie cérébrale,
vous voyez que l'opération devient singulièrement compliquée, et que la difficulté de la
solution du problême augmente avec le nombre des inconnues.

25. Toutefois un zèle infatigable, une attention soutenue pourront nous faire vaincre
tous ces obstacles : *labor omnia vincit im-
probus*. N'oublions pas d'ailleurs que, filles

---

(1) *Voyez*, pour la démonstration de la pluralité des
organes cérébraux, l'ouvrage de M. Gall et celui de
M. le docteur Georget, *de la Physiologie du Système
nerveux et spécialement du cerveau; Recherches sur les
Maladies nerveuses*, etc. Paris, 1821. 2 vol. in-8.

du temps et de l'observation, les sciences marchent à pas lents et mesurés, qu'il n'est pas donné à un seul homme de tout découvrir, surtout en médecine, et que la seule gloire que nous puissions raisonnablement ambitionner, c'est d'ajouter quelques vérités nouvelles à celles que nous ont léguées nos devanciers, bien convaincus que nos neveux, héritiers de nos propres découvertes, en augmenteront à leur tour le précieux dépôt.

TRAITÉ

CLINIQUE ET PHYSIOLOGIQUE

DE

L'INFLAMMATION DU CERVEAU.

LIVRE PREMIER.

OBSERVATIONS PARTICULIÈRES SUR L'ENCÉPHALITE.

—

Considérations préliminaires.

Ce serait se former une idée bien étroite de l'inflammation, et se montrer absolument étranger aux heureux et immenses progrès de la science, que de penser que la maladie dont je viens de parler ne laisse d'autres traces de son existence qu'une rougeur plus ou moins prononcée, une tuméfaction plus ou moins marquée des organes qu'elle affecte, avec production d'une certaine quantité de pus. Éclairés aujourd'hui par les importantes recherches de l'illustre auteur de l'Histoire des Phlegmasies chroniques, et par les travaux antérieurs du modeste Pujol (1), nous devons considérer l'inflammation sous un point de vue plus étendu. Il ne suffit pas, comme on l'a fait trop long-temps, d'étudier les caractères qui spécifient ce grand phénomène pathologique dans ses nuances les plus tranchées, dans son degré le plus élevé; il faut le suivre d'un œil attentif dans toutes ses périodes, dans toutes ses terminaisons; il faut rechercher les modifications qu'il éprouve suivant la nature des tissus où il siége, suivant qu'il affecte une marche aiguë ou chronique; il faut, en un mot, en analyser sévèrement tous les effets. Or, en procédant de cette manière, nous voyons que les premières modifications anatomiques qui caractérisent l'inflammation sont, la rougeur, l'injection vasculaire et la tuméfaction; que, plus tard, une sécrétion anormale, connue sous le nom de *suppuration*, se manifeste; que la partie enflammée perd de sa cohésion et se désorganise plus ou moins profondément. La suppuration est suivie de phénomènes très-différens, selon que la matière purulente peut être rejetée ou non au dehors. Dans le premier cas, au bout d'un certain temps, l'irritation inflammatoire se calme, la formation du pus diminue, cesse entièrement, et, s'il existe une ulcération, ses bords se rapprochent, et une cicatrice s'organise à sa surface. Dans le se-

---

(1) Voyez *OEuvres de Médecine pratique de Pujol, avec des Additions* par F.-G. Boisseau. Paris, 1823, 4 vol. in-8°.

cond cas, au contraire, la matière purulente, aban-
donnée désormais à l'empire des affinités organiques ou de la *chimie vivante*, éprouve une série
de changemens qu'il est de la plus haute importance
de connaître. Prenons pour exemple une phlegmasie de la plèvre : le pus pleurétique se partage
bientôt en deux parties, l'une liquide dont l'absorption s'empare ; l'autre concrète, destinée à subir
un grand nombre de métamorphoses. En effet,
cette partie, que l'on désigne sous le nom de *fausse
membrane*, ne représente d'abord qu'une masse
amorphe, inorganisée; plus tard apparaissent, au
sein de cette production morbide, des points rouges dont le nombre augmente sans cesse, et qui, en
se réunissant, forment des stries rouges ramifiées,
rudimens de vaisseaux; puis on y distingue des
vaisseaux sanguins; un véritable tissu cellulaire ou
séreux s'organise ensuite, et dans certains cas, on
voit se développer une membrane dense, fibreuse,
fibro-cartilagineuse, cartilagineuse, ou même osseuse. Dans les organes parenchymateux, le pus
éprouve des changemens analogues, mais non
absolument les mêmes : il s'infiltre d'abord dans
la substance parenchymateuse, se réunit ensuite en
foyer, et bientôt s'enveloppe d'une membrane
accidentelle ou d'un kyste qui l'isole des parties
environnantes; d'autres fois sa partie concrescible
se combine pour ainsi dire avec la substance de
l'organe, se durcit, s'épaissit et donne naissance
aux diverses productions décrites en anatomie pa-

thologique sous les noms de *tubercules*, de *squir-rhe*, de *cancer*, etc. Dans des cas plus heureux, la matière purulente rentre en entier dans le torrent circulatoire ; les parois de l'abcès se rapprochent, s'agglutinent à la manière des bords d'une plaie, et une véritable cicatrice s'opère. Ainsi donc les diverses productions accidentelles peuvent être considérées comme autant de traces que l'inflammation laisse après elle. Ces tissus anormaux, ou d'origine pathologique, ont été trop long-temps regardés comme des maladies *sui generis*, et tout-à-fait indépendantes d'une phlegmasie. A M. Broussais appartient la gloire d'avoir signalé, le premier, le rôle que joue l'inflammation dans leur production, et la découverte de cette vérité fondamentale est un de ses plus beaux titres à la reconnaissance de la médecine. N'oublions jamais, d'ailleurs, que la première condition de toute formation de tissus accidentels, la condition *sine qua non*, consiste dans la sécrétion d'une quantité plus ou moins considérable de pus, et que la nature et l'aspect de celui-ci varient suivant la structure des organes enflammés ; que, partant, il ne faut point s'étonner si les résultats, les produits, les accidens, les terminaisons de l'inflammation ne sont pas absolument semblables dans tous les tissus. Ainsi, par exemple, le tissu cellulaire et les organes parenchymateux sécrètent du pus proprement dit ; ainsi les membranes séreuses sécrètent une matière en partie coagulable, et prompte à se transformer en lames cellulaires ou séreuses ; ainsi le périoste fournit une autre matière qui se concrète, se durcit et s'ossifie ; ainsi le tissu artériel, essentiellement composé d'une membrane fibreuse, exhale un liquide purulent habile à se métamorphoser en plaques terreuses, athéromateuses, fibreuses, fibro-cartilagineuses ou calcaires et comme plâtreuses (1).

Les diverses productions accidentelles indiquent, comme nous venons de voir, qu'il a existé autrefois une inflammation dans le tissu qu'elles occupent ; mais elles n'annoncent point toujours, elles ne constituent point une inflammation actuelle. *Filles* de l'inflammation, si j'ose m'exprimer ainsi, elles peuvent persister après qu'elle a disparu elle-même, et survivre en quelque sorte à leur *mère* : jouant alors le rôle de corps étrangers, elles déterminent les mêmes accidens, les mêmes effets que ceux-ci pourraient produire, et après avoir dû leur naissance à une inflammation, il n'est pas rare que, à leur tour, elles deviennent la source d'une nouvelle phlegmasie.

Les réflexions rapides que nous venons de présenter sur la variété des altérations anatomiques que l'inflammation entraîne à sa suite, et sur la part qu'elle prend à la formation des productions accidentelles, nous conduisent à diviser en plusieurs sections les observations relatives à l'encéphalite,

---

(1) Voyez le *Traité des Maladies du Cœur et des gros vaisseaux*, par MM. Bertin et Bouillaud.

maladie qui fait l'objet de cet ouvrage. Dans la première section, nous placerons les observations d'encéphalite dans lesquelles la rougeur, l'injection et la tuméfaction sont les seules lésions que l'on rencontre. Dans la seconde section, nous rangerons les observations d'encéphalite avec ramollissement et suppuration, soit que le pus ne soit encore que disséminé dans la substance cérébrale, ou qu'il se soit déjà ramassé en foyer. La troisième section renfermera les observations d'encéphalite terminée par des abcès enkystés. La quatrième et dernière section contiendra toutes les observations d'encéphalite suivie du développement de diverses productions accidentelles.

SECTION PREMIÈRE.

Observations d'encéphalite avec rougeur, injection sanguine, gonflement et légère induration de la substance cérébrale.

OBSERVATION PREMIÈRE.

60 ans. Paralysie progressive des membres gauches avec rigidité et douleur, altération de la mémoire, délire, convulsions générales, céphalalgie ; mort le 11ᵉ jour. — Inflammation avec rougeur très-vive et comme sablée du lobe antérieur droit du cerveau, compliquée d'arachnoïdite.

M. A***., âgé d'environ soixante ans, eut le crâne enfoncé à la région frontale par une pierre lancée avec violence, perdit beaucoup de sang, et put cependant revenir chez lui. Le lendemain, céphalalgie pulsative, altération de la mémoire, réponses justes, parole assez libre, et cependant impossibilité de tirer sa langue ; pouls faible, accablement. (*Émétique en lavage.*) — Troisième jour, déglutition difficile, soif, chaleur de la peau , fréquence du pouls. — Le quatrième , assoupissement, réponses toujours justes. (*Large vésicatoire à la nuque.*) — Cinquième jour, assoupissement plus profond, *perte de la parole ; le malade entend ce qu'on lui dit, mais ne répond que par des cris ;* déjections et urines involontaires. — Sixième jour, mêmes symptômes. — Huitième jour, délire, perte de connaissance, mouvemens convulsifs du tronc et des membres, avec distorsion de la bouche et des yeux; renouvellement des accès tous les quarts d'heure; dans l'intervalle, respiration difficile, ronflement, œil fixe, bouche béante. — Le neuvième, à minuit, les convulsions cessent, l'assoupissement diminue et la connaissance revient; mais altération de la mémoire et du jugement; léger délire, commencement de paralysie des membres gauches. — Le dixième, paralysie complète de ces membres avec rigidité et légère douleur quand on essaie de les écarter du tronc; aspect idiotique du visage, réponses peu justes, illusions d'optique; une seconde convulsion pendant la nuit. — *Les jours suivans, même état?* (1) — Le onzième, perte de connaissance, *aphonie*, immobilité et insensibilité générale; coma, respiration haute, difficile, etc. — Mort à onze heures du soir.

Autops. cadav. Enfoncement de deux lignes de profondeur sur deux pouces de surface à la région frontale, à la partie interne et *antérieure* du lobe droit du cerveau; *inflammation* d'un pouce et demi d'étendue de haut en bas, et d'un demi-pouce dans les autres sens, touchant d'un côté au corps calleux, et de l'autre à la fosse du cerveau. Cette inflamma-

---

(1) Cette phrase est évidemment inutile : entre le dixième et le onzième jour, on ne saurait trouver de quoi placer les *jours suivans* dont parle l'auteur.

tion était marquée *par une rougeur très - vive et comme sablée* de la substance cérebrale. On trouva en outre toute l'arachnoïde qui recouvre la convexité du cerveau opaque, blanche, très-épaisse, et enduite à la surface interne d'une légère couche de matière albumineuse (1).

L'auteur de cette observation la rapporte avec raison comme un exemple de céphalite compliquée d'arachnoïdite. Il attribue judicieusement le délire, les cris, l'agitation, les mouvemens convulsifs périodiques, à l'inflammation de l'arachnoïde. Il regarde, au contraire, la paralysie progressive développée dans les derniers jours, accompagnée de rigidité et de douleur, l'aspect idiotique du visage, la diminution de l'intelligence, comme produits par l'inflammation du cerveau.

OBSERVATION IIe.

68 ans. Quelques agitations convulsives du tronc, suffocation, mort subite. — Epanchement de sérosité dans les ventricules, rougeur uniforme assez foncée, injection du corps strié et de la substance environnante.

Un homme âgé de soixante-huit ans, devenu imbécille, resta dans cet état pendant dix ans, fut ensuite placé à l'Hôtel-Dieu, y séjourna pendant quatorze ou quinze mois, et pendant tout ce temps, *gardant constamment le lit, finit, dans cette longue inaction, par perdre l'usage de ses jambes.* Un jour qu'il

---

(1) Ducrot, *Essai sur la Céphalite*, obs. ii, 1812.

mangeait, avec avidité, les alimens qu'on lui avait apportés, il fut pris tout-à-coup d'une espèce de suffocation, tomba à la renverse, et expira au bout de quelques minutes, après deux ou trois agitations convulsives du tronc.

Autops. cadav. — *Le corps* cannelé gauche, qui faisait une saillie plus élevée que le droit, et toute la substance cérébrale environnante, étaient d'un rouge uniforme, assez foncé dans l'étendue de deux pouces en tous sens; les deux ventricules latéraux étaient considérablement dilatés et remplis d'une sérosité transparente; le droit en contenait environ quatre onces, et le gauche trois. (DAN. DE LA VAUTERIE, *de l'Apoplexie*, 1807.)

L'auteur regarde cette observation comme un exemple d'inflammation du cerveau: c'est aussi l'opinion de M. Lallemand (1).

Vous aurez sans doute remarqué que, dans les deux observations précédentes d'inflammation du cerveau, il n'existait pas de ramollissement de la substance.

J'ai cru ne pouvoir mieux faire que de commencer par ces deux observations, que M. Lallemand a déjà insérées dans son excellent ouvrage sur les Maladies de l'encéphale; elles prouvent incontestablement que, dans sa première période, l'inflammation du cerveau n'est pas accompagnée de

____

(1) Ce fait me paraît très-incomplet sous plusieurs rapports.

ramollissement, mais seulement d'injection et de rougeur. En cela l'encéphalite ressemble à toutes les autres inflammations. Dans toutes, en effet, les premiers phénomènes anatomiques qui se manifestent consistent dans l'afflux du sang vers la partie où l'attire l'irritation, dans l'injection des capillaires les plus ténus et la rougeur du tissu qu'ils pénètrent. On ne rencontre point encore de traces de désorganisation de la substance enflammée; l'état de celle-ci peut être comparé à celui que l'on désigne en physiologie sous le nom d'*érection*. Une inflammation commençante n'est pour ainsi dire qu'une érection *pathologique* : elle n'est pas caractérisée par le ramollissement du tissu, mais bien par une augmentation plus ou moins marquée de la densité naturelle de ce dernier. C'est pour cette raison que je n'ai point commencé ces recherches sur l'inflammation du cerveau par des observations de ramollissement. M. Lallemand, bien qu'il n'ait pas suivi lui-même l'ordre que je viens d'adopter, le regarde comme le plus naturel. « Il est clair, dit-il (1), que, pour étudier successivement les différens degrés de l'inflammation du cerveau, il eût fallu rigoureusement ranger les observations d'après l'état plus ou moins avancé de l'altération, et placer les premières les observations dans lesquelles on n'aperçoit encore qu'une simple congestion sanguine. » — Celle qui

____

(1) Lettre IIIe, pag. 330.

suit, et que j'ai extraite du Mémoire de Saucerotte sur les contre-coups dans les lésions de la tête, doit être placée après les deux précédentes.

OBSERVATION IIIe.

Fracture du coronal, paralysie du côté gauche; mort le 6e jour. — Contusion, lividité de l'hémisphère droit, épanchement sanguin dans le ventricule correspondant.

Le nommé Collin, charpentier, tomba, le 11 mars, du toit d'un bâtiment sur une pierre, et se fit une fracture avec enfoncement à la partie supérieure et latérale droite du coronal. Le 13, le malade fut trépané: cependant il survint une paralysie de tout le côté gauche, complète du membre inférieur, mais imparfaite du membre supérieur. Malgré plusieurs saignées, il mourut le 16. — Le crâne ayant été ouvert, ou trouva toute la superficie de l'hémisphère *droit engorgée et noirâtre ;* la substance du cerveau, sous la fracture, était *contuse et livide* jusqu'à la *voûte du grand ventricule,* qui était rempli de sang.

Ici, dit Saucerotte, la maladie du cerveau était plus profonde antérieurement que postérieurement : aussi le membre inférieur était parfaitement paralytique, tandis que le supérieur n'avait pas tout-à-fait perdu son mouvement. Nous reviendrons plus loin sur l'opinion de cet observateur recommandable, laquelle a été reproduite dans ces derniers temps par MM. Foville, Pinel-Grandchamps et Serres, comme une découverte dont ils se sont disputé la priorité, sans doute parce qu'ils ne connaissaient pas ou qu'ils n'avaient pas présent à la mémoire le travail de Saucerotte.

Ce que je veux signaler particulièrement ici, c'est l'existence d'une inflammation du cerveau sans ramollissement encore bien apparent. Vous concevrez aisément pourquoi les cas de ce genre sont extrêmement rares. Ils supposent, en effet, que les malades sont morts pendant la première période de la phlegmasie, ce qui n'arrive presque jamais, du moins lorsque le siége du mal n'occupe qu'une portion peu étendue de la masse cérébrale.

Je ne pense pas que l'on puisse avoir l'idée de révoquer en doute l'existence d'une inflammation cérébrale naissante dans les trois cas que je viens de rapporter. Outre que les symptômes et les altérations anatomiques attestent cette existence, on peut ajouter qu'elle est encore prouvée par la nature des causes qui ont déterminé la maladie dans le premier et le troisième cas. Ces causes sont une violente contusion de la tête, accident dont l'effet le plus ordinaire est une inflammation plus ou moins vive de la partie qui en est le siége.

De ces trois malades, l'un est mort subitement, l'autre le onzième jour (1), et le dernier le cin-

____

(1) Il est à-peu-près certain que, dans ce cas, l'inflammation du cerveau ne s'est développée que consécutivement à celle des méninges, en sorte que l'époque de son invasion est de quelques jours postérieure à celle des premiers symptômes observés.

quième jour après l'invasion. S'ils eussent vécu plus long-temps, les altérations de la partie enflammée eussent été plus profondes, ainsi que nous le montrerons dans les observations suivantes. Mais avant d'aller plus loin, je crois devoir faire remarquer que, dans les cas d'irritation générale de la pulpe cérébrale, ainsi que cela arrive dans un grand nombre de phlegmasies des membranes encéphaliques, il n'est pas rare de rencontrer le cerveau plus ferme, plus consistant que dans l'état normal. Dans plusieurs cas de ce genre, j'ai trouvé cet organe d'une consistance semblable à celle qu'il présente lorsqu'il a été plongé pendant quelque temps dans un acide étendu (1). Cette remarque a dû être faite par quiconque est familier avec les recherches d'anatomie pathologique. Elle n'a point échappé au célèbre auteur de l'Histoire des Phlegmasies chroniques. « Si la » mort, dit-il, arrive avant que l'irritation du cer- » veau ait eu le temps de se convertir en phleg- » masie, l'autopsie ne découvre que de l'injec- » tion et de la dureté dans la substance céré- » brale (2). »

Il existe entre cet état de la pulpe cérébrale,

---

(1) Je suppose qu'il n'existe point un épanchement considérable de sérosité ; car alors on trouve souvent, sinon un ramollissement proprement dit, du moins une mollesse remarquable du cerveau.

(2) *Histoire des Phlegmasies chroniques*, t. II, p. 405, 3ᵉ édit.

que je désignerai , si l'on veut, sous le nom d'*en-durcissement sans désorganisation ;* il existe, dis-je, entre cet état et le ramollissement une diffé-rence qu'il est important de noter, et qui consiste en ce que le premier est presque constamment général , tandis que le second est presque toujours local, partiel, circonscrit. La cause de cette différence est bien facile à saisir. Effective-ment, une inflammation de la totalité de l'encé-phale est une maladie tellement grave, pour peu qu'elle soit intense, qu'elle emporte les malades avant que l'inflammation soit parvenue au degré dans lequel on observe le ramollissement. Au contraire , une phlegmasie circonscrite du cer-veau entraîne rarement la mort des malades dans sa première période. C'est pourquoi , à l'ouver-ture des cadavres, on trouve des altérations qui ne sont plus celles qui caractérisent cette période. Réfléchissez aussi que presque toutes les inflam-mations générales du cerveau sont sympathiques ou consécutives, et que, par conséquent, elles marchent avec moins de violence que si elles étaient idiopathiques. Cette circonstance concourt à vous expliquer pourquoi le ramollissement ne constitue pas leur caractère ordinaire. Le con-traire a lieu pour les inflammations locales et cir-conscrites du cerveau : elles sont le plus souvent idiopathiques, primitives, et partant elles ont une plus grande tendance à désorganiser la partie qui en est le siége.

Le degré d'altération qui vient immédiatement après celui que nous venons de faire connaître est caractérisé par le *ramollissement* avec injection, infiltration sanguine de la substance cérébrale, ce qui indique déjà une désorganisation commençante de cette dernière. Nous allons bientôt en offrir des exemples. L'observation suivante m'a été communiquée par mon ami M. le docteur Blache, ancien interne des hôpitaux. Elle nous fera voir comment la nature passe, par des nuances insensibles, du premier au second degré d'altération qui constitue l'inflammation du cerveau.

OBSERVATION IVe.

22 ans. Contusion violente du front, perte de connaissance, état comateux; contorsions des muscles de la face, agitation générale; mort le 13e jour. — Inflammation superficielle du lobe antérieur du cerveau, avec injection, rougeur sablée, infiltration sanguine; suppuration des méninges.

Bidaux (François), âgé de vingt-deux ans, d'une forte constitution, reçut un violent coup de pied de cheval à la tête, et perdit subitement connaissance. Une saignée lui fut pratiquée, et on le transporta à l'Hôtel-Dieu, trente heures après l'accident. Il existait une plaie d'environ trois pouces sur le côté droit du coronal. Déjà une assez grande quantité de sang s'était écoulée et de très-petits rameaux artériels en fournissaient encore; perte absolue des facultés intellectuelles, état comateux, diminution de la sensibilité : cependant, si l'on pince fortement la peau des membres, le malade les remue avec violence et pousse des gémissemens ; si l'on tiraille les lèvres de la plaie, il grince les dents et se retourne en divers sens, comme pour se soustraire à cette cause de douleur : parfois même il porte la main à l'endroit de la blessure pour empêcher qu'on y touche. On ne put obtenir de lui *aucune parole,* malgré les questions qu'on lui adressa, et les tourmens qu'on lui fit éprouver en le pinçant. Les paupières sont fermées, les pupilles mobiles ; la respiration est libre, le pouls plutôt lent que fréquent, un peu irrégulier : le malade n'a rendu d'excrémens ni d'urine depuis l'accident. M. Dupuytren ayant porté le doigt dans la plaie, sentit une portion d'os enfoncée, et la mit en évidence en écartant les bords de la plaie. L'opération du trépan était indiquée, et M. Dupuytren la pratiqua sur-le-champ. La portion d'os enfoncée ayant été enlevée, on ne procéda au pansement qu'après avoir laissé couler environ deux palettes de sang. Pendant l'opération, chaque fois que l'instrument tranchant fut porté sur le cuir chevelu, le malade faisait de violens efforts de tous ses membres et de sa tête. Lorsqu'elle fut terminée, l'insensibilité parut un peu moindre. (*Petit-lait émétisé.*)

Dans la nuit, le malade fut agité ; on lui cria fortement à l'oreille qu'on l'attacherait s'il continuait à remuer si violemment ses membres : *vous seriez bien malins !* répondit-il. Le lendemain, 29

mai., face animée, couverte de sueur, moiteur
de la peau ; état comateux dont on ne peut faire
sortir le malade qu'en lui pinçant l'oreille ou le
nez. Il ouvrait alors les paupières, et répondait
plus ou moins distinctement ; il s'efforçait d'é-
chapper à ceux qui l'importunaient ainsi. Pendant
qu'on le tenait éveillé, il regardait naturellement
les personnes qui l'environnaient. Le laissait-on
tranquille, il retombait aussitôt dans l'assoupissement. Pendant les contorsions du visage, on remarqua que la commissure gauche des lèvres se
dirigeait en dehors, comme si les muscles du
côté droit de la face eussent été paralysés. Du
reste, même état du pouls et de la respiration.
(*Huile de ricin*, ʒ iij.) Le jour se passe dans l'assoupissement ; le malade s'agite parfois, et change
de position ; il urine, mais ne va pas à la selle. En
questionnant le malade et en le pinçant, l'interne de garde, M. Mancel, le force à lui répondre. Pendant la nuit, il s'agite beaucoup, parle
seul et semble délirer ; une fois, il demande à
boire. Le lendemain, 4ᵉ jour, on trouva ses
draps couverts de matières fécales liquides ; la
bouche ne paraît pas se porter à gauche pendant les
grimaces. (*Une saignée du pied, petit-lait émétisé.*)
La saignée calme la force des battemens du pouls ;
le malade semble plus excitable, moins assoupi ;
les urines et les matières fécales s'écoulent librement. — La nuit suivante, agitation ; il sort parfois de son assoupissement, appelle le veilleur

et demande à boire. — Le 31 mai , 5e jour, on l'éveille plus facilement encore ; il entend mieux , mais il ne répond pas toujours juste, à moins qu'on ne fixe fortement son attention. La face est colorée, sudorale , la respiration libre ; le pouls, moins irrégulier, offre 70 pulsations par minute ; la déglutition s'opère facilement. — Le 1er juin, 6e jour, le malade reste plus long-temps éveillé , présente la physionomie d'un homme en santé et répond aisément ; la transpiration est toujours abondante ; la langue est bonne. (*Diète , petit-lait émét.*) — Le 7e jour, même état d'amélioration. (*Lavement purgatif, suivi d'une abondante évacuation*). — Le 8e jour , on lève l'appareil : la suppuration est bien établie. (On distingue les mouvemens du cerveau produits par les battemens artériels.) Les idées et les réponses deviennent de plus en plus justes et faciles ; point de fièvre, moiteur de la peau. — Le 9e jour, point de changement. — Le 10e jour, à 7 heures du matin, on trouve le malade *dépansé :* depuis plusieurs heures, la plaie était à l'air ; la dure-mère était couverte d'une couche épaisse de pus concret, formant une sorte de couenne albumineuse à travers de laquelle on n'apercevait plus les mouvemens du cerveau ; du reste, point d'accident. Mais dans la journée, le malade est pris d'un violent accès de fièvre sans frisson ; la face se colore, les yeux deviennent brillans, la peau chaude, le pouls fort et fréquent : le soir, un peu de calme. Cependant le malade dit qu'il n'est pas *à son aise*. (3o *sangsues sur les côtés du cou*.) — Le 11ᵉ jour, on apprend que le malade a été agité pendant la nuit et qu'il a déliré ; il conserve encore beaucoup de fièvre (120 pulsations par minute) ; la peau est chaude et sèche, la langue chargée et jaunâtre ; l'état comateux est plus prononcé ; le malade, moins excitable, répond moins juste aux questions ; il ne se plaint toutefois d'aucune douleur ; sa respiration est accélérée, sa physionomie altérée. On panse la plaie, qui fournit une assez grande quantité de pus légèrement roussâtre et sanguinolent. Le soir, fièvre toujours très-vive. M. Dupuytren, soupçonnant qu'il a pu se former de la suppuration entre les méninges et le crâne, panse de nouveau la plaie, qui donne la même quantité de pus que le matin. Le 12ᵉ jour, le malade est plus assoupi ; il répond plus difficilement, et évacue abondamment dans la journée. Les symptômes ont pris une nouvelle intensité le soir, et la fréquence du pouls et de la respiration est augmentée ; une légère teinte ictérique a commencé à se manifester sur les membres abdominaux et sur le ventre. Le malade, moins excitable encore que le matin, témoigne cependant la douleur qu'il éprouve quand on le pince, par des contorsions du visage et quelques mouvemens des membres. La face est couverte de sueur, légèrement *grippée*. La nuit est très-mauvaise. Le 13ᵉ jour, la teinte ictérique a augmenté ;

elle a gagné le visage, et est très-sensible aux sclé-
rotiques ; la respiration est courte, précipitée,
laborieuse ; le pouls faible et très-fréquent; il
est impossible de faire parler le malade ; ses facultés intellectuelles paraissent totalement abolies:
il semble néanmoins sensible à un fort *pince-
ment*. La plaie, dont la suppuration est presque
tarie, offre un aspect grisâtre. M. Dupuytren
ayant incisé la dure-mère, il s'écoule une assez
grande quantité de sang liquide et comme séreux.
Cet écoulement est abandonné à lui-même, et
on applique quarante sangsues au périnée. En
moins d'une heure, la teinte ictérique fait des progrès que l'on peut en quelque sorte suivre de l'œil.
On s'occupait à poser les sangsues, lorsque l'a-
gonie est rapidement survenue, suivie bientôt de la
mort. — Les derniers momens de la vie ont été remarquables par la persistance des contractions du
cœur après la cessation de la respiration, par la
couleur noire qu'a pris le sang qui sortait par l'ouverture du crâne, et enfin par la teinte ictérique
qui a augmenté de plus en plus, même après la
mort.

Autopsie cadavérique, vingt-quatre heures après
la mort. —Sur le côté droit de l'os frontal, se remarque la perte de substance, suite de la fracture
et de l'application du trépan. En incisant la dure-
mère, dans le point correspondant à la fracture,
on voit qu'une portion de la surface du cerveau
est ramollie, contuse et d'une couleur noire vio-

lacée : là, la substance cérébrale est comme sablée de points rouges-noirâtres ; petits épanchemens sanguins d'autant plus rares qu'on s'éloigne plus de la surface de l'organe, et qui disparaissent à la profondeur d'un pouce, où le cerveau paraît sans altération. A la surface et aux environs de la portion du cerveau altérée, existe une matière puriforme jaune, ainsi que sur la dure-mère et l'arachnoïde correspondantes. La pie-mère est généralement injectée ; une quantité notable de sérosité s'écoule au moment de la section des méninges et du cerveau. La membrane muqueuse de l'estomac et du duodénum offre de nombreuses plaques rouges et un engorgement sanguin très-prononcé. Le foie est vert et très-friable ; sa surface présente de petits abcès remplis d'un pus homogène et assez épais (1). — Les autres organes sont sans lésion apparente.

---

(1) Cette observation est un nouvel exemple de l'influence des affections de la tête sur l'inflammation du foie. Les auteurs ont vainement essayé jusqu'ici d'expliquer ce remarquable phénomène. Le grand nombre des explications qu'on en a données suffit à lui seul pour prouver qu'aucune d'elles ne satisfait complètement l'esprit.

DEUXIÈME SECTION.

Observations d'Encéphalite terminée par ramollissement et suppuration de la substance cérébrale, sans formation de kyste autour du pus.

OBSERVATION V^e.

24 ans. État comateux, perte de l'intelligence, convulsions dans les muscles de la face, secousses convulsives, rigidité, demi-flexion des membres gauches, puis convulsions générales ; mort le 17° jour. Inflammation des deux lobes antérieurs du cerveau et particulièrement du droit, avec ramollissement, rougeur, injection, infiltration sanguine.

Une femme, nommée Pothier, âgée de vingt-quatre ans, d'une bonne constitution, accoucha le 4 mars 1823. Elle éprouva, aussitôt après, un frisson suivi de céphalalgie. Elle passa la nuit suivante dans l'insomnie et dans l'agitation. Une saignée pratiquée le lendemain procura du soulagement. Le 3e jour, la céphalalgie ayant augmenté, on appliqua au cou vingt-cinq sangsues qui produisirent une amélioration sensible. Du 3e au 12e jour, la malade conserva un état d'*éréthisme* remarquable ; la face était injectée, le pouls fréquent et tendu ; la congestion vers le cerveau paraissant moins intense, on y fit peu d'attention, et l'on eut à combattre, à plusieurs reprises, des symptômes d'inflammation de la cavité abdominale, ce que l'on fit au moyen d'une application trois fois réitérée de sangsues. Cependant, vers le 12e jour, la céphalalgie devint plus violente et parut se *localiser* sur le côté droit de la tête. Dans la nuit du 12e au 13e jour, la malade éprouva des accès convulsifs dans les muscles du côté gauche, accès alternant avec un état de demi-flexion et de roideur dans les membres de ce côté. Les yeux étaient fixes et immobiles, l'ouïe abolie, et l'intelligence assoupie. (*On fit une saignée de 16 onces.*) Le lendemain, l'état de la malade était le même. (*Sangsues au cou, glace sur la tête, séton à la nuque.*) Les convulsions se répétèrent dans les muscles du côté gauche et étaient caractérisées par des secousses vives, fréquentes, qui déterminaient dans les membres bien moins de véritables mouvemens, que des espèces d'ébranlemens plus facilement appréciables au toucher qu'à la vue. Le 14e jour, des convulsions se manifestèrent aussi dans le côté droit de la face; ensuite, les attaques convulsives se développèrent simultanément dans toute la face et le côté gauche du corps. Les 15e, 16e et 17e jours, les saignées générales et locales, les révulsifs, la glace, ne purent arrêter les progrès de la maladie. Les accès convulsifs devinrent plus fréquens, et pendant l'intervalle qui les séparait, la malade avait l'aspect d'un apoplectique, c'est-à-dire que sa face était animée, que sa respiration était stertoreuse, et son côté gauche paralysé. L'injection de la face augmentait pendant les accès. La mort arriva le 17ᵉ jour.

Autopsie cadavérique. — Lymphe albumineuse peu abondante dans l'arachnoïde et sur chaque hémisphère ; vaisseaux cérébraux très-injectés dans toutes leurs ramifications ; ramollissement pultacé de l'hémisphère droit, à la partie supérieure de son lobe antérieur ; ramollissement qui avait plus d'un pouce cube d'étendue, et qui coïncidait avec une très-forte injection. Dans le point correspondant de l'autre hémisphère, commencement de *phlegmasie* de la substance grise, qui conserve encore de la consistance, mais qui est parsemée de points rouges, et comme *ecchymosée,* et le siége d'une injection très-prononcée ; caillots noirâtres, aplatis à la surface de deux anfractuosités ; rien de remarquable dans les autres organes (1).

Les deux observations que l'on vient de lire ont tant de ressemblance, que je n'ai pas voulu les séparer par aucune réflexion intermédiaire. Revenons maintenant sur les circonstances les plus remarquables qu'elles nous ont présentées. Chez les deux malades, nous avons observé un ramollissement avec injection et même infiltration sanguine de la partie antérieure du cerveau. Chez tous deux,

---

(1) Cette observation m'a été communiquée par mon ami M. West, interne des hôpitaux de Paris.

à côté de ce second degré de l'encéphalite, existait l'altération qui caractérise son premier degré, savoir : une rougeur sablée de la substance cérébrale sans perte, peut-être même avec augmentation de sa consistance naturelle. Cette coïncidence des deux premiers degrés de l'encéphalite, chez le même sujet, s'accorde admirablement avec les symptômes observés dans le second cas. En effet, il se manifeste d'abord des secousses convulsives, de la *rigidité*, un état de demi-flexion dans les membres du côté gauche, puis surviennent des convulsions dans le côté droit de la face ; et l'on trouve, à l'examen du cerveau, un ramollissement pultacé de son hémisphère droit, tandis que l'hémisphère gauche ne présente qu'une injection sans perte de consistance de son tissu, ce qui suppose que l'inflammation s'est primitivement développée sur l'hémisphère droit : or, les premiers phénomènes de la maladie annonçaient précisément ce que l'autopsie cadavérique a présenté.

Les faits que je viens de rapporter ne sont pas encore assez nombreux pour que nous puissions nous former des idées bien précises sur les signes qui caractérisent l'inflammation du cerveau dans les degrés que nous étudions. Néanmoins, on a déjà dû remarquer que, dans toutes nos observations, les fonctions sensitives, intellectuelles ou musculaires étaient plus ou moins profondément lésées. Convulsions avec ou sans paralysie marquée, état comateux, perte plus ou moins absolue de l'intelligence et de la parole, tels sont les principaux symptômes que nous avons constatés. Contentons-nous, pour le moment, de cette analyse, en quelque sorte grossière. Plus tard, lorsque nous aurons parcouru un plus grand nombre de faits, nous les rapprocherons, nous rechercherons ce qu'ils ont de commun et de particulier, nous les décomposerons dans leurs élémens les plus simples, et nous parviendrons peut-être à démontrer que les symptômes de l'inflammation du cerveau ne sont pas rigoureusement les mêmes, suivant qu'elle occupe telle ou telle partie des circonvolutions et des renflemens ganglionnaires de cet organe, et suivant qu'elle a son siége dans la substance grise ou dans la substance blanche. En attendant, prêtons une attention nouvelle à toutes les observations particulières ; car ce n'est qu'après en avoir bien pesé les diverses circonstances que nous pourrons essayer d'en tirer des conclusions générales.

Celle que je vais rapporter maintenant a tant d'analogie avec les deux précédentes, que je n'y joindrai aucune remarque, sinon qu'elle a été recueillie avec trop peu de détails.

OBSERVATION VIe.

26. aus. Sensibilité augmentée, convulsions, coma; mort le 8e jour. — Phlegmasie avec ramollissement commençant de la substance corticale de la partie antérieure et supérieure des deux hémisphères, et postérieure du gauche.

Une femme, âgée de vingt-six ans, ayant éprouvé, pendant dix-huit mois, de violentes douleurs de tête accompagnées de convulsions, fut de nouveau affectée d'une céphalalgie intense, avec fièvre et impossibilité de supporter la lumière ; puis de convulsions, à la suite desquelles elle tomba dans un état comateux, auquel elle succomba environ huit jours après l'apparition des premiers symptômes cérébraux. — La surface du cerveau était, dans plusieurs points, d'un rouge foncé, surtout à la partie antérieure et supérieure des deux hémisphères et à la partie postérieure du gauche. Cette altération s'étendait, dans plusieurs points, à un pouce de profondeur; dans ces endroits la substance était ramollie ; ses vaisseaux étaient plus développés qu'ailleurs : l'intérieur du cerveau était sain. (ABERCROMBIE, *the Edinburgh medical and surgical Journal*, july 1818.)

OBSERVATION VIIe.

49 ans. Chagrins prolongés, douleur frontale, aspect idiotique de la face, altération de la mémoire, état comateux, mouvemens convulsifs dans les membres; mort le 6e jour. — Inflammation du lobe antérieur droit du cerveau, avec ramollissement et injection sanguine, arachnite avec hydrocéphale.

Adelaïde Renouf, âgée de quarante-neuf ans, couturière, d'une constitution extrêmement robuste, avait cessé d'être réglée depuis sept ans, lorsqu'elle fut apportée à l'hôpital Cochin le 26 octobre 1822. On nous apprit que, depuis quelques mois, cette femme avait éprouvé de violens chagrins, qu'elle ressentait une douleur dans le front, et que depuis quatre jours, *malgré l'administration de l'émétique*, la maladie avait fait les progrès les plus alarmans. Lorsqu'elle fut soumise à notre observation, voici quel était son état : la face exprimait une sorte d'étonnement stupide; plongée dans un coma très-fort, cette femme ouvrait cependant les yeux quand on l'interrogeait, répondait quelques mots, mais retombait ensuite dans l'assoupissement. Elle put nous donner son nom, son âge, sa profession, et nous dit qu'elle avait eu des chagrins; mais il lui fut impossible de se rappeler le nom de sa rue ; elle accusait toujours de la céphalalgie; d'ailleurs ses réponses étaient extrêmement lentes et semblaient lui coûter de grands efforts : ses yeux étaient tristes, injectés, larmoyans; la respiration était rare et légère ; le pouls, profond, peu développé, n'avait que cinquante-cinq pulsations par minute ; la langue était rouge et couverte d'un léger enduit jaunâtre. — Immédiatement après l'entrée, on pratiqua une saignée du bras qui ne fournit qu'une très-petite quantité de sang ; deux vésicatoires furent appliqués aux jambes — Dans le reste de la journée, la malade garda un profond silence ; ses membres furent agités de mouvemens convulsifs, ce qui obligea de lui mettre la *camisole*.

Le lendemain, 27, même état : aspect idiotique de la physionomie : si l'on questionne la malade, elle ne répond que par quelques monosyllabes ou par quelques gestes de la tête : cependant, dans la journée, elle perd entièrement la connaissance, le sentiment et le mouvement volontaire. A cinq heures du soir, elle paraissait plongée dans un profond sommeil, et ronflait ; ses yeux, fermés, étaient immobiles et insensibles, bien que leur pupille fût contractée. Par intervalles, la respiration devenait plus bruyante, précipitée et comme convulsive ; en même temps les membres s'agitaient, et le pouls, qui, dans l'état de calme, n'avait que quarante pulsations, devenait fréquent. Ces sortes de paroxysmes étaient bientôt suivis d'une profonde prostration et d'une *résolution* complète des membres, si ce n'est que les avant-bras, surtout à gauche, conservaient une légère *contracture*. La malade expira tranquillement le même jour, à neuf heures du soir.

Autopsie cadavérique, quinze heures après la

mort. — 1°. *Habitude extérieure*. Le cadavre, de cinq pieds trois pouces au moins, est épais et vigoureusement constitué ; les membres sont roides. 2°. *Cavité encéphalique*. Les méninges sont rouges et comme infiltrées de sang sur les parties latérales du cerveau et autour du mésocéphale ; la surface du cerveau est sèche et comme poisseuse, tandis que ses ventricules sont distendus par une grande quantité de sérosité trouble et rougeâtre. Le lobe antérieur de l'hémisphère droit est ramolli dans toute son étendue. La substance grise et la substance blanche, confondues, présentent une rougeur qui devient plus vive et générale par le contact de l'air ; dans l'intérieur de ce lobe, dont la substance est diffluente, déliquescente comme une espèce de bouillie, on trouve, çà et là, de très-petits caillots de sang noir : l'altération se termine assez brusquement vers la scissure de Sylvius en dehors, et vers l'extrémité du ventricule latéral en dedans. Tout-à-fait en dehors, la couleur de la substance enflammée était *flavescente*, et on eût dit qu'il y avait un commencement d'infiltration purulente. Tout le reste de l'encéphale, un peu mou, était cependant à-peu-près dans l'état sain, et contrastait avec la portion ramollie, autour de laquelle on distinguait une zône d'injection bien marquée. 3°. *Cavités pectorale et abdominale*. Elles nous offrirent diverses altérations dont j'ai cru devoir supprimer ici les détails, parce qu'ils n'ont aucun rapport avec l'objet qui nous occupe.

Vous aurez remarqué encore, dans cette observation, que la malade avait presque entièrement perdu l'usage de la parole et de la mémoire, et que l'altération morbide occupait le lobe antérieur du cerveau : d'ailleurs, les convulsions et la rigidité des membres ne permettaient pas de méconnaître un état d'irritation de la substance cérébrale. Sans doute que l'épanchement qui s'était opéré dans les ventricules a concouru à l'abolition des facultés intellectuelles, du sentiment et du mouvement volontaire (1). Au reste, cette complication si fréquente des lésions anatomiques, augmente singulièrement la difficulté de l'analyse des symptômes, et induit souvent en erreur ceux qui ne sont point éclairés par le flambeau de la physiologie.

OBSERVATION VIIIe.

56 ans. État comateux, air d'étonnement et de stupidité, perte absolue de la parole, paralysie des membres droits alternant avec des convulsions générales épileptiformes ; mort le 5e jour. — Inflammation du lobe antérieur gauche avec ramollissement et injection de sa substance, arachnoïdite.

Camus Joséphine, âgée de cinquante-six ans, couturière, d'un tempérament irritable et sanguin, était sujette, depuis trois ans que ses règles avaient cessé, à des attaques comme *apoplectiques*, qui

______

(1) Il est important de noter que les muscles des yeux ne participaient pas, d'abord, à la paralysie de ceux des membres.

revenaient assez régulièrement, nous dit-on, toutes les six semaines, précédées de maux de tête
violens et d'étourdissemens. Pendant ces attaques,
la malade était prise de convulsions et perdait la
parole. Le 16 août 1822, elle éprouva une attaque très-forte. Le lendemain, elle fut transportée
à l'hôpital Cochin. — Alors perte absolue de la
parole, tête et bouche tournées à gauche. Si l'on
fait tirer la langue à la malade, sa pointe oblique
à droite; les membres droits sont paralysés (1);
pupille gauche plus dilatée que la droite; odorat
bien conservé, respiration naturelle; pouls dur,
fort, plutôt lent que fréquent. — Presque toutes
les cinq minutes, surviennent des convulsions caractérisées par un roidissement du tronc et de
tous les membres, sans en excepter ceux qui sont
paralysés; le bras gauche surtout est élevé et fortement tendu; agitation des lèvres et des mâchoires, clignotement rapide, contorsion des
yeux, grimaces, agitation des muscles du bassin, soupirs précipités, cris étouffés. — Pendant
ces violentes convulsions, qui ne durent guère
qu'une minute, la face rougit et s'injecte; la respiration est précipitée, le pouls accéléré; elles
sont suivies de stupeur et d'assoupissement; on

____

(1) Cependant si l'on pince la peau de ce côté, le visage
de la malade prend l'expression de la douleur, et elle
cherche à éloigner, avec son bras gauche, la main qui fait
cette douloureuse expérience.

les excite en pinçant fortement et pendant un certain temps les membres paralysés.

Diagnostic. Phlegmasie cérébrale.

Prescription. Saignée des deux pieds.

Le soir du jour de l'entrée, les attaques sont moins fréquentes; la peau est chaude; la face présente un aspect idiotique, et parfois un sourire stupide; la langue est sèche, la déglutition facile, la tête injectée. (50 *sangsues sur le trajet des jugulaires, infusion de tilleul, lavement purgatif.*)

Le lendemain 18, face toujours très-injectée, peu d'amélioration. (*Larges sinap. aux jambes.*) —Le 19, les pulsations de l'artère radiale sont tellement rapides que nous en avons compté 175 par minute : elles sont tellement molles et fugitives qu'elles effleurent le doigt plutôt qu'elles ne le frappent. Toutefois cet état du pouls se dissipe quelque temps après les convulsions, et celui-ci reprend les caractères que j'ai indiqués plus haut. Les *spasmes* attaquent plus particulièrement les membres paralysés; par intervalles seulement, l'avant-bras gauche résiste à l'extension; la langue est sèche, croûteuse, immobile; la déglutition très-laborieuse. (*Vésic. aux jambes.*) Le soir, l'intelligence n'est point revenue, le visage est pâle et décomposé; dans l'état de calme ou d'*apyrexie* convulsive, les membres droits sont dans une résolution complète; ceux du côté opposé sont dans une demi-résolution seulement. Le pouls est *continuellement* mou, précipité, fugace; la peau est couverte de sueur, la respiration inégale, intermittente (3o inspirations par minute); les battemens du cœur sont proportionnellement plus forts que ceux du pouls. Les convulsions intermittentes continuent jusqu'à onze heures du soir, que la malade meurt.

Autopsie cadavérique, quinze heures après la mort. — 1°. *Habitude extérieure*. Le cadavre, encore chaud, est celui d'une femme assez robuste, conservant de l'embonpoint, et bien constituée. — 2°. *Tête*. Injection et rougeur générales des méninges et de la substance cérébrale. Dans toute l'étendue du lobe antérieur gauche, excepté à sa face inférieure, l'arachnoïde cérébrale adhère à l'arachnoïde pariétale. En arrière l'adhérence est molle, gélatineuse, légèrement celluleuse; mais elle devient tellement intime en avant, qu'il est impossible de la détruire sans déchirer la substance grise. Le feuillet de l'arachnoïde qui revêt la dure-mère, en ayant été séparé avec soin, est fort épaissi et comme fibreux; le feuillet cérébral, également épaissi, est comme confondu avec la substance grise des circonvolutions cérébrales, dont la surface partage la résistance et la dureté de la méningine; mais au-dessous, la substance est ramollie, diffluente, rouge, injectée et parsemée de petits épanchemens sanguins; le ramollissement commençait à atteindre la substance blanche du même lobe, qui est un peu molle et flavescente. —

La face supérieure du lobe antérieur droit est légèrement agglutinée avec la dure-mère ; quant au
lobe lui-même, il n'est point ramolli, mais simplement injecté. — La cavité de l'arachnoïde contient
une sérosité rougeâtre, plus abondante dans les
ventricules et le canal rachidien qu'ailleurs. Au
centre de chaque hémisphère du cervelet, existe un
noyau de la grosseur d'une olive où la substance
se distingue de celle qui l'environne par sa consistance plus grande, sa *fragilité* et sa couleur d'un
rouge gris mêlé de jaune. — 3°. *Poitrine.* Les poumons sont parfaitement sains, adhérens aux parois
thoraciques. — Le cœur est robuste, mais bien
proportionné. — 4°. *Abdomen.* L'estomac et le
canal intestinal présentent, en certains points, de
la rougeur et de l'injection ; on trouve deux gros
vers lombrics, l'un dans l'intestin grêle, l'autre
dans le colon. La cavité de l'utérus et celle du haut
du vagin sont abreuvées d'un liquide puriforme :
ces parties sont plus injectées que dans l'état normal. Les ovaires, comme flétris, contiennent de
grosses vésicules jaunâtres, résistantes.

Les symptômes que nous avons observés chez
cette malade annonçaient bien évidemment une
phlegmasie partielle de l'hémisphère droit du cerveau ; mais ils ne permettaient pas de douter qu'il
n'existât en même temps une inflammation de l'a-
rachnoïde et par suite une irritation générale de la
substance encéphalique. Les accès convulsifs, vraiment hystériformes, qui se manifestèrent jusqu'à

la mort, à des intervalles peu éloignés les uns des autres, en supposant que la phlegmasie cérébrale eût pu être circonscrite, démontraient que, de temps en temps du moins, elle s'*éparpillait* pour ainsi dire sur toute l'étendue du système cérébral, qu'elle se *généralisait*, en un mot.

Ici, comme chez la précédente malade, la respiration et la circulation s'agitaient, se précipitaient, d'une manière très-remarquable, pendant la durée des paroxysmes convulsifs, et revenaient ensuite peu à peu à leur rhythme naturel ou même à un rhythme plus lent que dans l'état naturel. Il est important de tenir compte de cette circonstance, sur laquelle les auteurs, en général, ne me semblent pas avoir assez insisté. Déjà M. Lallemand a très-bien remarqué que l'inflammation pure et simple du cerveau ne détermine pas d'accélération dans la circulation, ou de *fièvre*, tandis que l'arachnite en produit souvent une très-prononcée; mais il n'a point expliqué pourquoi le pouls se précipite, d'une manière frappante et constante, pendant les attaques convulsives qui simulent celles de l'épilepsie ou de l'hystérie. Cette sorte de fièvre momentanée dépend-elle d'une irradiation de l'irritation encéphalique dans toutes les divisions du système nerveux en général, ou bien l'accélération de la circulation et de la respiration tient-elle au développement des mouvemens convulsifs eux-mêmes, semblable à celle qui accompagne les exercices musculaires un peu violens, tels que la course, par exemple? ou ne dépend-elle pas de ces deux causes réunies? Cette dernière opinion me paraît la plus probable.

Il est essentiel de noter que la malade conservait la faculté de tirer la langue, celle d'avaler, en même temps qu'elle était entièrement privée de l'usage de la parole.

OBSERVATION IX.

5 ans. Alternatives de délire et d'assoupissement, d'agitation et de collapsus; inégalités de la circulation et de la respiration, pupilles successivement dilatées et contractées, fièvre très-vive; mort le 18e jour. — Inflammation de l'arachnoïde, ramollissement d'une portion du cerveau avec quelques tubercules, légère induration de la substance cérébrale en général.

Madelaine Drot, âgée de cinq ans, d'un tempérament sanguin, ayant un crâne très-volumineux et des facultés intellectuelles très-développées, était habituellement agitée, au point qu'elle ne pouvait dormir que lorsqu'elle avait pris quelques narcotiques avant de se coucher. Cette enfant éprouva tout-à-coup, le 12 avril 1820, une céphalalgie violente, avec douleur à la tête et à l'épigastre. Trois jours après, à la suite de l'administration d'un grain d'émétique, les symptômes augmentèrent. Le quatrième jour, il survint de l'agitation avec insomnie opiniâtre. Le huitième, le délire se manifesta : la mère de cette petite lui fit prendre de la mousse de Corse, ce qui procura l'évacuation de trois vers ascarides lombricoïdes. Le dixième jour (22 avril), la malade fut amenée à l'hôpital des Enfans; son état était le suivant : assoupissement profond, perte de connaissance, air de stupeur et de morosité, visage pâle et abattu, paupières à demi fermées, pupilles dilatées, lèvres et langue rouges et sèches, soif vive, ventre souple et indolent, constipation, urine rouge, rare; peau chaude, halitueuse; pouls lent, inégal, irrégulier, intermittent; respiration lente avec inspirations inégales, mais généralement longues; irascibilité. (*Trois sangsues derrière chaque oreille; bain tiède, avec affusions froides sur la tête.*) — Pendant l'emploi de ce moyen, la malade ouvre les yeux, recouvre un peu sa connaissance, et dit qu'elle a bien mal à la tête. A peine est-elle replacée dans son lit, qu'elle pâlit : alors ses forces sont abattues, elle est froide et presque insensible; le pouls est fréquent, petit, concentré. — Quelques heures après, on a recours, à deux reprises différentes, au bain et aux affusions froides, avec le même résultat que la première fois. (*Vésicatoire à chaque jambe; limonade, huit grains de calomel, un grain d'émétique en lavage, mousse de Corse, lavement de quinquina.*) — Le soir, une selle liquide copieuse; variation continuelle dans le nombre des pulsations artérielles. — Pendant la nuit, alternatives de coma et de délire, de collapsus et d'agitation. Le 23, tantôt la malade est profondément assoupie et tantôt éveillée, tantôt calme et tantôt agitée; le pouls et la respiration sont alternativement lents et fréquens. (*Mêmes moyens, et de plus, plusieurs traînées du cautère transcurrent sur le cuir chevelu. Décoction de quinquina pour boisson, cataplasme de tanaisie sur le ventre.*) — Le soir, et pendant la nuit, agitation considérable, trois selles liquides très-copieuses. Les 24 et 25, la malade est moins assoupie ; elle répond quelquefois juste aux questions qu'on lui fait ; la respiration est plus régulière, le pouls fréquent. (*Même prescription.*) — Le 26, l'agitation reparaît avec une nouvelle violence ; l'œil droit est moins ouvert que le gauche ; la pupille droite est plus dilatée que la gauche : strabisme de l'œil droit. Abdomen douloureux à la pression, respiration très-fréquente, pouls précipité, plus petit. — Le soir, violent paroxysme ; face rouge et animée, agitation considérable, pouls fréquent et fort. — Pendant la nuit, calme, abattement. — Le 27, même état. (*Même prescription, plus un vésicatoire sur la tête.*) — Le 28, le collapsus, l'assoupissement et la perte de connaissance sont plus marqués ; les pupilles sont alternativement dilatées et resserrées ; les paupières droites sont presque fermées, tandis que les gauches sont grandement ouvertes ; le pouls s'accélère et se rapetisse de plus en plus ; la respiration est courte et laborieuse, bien que la poitrine résonne comme dans l'état naturel. (*Frictions camphrées sur les membres, lavemens avec séné et aloës, prescription des jours précédens.*) — Dans la nuit, agitation, délire taciturne ; trois selles abondantes de matières liquides d'un noir verdâtre. — Le 29, affaissement plus prononcé, coma profond, pupille droite dilatée, irrégulièrement arrondie ; soupirs plaintifs, respiration gênée, pouls irrégulier, faible et précipité. (*Même prescription, potion cordiale avec éther et acétate d'ammoniaque.*) — Le soir et pendant la nuit, légère exacerbation, trois selles liquides. — Le 30, accablement extrême, immobilité, bouche béante et sèche, yeux ternes et inanimés, pouls précipité et très-faible. — Ces symptômes augmentent encore dans la journée, la prostration est à son comble, et la malade succombe le soir.

Autopsie cadavérique, vingt-quatre heures après la mort. — Tous les vaisseaux de la tête sont injectés de sang noir. La portion de l'arachnoïde qui recouvre la partie supérieure des hémisphères cérébraux est sèche et luisante : elle adhère fortement, dans l'étendue d'environ un pouce carré, de chaque côté du sinus longitudinal supérieur, avec la portion qui tapisse la dure-mère. Après avoir détruit ces adhérences, on aperçoit, à la surface de l'arachnoïde, des granulations blanchâtres, très-dures, entourées d'un lacis de petits vaisseaux fortement injectés. Les circonvolutions cérébrales sont un peu aplaties. Le cerveau, volumineux, est dur, ferme et très-pesant ; sa substance médullaire est comme *sablée* d'un grand nombre de points rougeâtres. Les deux ventricules latéraux, mais surtout le gauche, sont dilatés par la sérosité qu'ils contiennent (environ $\mathfrak{z}$ iij). La portion de l'hémisphère gauche du cerveau logée dans la fosse moyenne et latérale de la base du crâne est ramollie et convertie en une espèce de bouillie d'un blanc grisâtre, au milieu de laquelle se trouvent trois petits tubercules non suppurés, environnés de filamens vasculaires, et répondant, par un de leurs côtés, au fond d'une anfractuosité cérébrale. Dans la scissure de Sylvius gauche existe une concrétion couenneuse jaunâtre, dure, épaisse d'environ une ligne, la remplissant entièrement, et s'étendant même jusqu'à la partie interne de la scissure de Sylvius droite ; elle est entourée de substance cérébrale rougeâtre, ramollie et comme diffluente. Sous les couches des nerfs optiques, sous les pédoncules du cerveau et devant le bulbe rachidien, l'arachnoïde est épaissie, infiltrée d'une matière albumineuse, dense et difficile à déchirer. Derrière le mésocéphale, entre le cerveau et le cervelet, on remarque une couche de même nature, mais moins épaisse. — La moelle spinale et surtout ses enveloppes sont gorgées de sang. Le tissu cellulaire situé à la face externe de la dure-mère rachidienne est rouge et boursoufflé (1).

____

(1) L'estomac, le duodénum et le jéjunum sont parfaitement sains ; l'iléon, à l'extérieur, présente, çà et là, des plaques rougeâtres, et à l'intérieur, d'autres plaques grisâtres, inégales, granuleuses, ponctuées, peu nombreuses,

La phlegmasie encéphalique à laquelle cette jeune malade a succombé avait déjà fait de si grands ravages, lorsque celle-ci fut conduite à l'hôpital, que le mal était probablement au-dessus de toutes les ressources de la médecine. On doit cependant regretter que les bons effets des affusions froides n'aient pas été convenablement secondés par les émissions sanguines. Si celles-ci eussent été employées avec plus d'abondance, peut-être serait-on parvenu à sauver la malade. Toutefois, il eût été, je crois, nécessaire de ne pas recourir en même temps à l'application du cautère transcurrent. Je suis loin de condamner, d'une manière générale, un semblable moyen ; mais il me semble que son emploi, dans le cas qui nous occupe, est loin d'avoir produit des effets avantageux ; et je suis tenté de croire que l'irritation qu'il a excitée, au lieu de diminuer celle des organes encéphaliques, s'est, pour ainsi dire, ajoutée à elle, et en a ranimé la violence, tandis que les affusions froides avaient réellement éteint, ou du moins calmé momentanément cette phlegmasie véhémente.

Le temps n'est pas encore très-éloigné où l'on aurait regardé comme une fièvre ataxique la phleg-

peu étendues, avec tuméfaction et rougeur des ganglions mésentériques. Les gros intestins n'offrent rien de remarquable. Les poumons, quoique gorgés de sang, sont crépitans.

masie dont il s'agit dans cette observation : heureusement ce temps est passé sans retour.

J'ai dit précédemment que, dans les cas d'inflammation générale de l'encéphale, telle que celle qui accompagne ordinairement l'arachnite aiguë, la substance cérébrale, loin d'être ramollie, avait souvent augmenté de consistance. L'observation précédente vient à l'appui de cette assertion; car, ainsi que vous l'avez vu, le cerveau était *dur, ferme, volumineux et très-pesant, et la pulpe médullaire était comme sablée d'un grand nombre de points rougeâtres.*

Cependant, la portion de l'hémisphère gauche logée dans la fosse moyenne et latérale de la base du crâne, était ramollie et convertie en une espèce de bouillie d'un blanc grisâtre, au milieu de laquelle se trouvaient trois petits tubercules non suppurés, environnés de filamens vasculaires. Pourquoi l'inflammation produit-elle ici une induration, là un ramollissement de la substance cérébrale? Nous avons déjà dit que cette différence s'explique, dans plusieurs cas, par la différence du degré auquel la phlegmasie est parvenue; mais lors même qu'il ne nous serait pas donné de pouvoir expliquer les causes de cette différence, il n'en serait pas moins évident que le ramollissement et l'endurcissement du cerveau dont nous parlons ici dépendent de l'inflammation de cet organe. Une semblable circonstance prouve seulement que, suivant les conditions infiniment variables dont l'inflammation peut être environnée, ses produits présentent des différences notables. Ainsi, l'inflammation donne naissance à des altérations différentes selon qu'elle occupe une membrane séreuse ou une membrane muqueuse, selon qu'elle siége sur un organe parenchymateux ou sur un organe membraneux : là elle produit une matière à demi concrète ou même tout-à-fait concrète et dure, comme dans la formation des fausses membranes, des granulations albumineuses ; ici elle donne lieu à une matière liquide, d'une nature particulière, connue sous le nom de *pus* ; plus tard, ces divers produits inflammatoires subissent eux-mêmes des changemens nombreux, des métamorphoses variées : est-ce à dire pour cela que leur première origine soit différente ? Et, pour rentrer dans le cas qui nous occupe, de ce que dans un point nous avons rencontré des adhérences entre les deux feuillets de l'arachnoïde, dans un autre des granulations blanchâtres très-dures, entourées d'un lacis de petits vaisseaux très-injectés ; ici, de la sérosité à peine trouble ; là, une concrétion couenneuse jaunâtre, dure, épaisse, entourée de substance rougeâtre, ramollie, diffluente ; ailleurs, une infiltration purulente ou albumineuse des méninges ; plus loin, deux ou trois tubercules ; de tout cela, dis-je, conclurons-nous que la cause productrice de chacune de ces altérations n'était pas la même ? Non sans doute ; nous dirons au contraire que la cause commune de toutes ces productions morbides était l'inflammation; mais que, en vertu de circonstances particulières, trop peu connues encore, la même cause a été suivie de résultats différens, de terminaisons variées, résultats et terminaisons que l'on eût prévenus s'il eût été possible d'étouffer, à sa naissance, la phlegmasie cérébrale, leur source commune.

Les symptômes qui ont accompagné cette maladie diffèrent considérablement de ceux que met en jeu une inflammation bornée de l'encéphale. La raison en est facile à saisir : en effet, dans l'observation précédente, il existait une irritation universelle des centres nerveux, et par suite de tous les nerfs qu'ils envoient dans les diverses parties de l'économie ; de là ce cortége nombreux de symptômes envahissant pour ainsi dire l'universalité des organes; au contraire, dans une inflammation partielle du cerveau, on n'observe d'autres symptômes que la lésion des fonctions auxquelles préside la portion du cerveau enflammée : dans le premier cas, en un mot, nous observons des symptômes généraux correspondans à une affection générale ; dans le second, des symptômes locaux en rapport avec une lésion également locale.

Quant à l'alternative de phénomènes spasmodiques et de collapsus que nous avons remarquée dans le cas présent, elle se rencontre presque constamment dans les arachnites avec épanchement, et paraît dépendre de ce que tantôt

la compression prédomine sur l'irritation et réciproquement.

OBSERVATION X^e.

18 mois. Dentition laborieuse, assoupissement, mouvemens convulsifs,
roideur des membres et surtout du *bras* droit; sorte de tétanos;
mort le 8e jour. — Inflammation du cerveau avec ramollissement de
sa totalité et spécialement du lobe postérieur de l'*hémisphère gauche*,
arachnitis avec hydrocéphale.

Tailleur Françoise, âgée de dix-huit mois, d'une
constitution scrophuleuse, d'un caractère doux
et tranquille, fut apportée à l'hôpital Cochin le 20
juillet 1822. Depuis long-temps son ventre était
dur et douloureux : dix-neuf jours avant son entrée, elle avait eu des convulsions qui se calmèrent
par l'application de quatre sangsues aux tempes.
Sa mère attribuait la maladie au travail d'une dentition difficile (il restait encore deux dents à percer).
— Pendant les quatre premiers jours que cette
enfant passa à notre hôpital, elle nous offrit les
symptômes suivans :

Maigreur, visage triste, exprimant la douleur, et
cependant la petite malade, d'une patience vraiment
admirable, ne pousse aucun cri, aucune plainte ;
assoupissement, œil fixe, prunelle tournée en haut,
convulsions, serrement des mâchoires, craquement
et grincement des dents : si l'on présente le doigt à
la bouche de la malade, elle le saisit et le mord ;
elle porte de temps en temps sa main, tantôt à
ses gencives et tantôt à son ventre ; elle vomit et
a le dévoiement; son pouls, très-irrégulier, est

tantôt lent, tantôt fréquent, et en général assez fort. (*Eau d'orge édulc.*)

Le 24 juillet, visage cadavérique, roideur des membres droits, pupille dilatée, vomissemens. (*Sept sangsues aux tempes, potion vermifuge.*)

Le 25, craquement et grincement des dents, yeux ouverts, fixes et tournés en haut ; extension et roideur du bras droit, irrégularité du pouls, soupirs, visage rouge et injecté (cette rougeur se dissipe dans la journée); les yeux se meuvent et semblent se ranimer ; les membres sont dans une extension convulsive.

Le 26, l'injection du visage reparaît, soupirs plus fréquens, alternatives de fréquence et de lenteur du pouls, même roideur avec extension des membres, point de vomissemens. (*Sinapismes, sirop vermifuge, un quart de lavement.*)

Le 27, les muscles extenseurs sont toujours roides et contractés ; serrement spasmodique des mâchoires ; difficulté de fléchir les membres, en sorte que le corps tout entier semble ne faire qu'une seule pièce pour ainsi dire inarticulée ; yeux injectés avec strabisme, rougeur des joues, fréquence extrême du pouls ; respiration assez naturelle ; mais si l'on touche les gencives, les mouvemens respiratoires se précipitent, la roideur des muscles augmente, avec cette particularité, que tandis qu'il est très-difficile de fléchir l'avant-bras, on éprouve au contraire beaucoup de peine à étendre les doigts. (*Vésic. à la nuque.*)

Le 28, au matin, les membres sont froids, roides; les mains, les avant-bras et les pieds sont
violets; les pupilles sont contractées; les mâchoires,
toujours rapprochées, ne pincent plus le doigt in-
troduit entre les dents ; on aperçoit une nouvelle
dent qui a déchiré la gencive ; en pressant cette
partie, on détermine toujours une accélération de
la respiration : cependant le pouls est insensible.
Deux heures après, étant descendu pour revoir
cette malade, je la trouvai morte : son visage était
pâle, ses lèvres blêmes, la peau du visage contractée, les paupières fortement appliquées sur les
yeux ; le corps était généralement roide ; les mains
et les pieds, violets quelque temps auparavant,
étaient pâles et décolorés.

Autopsie cadavérique, vingt-trois heures après
la mort.

1°. *Habitude extérieure.* Nulle rigidité cadavérique ; marasme, ventre dur, gencives gon-
flées, déchirées.

2°. *Cavité céphalique.* La surface du cerveau est
rouge et considérablement injectée : à gauche,
on aperçoit un très-grand nombre de granulations albumineuses, qui semblent, au premier
abord, s'élever de la surface libre de l'arachnoïde,
et qui cependant naissent de sa face adhérente.
Le cerveau a, pour ainsi dire, fait hernie à travers les incisions pratiquées sur la dure-mère; il
est fluctuant, et en le retirant de la cavité crâ-
nienne, il s'est écoulé, par une déchirure du corps

4

calleux, environ un verre d'un liquide blanchâtre, contenant des flocons plus blancs encore, et qui paraissent être des portions de substance cérébrale désorganisée. Après l'écoulement de ce liquide, le cerveau s'est affaissé. Les ventricules latéraux sont très-dilatés ; les circonvolutions cérébrales sont séparées par des anfractuosités peu profondes ; leur surface, dépouillée de l'arachnoïde et de la pie-mère, est piquetée de sang. Autour des ventricules, dans presque toute l'étendue de chaque hémisphère, la substance cérébrale est infiltrée, diffluente, ramollie, rosée, abondamment pénétrée de sang, et ressemble, en quelques points, à de la lie de vin peu foncée en couleur. Soumise à un filet d'eau, la substance cérébrale s'écoule en partie avec le liquide. Cette opération fait découvrir un vaste ramollissement occupant le lobe postérieur de l'hémisphère gauche, et à la surface inégale des parois duquel flottent des franges vasculaires ; au-dessous de la substance ramollie et rouge existent de très-nombreuses granulations albumineuses, grisâtres, en sorte que, là, la substance cérébrale est plutôt endurcie que ramollie ; elle est traversée par un tronc vasculaire autour duquel s'est formé une espèce d'enveloppe albumineuse : ce vaisseau, du volume d'une plume de corbeau, contient un caillot de sang, et envoie dans le foyer phlegmasique des ramifications nombreuses dont quelques-unes paraissent rompues. Tandis que le reste du cerveau et le cervelet lui-même

offrent une grande mollesse et sont presque dif-
fluens, la moelle allongée conserve une fermeté
remarquable (1).

3°. *Abdomen.* Les ganglions mésentériques, réunis en *grappes*, ayant pour la plupart le volume
d'une noix, forment un paquet très-gros. Quelques-uns sont ramollis à leur centre, et contiennent un pus verdâtre. — La membrane muqueuse
de l'estomac et de l'intestin grêle est généralement blanche, bien que, dans ce dernier, elle soit
parsemée d'un grand nombre d'ulcérations à fond
rougeâtre et de la largeur de l'ongle. Aux endroits correspondans, la membrane séreuse, rouge,
est soulevée par des granulations tuberculeuses
de nature albumineuse. — La membrane muqueuse
du gros intestin est couverte de plaques rougeâtres, qui se changent en autant d'ulcères par le
raclement, et paraissent appartenir aux follicules.
— Le foie, d'une couleur rosée, coriace, est ta-
cheté de quelques plaques jaunâtres. Les reins
sont infiltrés d'une urine blanchâtre ; l'uretère
droit a le volume *du doigt* ; la vessie, allongée,
contient à peine quelques gouttes d'urine. Les organes génitaux sont peu développés et comme ru-
dimentaires ; l'hymen existe très-distinctement.

4°. *Poitrine.* Les poumons, d'une couleur rosée,
sont presqu'entièrement dépourvus de matière

---

(1) Voici encore une co-existence d'induration et de ramollissement.

noire; leur surface est comme semée d'une infinité de petits grains grisâtres, demi-transparens,
soujacens à la plèvre; de semblables tubercules
sont répandus dans tout le tissu pulmonaire, qui
néanmoins crépite parfaitement. L'extrémité du
sommet du poumon gauche, adhérente à la plèvre sternale, complètement désorganisée, est trans-
formée en une masse d'un blanc grisâtre, de consistance caséeuse, sans aucun vestige de vaisseaux.
Les bronches sont d'une couleur rosée; autour
d'une de leurs divisions existe une masse analogue
à la substance précédente, mais plus friable et
renfermée dans un kyste; les ganglions bronchiques sont gonflés, volumineux, et tout-à-fait analogues aux ganglions mésentériques.

Voilà un exemple remarquable de ramollissement de tout le cerveau et du cervelet lui-même.
Mais remarquez qu'il est survenu chez un enfant
de dix-huit mois, et qu'il coïncide avec une inflammation de l'arachnoïde terminée par un épanchement séreux très-abondant, ainsi que cela est également arrivé dans le cas précédent. Or, chez les
enfans, le mouvement inflammatoire se communique et se propage avec une extrême facilité; et,
d'un autre côté, l'existence d'une arachnoïdite tend
à produire une irritation générale de l'encéphale.

Mais puisque nous avons sous les yeux un nouvel exemple de ramollissement du cerveau avec
hydrocéphale aiguë, profitons de cette occasion
pour examiner, à la lumière des faits, si le ramol-

lissement que l'on rencontre si souvent dans les
cas d'hydrocéphale est réellement de nature inflammatoire ou bien d'une autre nature. La question me paraît résolue pour les cas où, comme
dans les précédens, le ramollissement coexiste
avec une injection sanguine très-prononcée, la
présence du pus et la désorganisation évidente de
la pulpe cérébrale. Mais il n'en est pas ainsi
lorsque ce ramollissement a lieu sans aucun changement de couleur de la substance cérébrale et
sans trace appréciable de pus. Ce ramollissement
blanc, crémeux, ainsi qu'on l'appelle, ne dépen-
drait-il pas d'une sorte d'infiltration séreuse de la
substance cérébrale plutôt que d'une véritable
inflammation? Ne serait-ce pas une sorte d'œdème
du cerveau? Avant de nous prononcer dans une
semblable matière, commençons par exposer les
seuls argumens irrécusables, c'est-à-dire, de nouveaux faits.

N° 1. Un jeune homme de vingt et un ans, affecté d'une phlegmasie gastrique et auriculaire,
perd tout-à-coup l'usage de la parole, chancelle et
tombe, le 10 mars 1822, deux jours après son entrée à l'hôpital Cochin. Les symptômes d'une hydrocéphale se manifestent, et, malgré tous nos
secours, le malade succombe le 8ᵉ jour. A l'ouverture de son corps, je trouvai une inflammation
avec suppuration de l'oreille interne et du conduit
auditif externe. Les membranes cérébrales étaient

injectées ; les ventricules étaient dilatés par une grande quantité de sérosité blanchâtre, légèrement trouble. Les vaisseaux qui rampent à leur surface étaient injectés. *Le tissu du cerveau et du cervelet présentait une mollesse remarquable.*

N° 2. Une fille de vingt-deux ans, vigoureuse et bien constituée, fut apportée le 12 avril 1822 à l'hôpital Cochin. Elle était dans un état qui ne permettait pas de méconnaître l'existence d'une arachnoïdite avec épanchement de sérosité dans la cavité de la membrane enflammée ; yeux brillans, à demi fermés, supportant avec peine le contact de la lumière ; état comateux, délire, alternatives d'agitation et d'immobilité musculaire, fièvre avec pouls irrégulier, trismus, etc. Les antiphlogistiques procurèrent une amélioration qui ne dura que quelques heures, et la malade succomba, le 4ᵉ jour après son entrée, avec tous les signes d'une compression violente du cerveau. — Je trouvai une grande quantité de sérosité rougeâtre et trouble dans les ventricules, avec injection des troncs vasculaires qui se remarquent à la surface des éminences optiques et olfactives. Il n'existait aucun ramollissement circonscrit ; mais la pulpe cérébrale, en général, était remarquable par sa mollesse et son peu de consistance ; des points sanglans, ou même des lignes de sang couvraient la surface des incisions qu'on y pratiquait. L'arachnoïde et la pie-mère étaient gorgées de sang.

Je pourrais vous rapporter d'autres observations semblables que j'ai recueillies moi-même. Mais je crois qu'il sera plus convenable de vous offrir maintenant des faits observés par d'autres auteurs. Je les extrairai des excellentes lettres de M. Lallemand sur l'encéphale.

N° 3. « Un maître vidangeur , d'environ cin-
» quante ans, est pris, tout-à-coup, de tremblemens
» du corps avec distorsion de la bouche. Il mou-
» rut au bout de six à sept jours. La fièvre , des
» convulsions *toniques* , puis *cloniques* de tout le
» corps, furent les principaux symptômes qu'il
» présenta. A l'ouverture de son corps, Mor-
» gagni, auteur de cette observation , trouva une
» quantité assez considérable de sérosité transpa-
» rente dans les ventricules latéraux ; le cerveau et
» le cervelet avaient leur consistance naturelle ;
» mais la voûte à trois piliers était molle, ainsi que
» les cuisses de la moelle allongée, et son tronc,
» qui ne l'était qu'intérieurement. Les vaisseaux
» les plus déliés de l'arachnoïde étaient distendus
» comme par une injection, de même que ceux
» des ventricules, de la substance cérébrale et de
» la moelle. »

N° 4. « Un cordonnier, grand ivrogne, perdit
» tout-à-coup la parole, et mourut au bout de deux
» jours. Morgagni, qui en fit l'ouverture, trouva
» beaucoup de sérosité dans le canal vertébral et
» sous l'arachnoïde, où elle était comme gélati-

» neuse. Une espèce de matière blanche était ré-
» pandue à la surface des lobes antérieurs du cer-
» veau, *véritable* sanie infiltrée dans l'épaisseur
» de la pie-mère. Le cerveau, le cervelet et les
» nerfs étaient d'une extrême mollesse ; tous les
» vaisseaux étaient distendus par du sang. »

N° 5. « Mademoiselle L***, âgée de vingt-trois
» ans, entra à l'Hôtel-Dieu le 29 mars. Elle accou-
» cha le même jour, quoiqu'elle eût nié être grosse
» à son entrée, ce qu'elle fit encore, *même après*
» *son accouchement*. Le 3ᵉ jour après, son visage
» était altéré, grippé ; son œil inquiet, étonné ;
» son air stupide. (2 *grains d'émétique.*) — Le
» soir, après des efforts considérables de vomisse-
» ment, mouvemens convulsifs et délire violent
» suivis de stupeur, de perte de connaissance et
» de résolution générale. Mort dans la nuit. —
» Cerveau un peu décoloré, ayant entièrement
» perdu sa consistance, et partout d'une mollesse
» diffluente (1). »

N° 6. « Léger Marie, âgée de vingt-six ans, entra à
» l'Hôtel-Dieu le 6 septembre, et y mourut le 14
» du même mois, après avoir présenté les symptô-
» mes d'une congestion encéphalique. — M. Mar-

---

(1) M. Lallemand ne dit point s'il y avait arachnoïdite
avec accumulation de sérosité dans les ventricules : les symptômes qu'il a rapportés annonçaient bien évidemment une
affection de ce genre.

» tin-Solon trouva de la sérosité lactescente dans
» les ventricules latéraux, avec opacité de l'arach-
» noïde en divers points, et la portion antérieure
» du corps calleux, ainsi que la voûte à trois pi-
» liers, réduites en une espèce de bouillie blan-
» châtre, homogène, et sans consistance ; il n'y
» avait ni injection ni épanchement sanguin. »

N° 7. « Duchesne Marie, âgée de quarante ans,
» à la suite de violens chagrins, est prise de dé-
» lire, et apportée à l'Hôtel-Dieu le 3 avril, où
» elle succomba douze jours après, ayant offert
» tous les symptômes d'une arachnoïdite, avec hy-
» drocéphale. — M. Martin-Solon, qui recueillit
» l'observation, rencontra, à l'examen du cadavre,
» le cerveau sain, à l'exception du corps calleux
» et de la voûte à trois piliers, qui étaient trans-
» formés en une espèce de bouillie blanchâtre, ho-
» mogène, sans injection vasculaire ni épanche-
» ment de sang ; l'arachnoïde partout dans l'état
» naturel (1). »

N° 8. « R...., âgée de trente ans, éprouva, le
» 16 juin 1816, une violente céphalalgie, avec agi

____

(1) Voilà encore une observation où il n'est point fait
mention d'épanchement dans l'arachnoïde, qui était tout-
à-fait saine. Cela est d'autant plus surprenant que, suivant
la remarque même de M. Lallemand, la malade avait présenté tous les symptômes de l'hydrocéphale aiguë. D'où
vient cette sorte de discordance entre les symptômes et les
altérations pathologiques ?

» tation considérable, sensibilité des yeux à la lu-
» mière... Elle ne tarda pas à tomber dans un état
» comateux, et mourut le 26. — M. Abercrombie,
» auteur de cette observation, trouva la voûte à
» trois piliers et la cloison transparente réduites
» en une masse blanche et pulpeuse : le reste était
» sain. »

N° 9. « Un jeune homme de vingt ans avait des
» maux de tête, avec agitation extrême, délire,
» rougeur de la face. Du 19 au 20 septembre 1812,
» les symptômes augmentent ; amélioration les
» jours suivans, par l'emploi des anti-phlogisti-
» ques ; mais le 25, stupeur profonde. Le 27, coma
» complet qui dure jusqu'à la mort, arrivée le 30.
» — M. Abercrombie rencontra un épanchement
» dans les ventricules et à la base du crâne, la
» voûte à trois piliers réduite en une masse in-
» forme, blanche et pulpeuse, ainsi que la cloison
» transparente et la face interne des ventricules.
» Un dépôt abondant de lymphe coagulable exis-
» tait à la surface supérieure du cervelet. »

N° 10. « D. G., imprimeur, âgé de vingt-un ans,
» est malade depuis six jours : le 3 septembre 1816,
» il éprouve une vive céphalalgie, avec impossi-
» bilité de supporter la lumière ; air abattu, œil
» égaré. — Le 11, pupilles dilatées. — Les jours
» suivans, délire, coma ; le 15, mort. — Tous les
» ventricules étaient pleins de sérosité ; la voûte à
» trois piliers était réduite en une masse pulpeuse,

» sans consistance ; le reste du cerveau était
» sain. (1) »

N° 11. « Une petite fille de sept mois, peu de
» jours après sa naissance, se heurta la tête contre

---

(1) Je crois devoir joindre aux trois observations précédentes de M. Abercrombie, les réflexions qu'elles lui ont suggérées. Il les compare d'abord à d'autres observations d'hydrocéphales, sans ramollissement de la substance cérébrale environnante, et fait remarquer que dans celles-ci les premiers symptômes ont été très-légers et peu inquiétans, tandis que celles, au contraire, accompagnées de ramollissement, résultat de l'inflammation, ont débuté par des symptômes violens. Il fait observer ensuite que dans l'une de ses observations, la destruction des parties centrales du cerveau n'était pas accompagnée d'épanchement, bien que la malade eût éprouvé les mêmes symptômes que les deux autres. Enfin, l'auteur conclut que, dans les cas d'hydrocéphale, avec marche très-rapide des symptômes, la maladie a commencé par une inflammation du cerveau, laquelle peut produire ou ne pas produire d'épanchement dans les ventricules. Ces réflexions ne me semblent pas à l'abri de toute objection. Je crois que M. Abercrombie fait jouer un rôle beaucoup trop important à l'altération de la voûte à trois piliers et de la cloison transparente, et qu'il n'est pas rigoureusement autorisé à la regarder comme antérieure à l'hydrocéphale. Effectivement, si l'on examine avec soin les premiers symptômes que les malades de M. Abercrombie ont offerts, on voit qu'ils ne sont autres que ceux de l'hydrocéphale aiguë. D'où il suit que l'on doit regarder cette maladie comme primitive, et le ramollissement des parties situées autour de l'épanchement comme consécutif. Il est bien vrai que

» le plancher, à la suite de quoi l'on remarqua
» que sa tête était plus grosse que de coutume et
» qu'elle pouvait à peine la supporter. A six se-
» maines elle loucha de l'œil droit; à quatre mois
» elle eut des vomissemens et des convulsions du

---

dans un cas, l'auteur a observé ce ramollissement sans qu'il existât d'épanchement; mais je le demande à M. Abercrombie, oserait-il assurer que dans ce cas l'épanchement n'avait réellement pas existé? N'est-il pas possible que le liquide se soit écoulé sans que M. Abercrombie s'en soit aperçu? ou n'est-il pas même possible qu'il ait été résorbé, du moins en partie, après la mort? Lorsque des maladies se présentent avec des symptômes absolument semblables, comme cela est arrivé dans celles qui nous occupent ici, n'est-il pas évident que les altérations organiques, dont ces symptômes ne sont que l'expression, doivent être les mêmes? Et, lorsque l'on n'observe pas ce rapport nécessaire entre les symptômes et les lésions organiques, ne devrait-on pas en conclure que l'on a pu se tromper, soit dans l'indication des premiers; soit dans l'examen des secondes; ou qu'enfin il y a dans la maladie quelque fait inconnu, source de la contradiction apparente qui existe entre deux choses qui ne peuvent jamais en avoir de réelle? Si vous adoptez l'opinion du docteur Abercombrie, partagée, mais avec des restrictions, par le professeur Lallemand, il vous faudra soutenir que tous les symptômes qui caractérisent l'hydrocéphale aiguë peuvent se manifester sans que cette maladie existe; il vous faudra soutenir que l'hydrocéphale aiguë existe par les symptômes et non par les altérations organiques, ce qui implique une contradiction évidente, ce qui suppose qu'une maladie peut en même temps exister et n'exister pas : supposition que je laisse au lecteur à qualifier.

» côté droit, avec dilatation des pupilles , assoupis-
» sement. On lui fit prendre du vin d'Espagne , du
» calomel et de la digitale , ce qui fut suivi de gué-
» rison , si ce n'est que le strabisme et la dilatation
» des pupilles subsistèrent. Cependant la tête con-
» tinua de se développer énormément ; l'intelli-
» gence resta stationnaire ; en pressant la fonta-
» nelle , on sentait une fluctuation évidente , et l'on
» déterminait une dilatation considérable de la
» pupille, qui se dissipait lentement. A sept mois ,
» il survint une nouvelle attaque d'hydrocéphale
» avec moins de convulsions et plus de faiblesse
» que dans la précédente ; dilatation complète de
» la pupille... Mort dans une légère attaque de
» convulsions. — A l'ouverture, M. Coindet trouva
» les méninges pâles et décolorées, les circonvo-
» lutions du cerveau effacées, une demi-livre de
» bouillie de couleur et de consistance de choco-
» lat, mêlée de caillots et de substance du cerveau
» décomposés, dans le ventricule droit, et environ
» douze onces d'une sérosité limpide , non coagu-
» lable par la chaleur, dans le ventricule gauche. »

Dans les onze observations d'hydrocéphale que
je viens de rapporter, nous avons pu constater que
le cerveau avait perdu de sa consistance , soit dans
sa totalité, soit dans quelques-unes de ses parties,
et spécialement dans la voûte à trois piliers, la
cloison transparente et la surface des ventricules.
Un semblable état, qui, dans plusieurs cas, serait

mieux désigné sous le nom de *mollesse* que de *ra-mollissement* du cerveau, est-il constamment le résultat d'une inflammation de cet organe? Cette opinion, forte de l'autorité de M. Lallemand et du docteur Abercrombie, bien qu'elle ne soit peut-être pas indubitablement démontrée, me paraît cependant la plus probable. L'altération, en effet, coïncide avec une inflammation de l'arachnoïde; elle se développe particulièrement dans les parties en contact immédiat avec la membrane enflammée: pourquoi ne serait-elle donc pas le résultat d'une phlegmasie de ces parties? Que si vous pensez qu'elle est la suite d'une infiltration séreuse de la substance cérébrale, il faudra que vous donniez, d'abord, des preuves de votre assertion, et l'on pourra vous demander ensuite s'il existe une ligne de démarcation bien tranchée, une différence essentielle entre cette sorte d'*œdème* aigu du cerveau et l'inflammation du même organe, ou si ces deux affections ne se confondent pas ensemble par des nuances insensibles, de même que l'hydrocéphale aiguë ne constitue véritablement qu'une forme de l'inflammation de l'arachnoïde? Quoi qu'il en soit, une chose qui me paraît incontestable dans la question que nous venons d'examiner, c'est que la sérosité exhalée par l'effet de l'irritation contribue au ramollissement ou à la simple mollesse de la substance cérébrale, de la même manière que le pus contribue aux ramollissemens que nous avons étudiés précédemment.

Je ne pousserai pas plus loin cette discussion, et je reprends le fil de nos observations, qu'elle nous a fait peut-être trop long-temps abandonner; et puisque nous venons de nous occuper du ramollissement qui coïncide avec l'hydrocéphale, c'est-à-dire, une phlegmasie de l'arachnoïde avec une accumulation de sérosité dans l'arachnoïde, nous ne saurions saisir une occasion plus favorable pour examiner celui qui accompagne l'apoplexie, c'est-à-dire un épanchement de sang dans le cerveau. Nous allons donc présenter quelques cas relatifs à cette espèce de ramollissement.

OBSERVATION XIe.

60 ans. Perte du sentiment et du mouvement des membres gauches, conservation de la parole, du mouvement des yeux et de l'intelligence; plus tard, roideur dans les membres paralysés, rétention d'urine, etc.; mort le 28e jour. — Épanchement de sang en dehors de la couche optique et du corps strié droits, avec inflammation et ramollissement autour du foyer apoplectique.

Un homme d'environ soixante ans, robuste et sanguin, de la constitution dite apoplectique, fut apporté à l'Hôtel-Dieu le 9 février 1824; la veille, il avait été, disait-on, frappé de paralysie. Le 10, lorsque je l'examinai, il était dans l'état que je vais décrire: paralysie complète du côté gauche, sans rigidité des membres; douleur dans la moitié droite de la tête, sur laquelle il était tombé le jour de l'attaque; décubitus sur le côté gauche avec impossibilité de changer de position; face injectée, yeux rouges, larmoyans, *sensibles* ; air de stupeur, parole bien conservée, réponses justes, mais d'ailleurs lentes et semblables à celles d'un homme assoupi ou à demi ivre. Le côté gauche, jusqu'à la ligne médiane, était tellement insensible, que le malade le regardait comme lui étant étranger; il lui semblait que c'était le corps d'une autre personne couchée à côté de lui, ou même celui d'un cadavre. Cette singulière illusion *sensitive* était le sujet principal sur lequel roulaient les rêvasseries dans lesquelles il était plongé depuis l'accident: quand on lui disait de mouvoir les membres gauches, il remuait les droits; appliquait-on sa main droite sur sa gauche, l'illusion déjà indiquée se reproduisait, c'est-à-dire qu'il croyait toucher la main d'une autre personne, sans pouvoir s'imaginer que ce fût la sienne. La bouche était tirée à droite; mais la langue conservait sa direction naturelle: il nous sembla seulement que sa moitié gauche était moins sensible aux saveurs que la droite; les pupilles étaient égales; l'œil, le sourcil et les paupières gauches conservaient l'usage de leurs mouvemens, mais étaient privés de sentiment comme le reste de ce côté; la bouche était abreuvée d'une salive écumeuse, la langue rouge, le pouls fréquent et fort. Le malade, qui, à la stupeur près, jouissait de son intelligence, disait être altéré et demandait à boire. (*Saignée du bras, sangsues au cou.*) (1)

-----

(1) Aux symptômes que j'ai rapportés, nous recon-

— Le 11, peu de changement; le malade *dit qu'il va mal*. (*Ventous. scarif. à la nuque.*) — Le 12, la sensibilité commence à se réveiller dans le côté gauche; le malade grimace quand on le pince sur la poitrine; il est encore *étonné*, assoupi; son pouls est moins dur, non fébrile. — Les 13 et 14, mêmes symptômes, si ce n'est que le bras gauche offre *une rigidité marquée* (1). On est obligé de sonder le malade : pendant l'opération, qui fut très-laborieuse, et partant douloureuse, il contracte les membres paralysés et notamment l'inférieur, qu'il cherche à rapprocher de l'autre : ils sont d'ailleurs encore privés de leur sensibilité. La salive et les crachats, que le malade ne peut expectorer, découlent sur le côté de la bouche paralysé. (*Pilul. camphr.*) — Les 15 et 16, point d'amélioration; la *rigidité* augmente; le malade dit avoir la tête agitée, dort très peu, et porte souvent sa main droite sur son côté gauche, comme pour s'assurer si ce côté n'est point un corps qui lui est étranger; il oublie quelquefois sa langue hors de sa bouche; il avale sans difficulté. Jusqu'au 21 peu de changement, sinon que la *rigidité* diminue, que le malade tombe dans le collapsus et qu'il

---

nûmes un épanchement sanguin dans l'hémisphère droit. Nous examinerons bientôt les signes sur lesquels reposait ce diagnostic.

(1) Nous en conclûmes qu'il se formait une inflammation autour du foyer apoplectique.

exhale une odeur d'urine ; il conserve son intelligence, parle seul, appelle sa femme, ses enfans
— Les jours suivans, les forces s'affaiblissent de
plus en plus, la *roideur* des membres gauches se
dissipe, et le malade, parvenu à un degré avancé
de marasme, cesse de vivre le 5 mars.

A l'ouverture de son corps, on trouva un foyer
apoplectique situé dans la substance cérébrale qui
avoisine en dehors la couche optique et le corps
strié de l'hémisphère droit du cerveau. Ce foyer
très-considérable, contenait un sang altéré, décomposé, d'une teinte acajou ; il était accompagné
d'une phlegmasie avec ramollissement et injection
de la substance environnante.

Jusqu'ici, j'ai peu insisté sur ce qui regarde le
diagnostic de l'inflammation du cerveau en général et de chacune de ses diverses portions en
particulier : en voici la raison. Nous ne connais-
sions encore que des exemples de phlegmasie
aiguë de ce viscère : or, comme, dans ces cas, la
maladie s'étend plus ou moins à toute la masse
encéphalique, comme elle se complique souvent
d'une inflammation des méninges et d'une congestion cérébrale générale, il en résulte une foule de
phénomènes qui, confondus et pour ainsi dire
combinés les uns avec les autres, constituent une
sorte de *composé* pathologique, dont nous n'aurions pu tenter avec avantage l'analyse, avant de
connaître les phénomènes propres à chacun des
élémens dont il est formé. Pour analyser et dé-

composer ces observations compliquées, il nous fallait d'abord exposer des observations simples d'inflammation du cerveau, ou du moins d'une inflammation tout-à-fait *locale*, circonscrite dans une certaine étendue de sa substance : or, de semblables conditions ne se rencontrent guère que dans les inflammations qui se développent autour des foyers apoplectiques, ou dans celles qui sont passées à l'état chronique. J'ai donc cru ne pouvoir m'occuper d'une manière spéciale des signes qui caractérisent l'inflammation du cerveau qu'après avoir parcouru la marche que je viens d'indiquer ; mais puisque nous avons enfin devant nous l'exemple d'une lésion partielle et circonscrite du cerveau, le moment est venu d'en étudier avec une attention sérieuse toutes les circonstances. Remarquez d'abord le siége et la nature de la lésion : il existait en dehors de la couche optique un épanchement déjà ancien de sang avec ramollissement de la substance cérébrale environnante. Représentez-vous ensuite les symptômes que vous avez observés pendant le cours de la maladie, et que voici : paralysie complète du côté gauche, d'abord sans *rigidité*, puis avec *rigidité* des membres. Vous voyez donc que la paralysie du côté opposé à l'épanchement apoplectique a été le résultat de celui-ci, et que la roideur des membres qui s'est manifestée ensuite doit être attribuée à l'irritation de la substance cérébrale située autour du sang épanché : ce qui concourt à le prouver, c'est que cette roideur a diminué à mesure que l'irritation elle-même s'affaiblissait, et qu'elle s'est dissipée à la fin, c'est-à-dire lorsque l'irritation s'est complètement épuisée par le ramollissement et la désorganisation de la substance enflammée. Vous voyez encore que cette lésion circonscrite et locale n'a produit que des symptômes également *bornés et locaux*. Ainsi, bien que les membres gauches fussent paralysés, le malade conservait l'exercice de son intelligence, et, ce qui est bien plus remarquable encore, il n'avait point perdu l'usage des mouvemens de l'œil ni des paupières du côté paralysé, et il conservait l'usage de la parole. Vous devez nécessairement en conclure que les muscles qui président aux mouvemens de l'œil, à ceux des paupières et à ceux de la parole, ne sont pas animés par la même partie du cerveau que ceux qui sont spécialement destinés aux mouvemens des membres; car si la portion du cerveau dont la lésion a produit l'hémiplégie gauche tenait aussi sous sa dépendance les muscles dont nous venons de parler, il s'ensuivrait qu'ils auraient dû être paralysés comme ceux des membres : ce qui n'existait pas.

OBSERVATION XIIᵉ.

57 ans. Perte subite de connaissance , hémiplégie du côté gauche , assoupissement , puis retour de l'intelligence ; persistance de l'hémiplégie avec intégrité des mouvemens des yeux et de la langue ; mort le 29ᵉ jour. — Épanchement de sang à la partie moyenne de l'hémisphère droit , avec ramollissement blanc de la substance environnante.

Dugas Suzanne, âgée de cinquante-sept ans, d'un tempérament vigoureux et sanguin., ayant accompagné pendant vingt ans son mari à l'armée, jouit d'une santé florissante jusque vers l'année 1821, époque à laquelle elle commença à se plaindre d'une certaine gêne dans la respiration, de palpitations et d'étourdissemens. Dans la même année, elle fut frappée d'une attaque d'*apoplexie*, dont les symptômes se dissipèrent très-promptement au moyen des saignées générales. Mais elle conserva de la céphalalgie, des vertiges et des étourdissemens habituels que des saignées pratiquées de temps en temps calmaient toujours, sans les dissiper entièrement. Cependant elle vaquait à ses occupations accoutumées; elle était tourmentée par une somnolence irrésistible et sujette à une légère incontinence d'urine. Elle éprouvait aussi souvent des symptômes d'irritation abdominale que l'on combattait avec succès par l'application des sangsues. Enfin le 1ᵉʳ août 1823, comme elle se *baissait* pour relever quelque chose qui lui était échappé de la main, elle tomba sans connaissance. Transportée chez elle , elle poussa quelques gémissemens, balbutia et fut ensuite conduite à l'hôpital Cochin. Son visage était fortement coloré et comme gonflé de sang ; ses yeux, entr'ouverts, étaient contournés à droite et en haut ; les pupilles étaient dilatées ; la tête et la bouche étaient tournées à droite ; les mâchoires étaient serrées ; les membres gauches avaient entièrement perdu le mouvement, mais conservaient le sentiment. Par intervalles, la malade offrait une loquacité inintelligible ; sa respiration était lente et légèrement stertoreuse ; le pouls, irrégulier, peu développé et intermittent, contrastait avec les battemens forts et tumultueux du cœur.

Diagnostic. Hémorrhagie cérébrale.

Prescription. Saignée de trois palettes, lavement purgatif, sinapismes aux jambes, petit-lait, diète. — Les symptômes étant toujours les mêmes dans l'après-midi, on fit une nouvelle saignée et on appliqua trente sangsues aux tempes. — L'état comateux persiste : cependant le serrement des mâchoires cesse, la bouche s'entr'ouvre et permet d'examiner la langue, qui est rouge et sèche ; la malade avale péniblement quelques cuillerées de tisane.

Le 2, les yeux sont plus ouverts ; la malade entend et comprend quand on lui parle à voix haute, essaie de répondre, mais balbutie des mots inintelligibles. Cesse-t-on de l'exciter d'une manière quelconque, elle retombe dans l'assoupissement. (*Vésicatoires aux jambes, ventouses scarifiées à la nuque.*) — Dans la nuit, coma et loquacité, agitation des membres droits, dont le supérieur se porte à la tête.

Le 3, la malade a eu quelques selles; elle tire la langue, qui se dévie à peine; la rougeur de la face est encore très-vive. (*Vingt-cinq sangsues aux tempes, lavement purgatif.*) — Les jours suivans, l'état comateux diminue; la malade articule mieux les sons et tourne les yeux vers la personne qui lui parle. Elle se plaint d'une ardente soif et avale librement; elle éprouve le besoin d'uriner et ne peut le satisfaire.

Le 8, l'assoupissement ne revient plus qu'à des intervalles éloignés; l'intelligence est nette; la malade se trouve faible et demande des alimens; le côté gauche est toujours paralysé; les battemens du cœur sont toujours irréguliers, forts et accompagnés d'un bruit de *souffle* sensible, tandis que le pouls est petit, dur et inégal. (A ces signes nous ne pouvions méconnaître une hypertrophie du ventricule gauche avec rétrécissement de l'un de ses orifices.) — La respiration semblait libre et facile.

Le 10, le visage, encore un peu injecté, ne présente plus un air de stupeur; l'hémiplégie persiste; la malade n'accuse aucune douleur, elle rêvasse pendant son sommeil. — On commence l'emploi de la strychnine, à la dose d'un quart de grain. — Aucune secousse ne se manifeste. — Du 14 au 20, on la donne à la dose d'un demi-grain.

On prescrit en même temps du petit-lait avec un grain d'émétique : on ne permet que des bouillons pour aliment.

Les 20, 21 et 22, on continue le sérum émétisé, et l'on élève la dose de strychnine à un grain. — La malade se plaint d'avoir la bouche sèche et mal à la gorge (*Elle mange de la soupe.*) La strychnine ne détermine aucune secousse. La malade, sans cesse en moiteur, se découvre continuellement la poitrine, s'expose à des courans d'air et s'enrhume, malgré la chaleur extrême de la saison.

Les jours suivans, le rhume fait des progrès ; il survient un peu d'assoupissement.

Le 23, toux fréquente avec expectoration difficile, râle trachéal. La strychnine ne produisant aucun effet avantageux, on la suspend.

Le 25, il se déclare un point pleurétique dans le côté gauche ; oppression, parole brève et entrecoupée, fièvre avec moiteur de la peau. (*Quinze sangsues, sérum émétisé, trois bouillons.*)

Le 26, la douleur est un peu moindre. (*Sérum émétisé, cataplasmes.*)

Le 27, toux plus fréquente, crachats visqueux, anhélation au moindre effort. (*Même prescription; plus, un vésicatoire au côté.*)

Le 29, la douleur continue ; la respiration est précipitée et laborieuse ; le râle trachéal est plus marqué ; le pouls est très-fréquent. (*Saignée d'une palette et demie ; sérum simple.*) Point de soulagement : au contraire, la respiration s'embarrasse de plus en plus ; la malade, haletante, pousse des gémissemens ; ses traits se décomposent, ses yeux se ferment à demi, les extrémités se refroidissent, les membres sont dans une résolution complète, et la mort arrive dans la nuit.

Autopsie cadavérique. — 1°. *Crâne.* L'hémisphère droit du cerveau est affaissé à la partie moyenne et interne de sa face supérieure, ce qui nous indique le siége de quelque épanchement liquide. En effet, nous trouvâmes, dans cet endroit, une matière sanguinolente de couleur de bile foncée, gluante, vraiment analogue à du sang *décomposé.* Le foyer avait environ deux pouces d'étendue dans tous les sens ; tout autour, la substance cérébrale était diffluente, liquéfiée comme une bouillie claire, et ce *ramollissement* était parfaitement blanc. L'éminence striée du même côté était infiltrée de sang d'une couleur olivâtre, plutôt solide que liquide, et dans un état qui indiquait qu'une partie de cet épanchement avait été résorbée. Au reste, toutes les autres parties du cerveau étaient sans trace d'injection et parfaitement saines.

2°. *Poitrine.* Adhérences celluleuses entre les deux feuillets de la plèvre ; engorgement péripneumonique de la partie postérieure du poumon gauche, dont le tissu, en cet endroit, est dur, grenu, rouge, facile à déchirer, quoique peu de liquide s'en écoule à la section. — Le poumon droit est sain et à peine engorgé à son bord postérieur ; le cœur, un peu plus volumineux que le poing du sujet, est environné d'une assez grande quantité de graisse. Il existe une petite quantité de sérosité sanguinolente dans le péricarde. Le ventricule droit est sain ; sa cavité contient des concrétions polypeuses blanches, analogues à certaines masses pseudo-membraneuses, et intriquées dans les colonnes charnues, auxquelles elles adhèrent. L'oreillette droite est épaissie au point d'égaler, en quelques points, l'épaisseur du ventricule correspondant ; ses colonnes charnues sont très-fortes. — L'oreillette gauche est également hypertrophiée (son épaisseur est d'une ligne et demie à deux lignes), mais ne présente point de colonnes charnues. Le ventricule gauche est un peu ample et sensiblement hypertrophié. L'orifice auriculo-ventriculaire gauche est rétréci au point de n'admettre que le petit doigt ; ses valvules sont dures, fibro-cartilagineuses, déformées, surtout vers leur bord libre, où plusieurs points n'auraient pas tardé à s'ossifier. Le pourtour intérieur de l'orifice est arrondi en manière de bourrelet dont la surface est lisse et polie. Les petits tubercules qui existent au milieu du bord libre des valvules aortiques ont un volume double de celui qui leur est naturel ; l'orifice aortique est d'ailleurs en bon état. Il existe des plaques jaunes à l'origine et dans la portion sternale de l'aorte ; la face interne de l'aorte pectorale descendante est rouge ; cette rougeur forme des

rubans étroits, longitudinaux, séparés par des es-
paces où il n'existe rien de particulier.

3°. L'estomac est rouge, livide et injecté dans
toute son étendue.

Les premiers symptômes dont cette malade fut
affectée annonçaient une congestion générale de
l'encéphale : cependant la lésion cérébrale ne tarda
pas à se localiser, et l'on vit en même temps disparaître plusieurs phénomènes qui tenaient à la
fluxion générale, tels que la perte de l'intelligence
et de la parole. L'hémiplégie, qui persista après la
disparition des autres symptômes, pourrait donc
être regardée comme le seul symptôme essentiel ou
pathognomonique de l'affection que nous rencontrâmes dans l'hémisphère droit du cerveau. N'ou-
bliez pas d'ailleurs que dans ce cas, ainsi que dans
le précédent, la paralysie des membres coexistait
avec une intégrité parfaite des mouvemens des
yeux, des paupières et de la langue, et que la lésion avait son siége dans la partie moyenne de
l'hémisphère cérébral opposé à la paralysie. Il ne
se manifesta point de mouvemens convulsifs, ni de
rigidité dans les membres paralysés pendant tout
le cours de la maladie, et cependant, à l'ouverture,
nous avons trouvé un ramollissement, c'est-à-dire
une inflammation autour du foyer apoplectique.
On pourrait en conclure que les convulsions et la
rigidité des membres ne sont point un symptôme
constant de la phlegmasie du cerveau. Mais je ferai
remarquer que l'emploi prolongé de la strychnine,

à une dose assez forte, n'excita aucun mouvement dans les membres paralysés, résultat qui nous surprit beaucoup (1). Il est donc probable que l'absence de secousses par l'administration de cette substance si énergique, de même que la non-existence de mouvemens convulsifs ou de roideur des membres chez notre malade, dépendait de l'altération primitive du cerveau, lequel avait été désorganisé par l'épanchement apoplectique, au point de ne pouvoir plus répondre, pour ainsi dire, à aucune espèce de stimulation.

OBSERVATION XIIIe.

50 ans. Paralysie du bras droit sans aucun autre symptôme d'affection cérébrale, puis perte de connaissance, convulsions dans le membre paralysé ; mort 48 heures après. — Épanchement sanguin enkysté vers la partie moyenne postérieure de l'hémisphère gauche du cerveau ; congestion sanguine très-forte dans toute la masse cérébrale.

La femme Lascourt, âgée de cinquante ans, d'un tempérament sanguin, avait perdu, depuis quelques mois, l'usage du mouvement de son bras droit, lorsqu'elle entra à l'hôpital Cochin, dans le cours de l'année 1823. Elle assurait que la paralysie du bras était survenue sans aucun symptôme du côté de la tête. L'appétit était bon, elle ne souffrait nulle part, parlait avec facilité, et avait beau-

---

(1) Employée à la même époque, à une dose moindre, chez un autre de nos malades, cette substance excitait de fortes secousses.

coup de gaîté. — On prescrivit l'extrait de noix
vomique : elle n'en prenait encore que deux grains
qui n'avaient excité aucune secousse dans les membres, lorsqu'un jeudi, après avoir reçu la visite
de son mari, son visage s'injecta tout-à-coup et
présenta une rougeur des plus vives. Dans la nuit,
elle perdit l'usage de la connaissance et de la parole. Le lendemain, le membre paralysé fut agité
de mouvemens convulsifs très-violens; il était insensible; mais la jambe correspondante conservait
la sensibilité; les artères de la tête battaient avec
une telle violence qu'elles repoussaient en quelque
sorte la main appliquée sur cette partie. Le pouls
était d'ailleurs dur, plein et fréquent; les pupilles
étaient contractées. (*Saignée du bras, sinapismes.*) Cependant la respiration devient stertoreuse,
et la malade succombe le surlendemain de l'attaque, à quatre heures du matin.

Autopsie cadavérique, trente heures après la
mort. — 1°. *Habitude extérieure.* Rigidité cadavérique, visage pâle, bouche tirée à gauche.

2°. *Tête.* Le péricrâne présente une belle injection rosée, surtout en arrière. Les méninges sont
parsemées de ramifications vasculaires tellement
nombreuses qu'on les croirait injectées. Sur l'hémisphère gauche surtout, et particulièrement à sa
partie postérieure, l'arachnoïde et la pie-mère semblent infiltrées de sang. A la partie moyenne de
la face supérieure de cet hémisphère, à travers les
membranes, on aperçoit une teinte d'un beau

jaune ; dans cet endroit existe une tumeur du volume d'une noix, qui a pour ainsi dire déplissé une circonvolution cérébrale, de l'intérieur de laquelle on l'enlève facilement. Cette tumeur, fluctuante comme une poche remplie de liquide, est en effet formée par du sang noir liquide contenu dans un kyste membraneux ; ce kyste, d'une consistance molle et pulpeuse, d'un rouge foncé, comme s'il était pénétré de sang, se déchire très-aisément. Autour du kyste *apoplectique*, la substance cérébrale est molle et presque réduite en une sorte de bouillie d'une couleur rosée ou jaune ; cette dernière coloration existe dans toute l'épaisseur de l'hémisphère, jusqu'à la paroi supérieure du ventricule latéral correspondant. Dans les circonvolutions latérales du même hémisphère gauche, vers l'extrémité externe de la scissure de Sylvius, on rencontre un caillot de sang assez considérable. Le reste de la masse encéphalique n'offre aucune altération, mais elle est généralement injectée, et la surface des incisions se couvre de nombreuses gouttelettes sanguines ; sa consistance ferme contraste avec le *ramollissement* de celle qui environnait le foyer apoplectique ; les ventricules contiennent à peine quelques gouttes de sérosité.

3°. *Poitrine.* Les poumons sont parfaitement crépitans et sains ; leur surface adhère à la plèvre pariétale. — Le cœur est d'un bon volume ; son ventricule gauche est épais, surtout relativement au droit ; ses cavités ont sensiblement leur capacité naturelle ; l'aorte et les artères cérébrales sont sans altération.

4°. *Abdomen.* L'estomac est allongé et contracté ; sa membrane muqueuse présente une couleur d'un rouge vermeil ; celle du duodénum est blanche. Le reste de l'intestin grêle ainsi que le gros intestin n'offrent rien de particulier.

Chez la femme qui fait le sujet de cette observation, l'épanchement apoplectique, situé vers la partie moyenne et postérieure de l'hémisphère gauche, paraît n'avoir déterminé d'autres symptômes qu'une *paralysie du bras opposé.* La malade conservait l'usage de son intelligence, et marchait sans aucune difficulté. L'emploi d'une très-petite quantité de noix vomique contribua peut-être au développement de la congestion cérébrale générale et du ramollissement phlegmasique situé autour du foyer apoplectique, nouvelles lésions auxquelles succomba la malade. N'oublions pas que le ramollissement, c'est-à-dire, l'inflammation de la substance cérébrale qui environnait l'épanchement sanguin, fut annoncé et caractérisé par des mouvemens convulsifs du membre qui auparavant était entièrement paralysé.

D'après les faits que je viens de présenter, je crois que nous pouvons regarder comme un résultat de l'observation clinique que les diverses parties du cerveau sont affectées chacune à des actions spéciales, dans l'exercice des fonctions musculaires. Il nous reste à rechercher maintenant

dans quelle portion déterminée du cerveau chaque membre puise le principe de ses mouvemens
volontaires. J'espère que les faits dont nous allons continuer l'exposition répandront une assez
vive lumière sur cette question, l'une des plus
importantes de la physiologie et de la pathologie.
Remarquons déjà que dans notre dernière observation, la paralysie isolée du bras droit coïncidait
avec une lésion de la partie moyenne postérieure
de l'hémisphère cérébral opposé. Si cette coïncidence n'est pas purement accidentelle, si, au contraire, elle constitue un phénomène constant, invariable, nous devrons en conclure que la désorganisation de la partie du cerveau indiquée entraîne à sa suite la perte des mouvemens du membre supérieur du côté opposé, et que, par conséquent, ce membre reçoit de ce point du cerveau le principe de ses mouvemens volontaires.

Nous allons voir, dans l'observation suivante,
l'inflammation du cerveau déterminer, au lieu du
ramollissement, une induration partielle de la substance de cet organe.

OBSERVATION XIVe.

70 ans. Paralysie *avec rigidité* des membres gauches, plus marquée au
 membre supérieur qu'à l'inférieur ; conservation des mouvemens de
 l'œil, de la langue, et des fonctions intellectuelles ; mort vers le 12^e
 jour. — Inflammation avec suppuration occupant les parties du cerveau situées en dehors de la couche optique droite.

Legrand, homme d'une taille et d'un embonpoint médiocres, commissionnaire, âgé de soixante-

dix ans, entra à l'Hôtel-Dieu le 21 janvier 1824. Je ne l'examinai avec soin que le 23. J'observai alors les symptômes suivans : tête tournée à droite, bouche déviée dans le même sens, langue nullement déviée, air de stupeur, yeux injectés et pupilles contractées ; paralysie à-peu-près complète du mouvement des membres gauches, qui sont en même temps roides et contractés. Le malade éprouve de la douleur quand on les étend ; la peau qui les recouvre est encore sensible, mais moins que dans l'état naturel ; le malade répond ordinairement à voix basse à plusieurs questions qu'on lui adresse : cependant il n'a ni la connaissance des lieux, ni celle du temps, etc.; il a une peine infinie à raconter l'histoire de sa maladie ; il nous donne seulement à comprendre qu'elle est la suite d'une affection morale triste qu'il a éprouvée depuis une époque qu'il ne précise pas exactement. Il dit uriner volontairement et n'avoir pas été à la selle depuis plusieurs jours ; il ne paraît pas souffrir beaucoup à la tête : néanmoins il dit quelquefois éprouver une douleur frontale. Le pouls et la respiration n'offrent rien de remarquable ; la peau est dans l'état naturel.

Diagnostic. Phlegmasie de l'hémisphère droit du cerveau.

Prescription. Ventouses à la nuque, julep éthéré.

Le 25, la parole est libre, faible ; le malade est dans une sorte de demi-sommeil ; ses yeux et

son visage sont plus injectés ; son regard est stupide et mal assuré ; le membre supérieur est roide
et fléchi ; l'inférieur exécute quelques faibles mouvemens volontaires ; la peau est chaude , la langue rouge. (Les ventouses n'ont pas été appliquées.)

Les 27 et 28, les idées sont plus confuses ; le malade ne dit pas souffrir ; la roideur des membres
diminue ; le pouls est devenu fréquent, petit, fébrile ; le collapsus est tel que le malade ne peut
plus répondre : cependant il tire encore la langue
quand on l'y invite ; sa respiration est stertoreuse ;
ses yeux sont toujours injectés et la pupille contractée ; la tête est renversée en arrière ; le visage se
décompose ; les joues sont creuses , moins ani-
mées que les jours précédens.

Le 30, son état s'est amélioré, ainsi qu'il le dit
lui-même ; il exhale une odeur urineuse ; la fièvre
persiste ; le membre supérieur est moins roide ,
mais complètement privé du mouvement.

Le 31 , à-peu-près même état, peu de roideur,
réponses à voix basse.

Le 1er février, les symptômes de collapsus augmentent et le malade expire dans la soirée.

Autopsie cadav., le 3 février au matin.

1°. *Habitude extérieure.* — Rigidité cadavérique , eschares à la partie postérieure du bassin ;
maigreur.

2°. *Tête.* — Injection générale de l'encéphale ;
un peu de sérosité dans la cavité de l'arachnoïde ;

en dehors de la couche optique de l'hémisphère droit se rencontre une altération phlegmasique, occupant un espace capable de contenir un œuf ordinaire. Cette altération consiste en une masse de consistance d'albumine coagulée, d'une couleur jaune, comparable à de l'albumine précipitée de sa dissolution par de l'acide nitrique. Fendue d'avant en arrière, on a trouvé dans son intérieur une cavité capable de contenir une grosse aveline et tapissée par une membrane rougeâtre, sorte de pellicule très-fragile. Cette masse, d'un tissu celluleux et comme réticulé, infiltrée de pus concret, combiné à la substance cérébrale, qui est devenue méconnaissable, s'écrase facilement sous les doigts; en la raclant, on en exprime du pus, comme en raclant une portion de poumon hépatisé; la couleur jaune se marie en plusieurs endroits avec une teinte rouge, ce qui forme un aspect marbré; en quelques points existent de petits épanchemens sanguins analogues à des ecchymoses; en d'autres points, le sang, combiné avec la substance cérébrale désorganisée, forme des foyers de matière analogue à la lie de vin. A mesure qu'on s'éloigne du centre de l'altération, le pus est comme disséminé, goute à goutte, dans la pulpe cérébrale; autour de la masse, à la fois phlegmasique et hémorrhagique, se dessine un cercle d'injection très-prononcée, sans nulle trace de ramollissement. Tout le reste de l'encéphale est dans l'état sain.

3°. *Abdomen.* — Un peu de rougeur à l'estomac

et aux intestins ; bile noire et poisseuse dans la vésicule.

Dans cette observation, l'altération cérébrale principale est située en dehors de la couche optique droite, et le membre supérieur gauche était complètement privé de mouvement, tandis que l'inférieur exécutait quelques légers mouvemens volontaires.

Voici donc un nouveau fait qui tend à prouver que les circonvolutions de la partie moyenne postérieure du cerveau président aux mouvemens du membre supérieur, tandis que les circonvolutions de la partie moyenne et un peu antérieure régiraient peut-être ceux du membre inférieur. Je dis peut-être, car nous ne pourrons regarder cette assertion comme démontrée que lorsque nous aurons offert un grand nombre d'autres faits en sa faveur. Du reste, dans cette observation, on voit encore la paralysie des membres exister isolée de celle des muscles des paupières, de l'œil et de la langue ; on voit également, ainsi que dans plusieurs des précédentes, que l'intelligence n'est pas sensiblement troublée par la lésion d'une partie plus ou moins étendue d'un seul hémisphère du cerveau ; ce qui prouve que l'hémisphère sain suffit à l'exercice des fonctions intellectuelles proprement dites.

Je ne terminerai pas mes réflexions sur cette observation sans vous rappeler qu'elle ne nous a pas présenté, comme celles que nous avons déjà

examinées, un ramollissement, mais une véritable
induration de la substance cérébrale enflammée,
comme si le liquide sécrété par cette substance,
semblable au pus des membranes séreuses enflammées, se fût concrété pour se combiner ensuite
avec elle, de manière à former la masse albumineuse que nous avons décrite. Je pense que vous
ne douterez pas d'ailleurs que cette masse ne fût le
produit d'une inflammation du cerveau, puisque
nous y avons trouvé du pus liquide, un commencement d'organisation d'une fausse membrane, et
une injection rouge très-prononcée. J'ajouterai,
pour que rien ne manque à votre conviction,
que M. Récamier, sous les yeux duquel l'autopsie
cadavérique fut faite, n'hésita point à considérer
l'altération dont il s'agit comme un foyer à la fois
phlegmasique et hémorrhagique.

OBSERVATION XVe.

43 ans. Altération des fonctions intellectuelles, sans lésion des fonc-
    tions locomotrices ; puis convulsions, grincement de dents, perte de
    l'intelligence ; mort le 3e jour. — Inflammation avec ramollissement
    de la substance grise, arachnoïdite.

Maintion, âgé de quarante-trois ans, peintre en
bâtimens, marié, entra le 18 novembre 1823 à
l'hôpital de la Charité ; il avait quitté l'état militaire
depuis six ans, et n'était à Paris que depuis deux
mois. Depuis deux ans, il avait offert des signes
d'imbécillité et une perte complète de mémoire.
Pendant qu'il était militaire, il avait présenté, à
divers intervalles, des dérangemens des facultés

intellectuelles. L'année dernière, à Versailles, il eut des symptômes d'une méningite aiguë, et il y a deux mois, ces mêmes symptômes ayant reparu, on lui mit un séton à la nuque ; d'ailleurs, depuis deux ans, il se plaint de maux de tête habituels et de douleur vers la racine du nez, avec odeur de pourriture dans l'intérieur de cette cavité. Depuis environ un an, *il est faible sur ses jambes.* Il avait toujours conservé un bon appétit. Après avoir pris des bains froids, pendant un mois qu'il fut placé dans la salle Saint-Michel, il tomba dans une extrême faiblesse, et éprouva des lipothymies. Le 17 novembre, il perdit connaissance, fut pris de mouvemens convulsifs répétés, avec respiration bruyante et inégale. Le 18, à dix heures du matin, mouvemens convulsifs généraux, yeux égarés, écume blanche à la bouche, roideur des membres, quelquefois grincement de dents et contorsion de la bouche ; sensibilité intacte aux membres supérieurs, qu'il retire en grimaçant quand on les pince ; point de mouvemens lorsque l'on pince les membres inférieurs, qui sont aussi moins roides que les supérieurs. Perte absolue de l'intelligence, respiration râlante, quelquefois suspirieuse ; pouls assez fort, plein, régulier, peu fréquent. (*Trente sangsues au cou, glace sur la tête, sinapismes aux membres inférieurs, petit-lait, lavement purgatif.*) — L'agitation continue dans le reste de la journée ; les convulsions sont universelles ; la face est rouge et tuméfiée, la bouche déformée par l'allongement des lèvres en devant. Malgré la glace, la tête est brûlante; les avant-bras sont fortement fléchis, la connaissance entièrement perdue. — Même état la nuit. — Le 19 au matin, le bras droit est presque sans mouvemens, le gauche alternativement roide et agité de mouvemens convulsifs; les yeux sont fermés; il serre les mâchoires quand on veut le faire boire, et paraît sentir un peu lorsqu'on pince très-fort le bras gauche : chaleur douce de la peau, pouls régulier, plein, à 112 pulsations. (*Saignée de 12 onces, lavement purgatif, sinapismes, etc.*) Cependant le râle de l'agonie se déclare et le malade meurt dans la journée.

Autopsie cadavérique, vingt-quatre heures après la mort. L'arachnoïde est adhérente, dans huit à seize points, à la surface supérieure du cerveau, et en la détachant la substance corticale s'enlève avec elle, dans une largeur d'environ une pièce de un franc, et dans l'épaisseur d'une ligne; la substance médullaire est un peu injectée. — Le poumon gauche est un peu dur en arrière et en bas, dépourvu d'air et un peu grenu. Le poumon droit est un peu rouge et engoué dans la même région. — La membrane muqueuse gastrique est rouge dans la portion splénique. — Tous les autres organes sont sains (1).

----

(1) Cette observation a été recueillie et m'a été communiquée par M. Blache, déjà cité plus haut.

OBSERVATION XVIe.

46 ans. Altération de l'intelligence de temps en temps, perte de connaissance, étourdissement sans paralysie ni convulsions ; puis érysipèle à la face, et mort. — Inflammation et ramollissement de la substance grise, avec injection de la substance blanche.

Victoire, âgée de quarante-six ans, était infirmière à l'hôpital Saint - Louis depuis deux ans. Elle était sujette à des *attaques* caractérisées par une perte subite de connaissance, des mouvemens convulsifs des lèvres et un embarras de la langue analogue à celui des apoplectiques ; on remarquait alors que la sensibilité était presque entièrement éteinte. Au bout de trois ou quatre minutes, elle reprenait l'usage de ses sens ; mais elle restait comme *interdite* ; ses regards étaient fixes, elle balbutiait et semblait sortir d'un sommeil léthargique. Ce n'était qu'au bout d'une heure environ qu'elle recouvrait le plein exercice de sa raison. Depuis quelque temps, cette fille n'était plus réglée comme à l'ordinaire, et après avoir éprouvé plusieurs *retards* plus ou moins longs, huit mois s'étaient écoulés en dernier lieu sans qu'elle vît paraître ses règles. Pendant ce temps, les attaques précédemment décrites devinrent plus fréquentes, ce qui obligea de pratiquer plusieurs saignées de pied, qui ne purent empêcher qu'elles ne se manifestassent au moins une fois tous les trois mois. Cependant Victoire tomba un jour de trois pieds de haut, et se fit une contusion énorme

dans la région lombaire gauche. Elle se contenta
d'appliquer sur la tumeur des compresses résolu-
tives ; mais au bout d'un certain temps, il survint
un phlegmon qui s'abcéda , et fut ouvert par l'instrument tranchant. Bientôt après, une autre tumeur
de même nature se forma aux environs de la première. On l'ouvrit également ; mais il fut impossible d'en obtenir la cicatrisation. La première
plaie, qui était fermée, ne tarda pas elle-même
à se rouvrir, et dès-lors une assez grande quantité de pus s'écoula journellement par ce double
ulcère fistuleux. On conseilla à la malade de le
garder comme une espèce d'exutoire salutaire.
Cette fille se livra ensuite à ses travaux accou-
tumés, et, pendant deux ans, il ne survint aucun
accident nouveau. Les symptômes cérébraux seulement parurent faire quelques progrès. Victoire
se plaignait souvent de maux de tête, et alors son
visage était d'un rouge foncé ; elle éprouvait des
douleurs dans le bras gauche, qui, disait-elle,
manquait de force. Son intelligence devenait de
jour en jour plus lente, plus engourdie ; quand
on lui parlait, elle regardait quelquefois d'un air
hébété, comme une personne qui ne comprend
pas ce qu'on lui dit ou qui n'y fait pas attention ;
et si on lui demandait alors avec un peu plus d'é-
nergie si elle avait entendu, elle répondait brusquement par *oui*, mais sans s'animer davantage.
Enfin, elle éprouvait de fréquens étourdissemens,
et il lui arrivait souvent de saisir quelque objet

pour prévenir une chute imminente : en même temps elle s'affaiblissait, la circulation languissait, l'haleine était mauvaise, l'appétit peu prononcé. Malgré toutes ces incommodités, Victoire remplissait son service de veilleuse avec un zèle remarquable.

Cependant un érysipèle lui étant survenu à la face, elle fut obligée de prendre le lit. Il débuta par des frissons suivis de chaleur, et affecta d'ailleurs une marche peu rapide. Il présentait un caractère œdémateux. Deux grains d'émétique procurèrent des vomissemens abondans, et furent suivis d'une diminution du gonflement de la face. Cependant l'écoulement des fistules lombaires cesse complètement après l'administration du vomitif. On fait peu d'attention à ce phénomène, et l'on prescrit trois onces de manne qui procurèrent quelques selles. On remarqua alors que la conjonctive de l'œil droit suppurait, ce qui détermina l'application d'un vésicatoire à la nuque. La malade se plaignant de douleurs assez vives vers l'hypogastre, la manne fut prescrite de nouveau. Néanmoins les douleurs augmentèrent, et la malade ne put prendre un instant de sommeil la nuit suivante. Le lendemain, à la visite, elle était couchée sur le dos, la tête un peu renversée en arrière, la face décolorée, bouffie, les lèvres noirâtres, la voix presque éteinte, respirant avec une extrême difficulté, le pouls fréquent, la peau froide. La dyspnée fit soupçonner une pneumonie latente, et alors on songea à rétablir l'écoulement des fistules. En conséquence on fit appliquer un large vésicatoire, qui ne produisit aucun effet, la malade étant morte le matin à cinq heures.

Autopsie cadavérique, vingt-quatre heures après la mort.

1°. *Crâne.* — Les membranes du cerveau étaient à-peu-près saines : seulement, à la partie moyenne et supérieure de l'hémisphère droit, il y avait une légère infiltration du tissu cellulaire sous-arachnoïdien, et la pie-mère était beaucoup plus adhérente dans ce point que dans tout autre. La substance grise, en général, avait sa couleur ordinaire ; mais la blanche parut injectée : en l'incisant, on voyait suinter le sang par les orifices des vaisseaux qui la parcourent ; sa consistance n'offrait point de changement notable. Mais il n'en était pas de même de la substance grise : celle-ci, dans l'étendue de trois circonvolutions, à l'endroit correspondant à l'altération indiquée des membranes, avait une couleur d'un rouge tirant sur le jaune ; elle avait perdu l'aspect luisant et poli des autres circonvolutions ; elle était inégale et comme tuberculeuse, et l'on voyait à sa surface une infinité de petits points rouges. Sa consistance n'était pas partout la même : ainsi, la couche superficielle seulement pouvait être enlevée facilement avec le manche du scalpel, et paraissait déjà réduite en *bouillie ;* tandis que la couche profonde, fortement injectée, avait à-peu-près la consistance des parties voisines. La substance grise avait moins d'épaisseur dans l'étendue de l'affection que dans les autres points. — 2°. *Abdomen*. On trouva des traces évidentes d'une péritonite chronique. Les organes abdominaux offrirent d'ailleurs quelques particularités qu'il serait inutile et trop long de rapporter ici. — 3°. *Poitrine*. La plèvre pulmonaire du côté gauche adhérait assez fortement à la plèvre costale. Le poumon correspondant, un peu engorgé postérieurement, se déchirait avec facilité. Le poumon droit était parfaitement sain. Le cœur était à-peu-près dans son état normal.

Les deux dernières observations que l'on vient de lire sont très-remarquables en ce que les malades ne présentèrent d'autres symptômes notables de l'affection cérébrale dont ils étaient porteurs, qu'une altération plus ou moins profonde de l'intelligence. Or, vous savez que, dans ces derniers temps, MM. Foville et Pinél-Grandchamps ont avancé que la substance grise présidait aux phénomènes intellectuels, et la substance blanche aux mouvemens. Si leur assertion est juste, il s'ensuit que chez nos deux malades il devait exister une lésion de la substance grise seulement : c'est aussi ce que nous avons rencontré. Il est vrai que nous avons observé des convulsions générales chez notre dernier malade ; mais ce phénomène dépendait évidemment de l'inflammation de l'arachnoïde, qui éclata dans les derniers jours, et à laquelle il succomba. L'observation suivante me semble venir à l'appui des deux précédentes.

OBSERVATION XVIIe.

23 ans. Chagrins violens, engourdissement du bras droit, air de stupeur et d'imbécillité, altération de l'intelligence, qui finit par s'éteindre presque entièrement ainsi que la parole ; mort le 24e jour. — Ramollissement de la convexité du cerveau, et particulièrement de la substance grise ; granulations albumineuses avec couleur cendrée de la substance environnante, et injection des méninges.

Morlet Marie, âgée de vingt-trois ans, ouvrière, bien constituée, d'un caractère mélancolique, éprouve depuis environ un an qu'elle a quitté son pays, de profonds chagrins ; elle est taciturne, et depuis quelque temps ne parle plus à aucune des femmes qui travaillent avec elle : elle n'est pas réglée depuis quatre mois, ce qui lui fait craindre d'être enceinte. Cette idée redouble ses tourmens. Enfin elle s'aperçoit que son membre supérieur droit s'engourdit, et elle est transportée à l'hôpital Cochin le 31 décembre 1821.

Le 1er janvier 1822, elle présenta l'état suivant : abattement et malaise général, engourdissement du bras droit, symptôme qui inquiète singulièrement la malade ; sorte de stupeur et de fixité dans les idées, réponses insignifiantes, visage étonné, sans expression ; pouls petit, serré, comme convulsif ; haleine légèrement fétide, peau chaude et sèche, douleur à l'épigastre. (*Vingt sangsues sur le ventre, limonade, diète.*)

Les huit jours suivans ne furent marqués par

aucun changement notable. La malade semblait toujours indifférente à tout ce qui l'environnait; elle paraissait absorbée par une série d'idées dominantes. (*Une saignée du bras, vésicatoire à la nuque, émulsion, bouillon.*)

Le 9 janvier, la malade ne répond plus à aucune de nos questions et ne prononce que le mot *faut-il?* qu'elle répète à chaque instant d'une voix triste et plaintive; elle tousse, et sa respiration est suspirieuse; la face est rouge, le pouls fréquent et *irrégulier;* le bras droit est paralysé, roide, œdémateux; les traits sont contractés, le front ridé. (*Sinapismes aux pieds, qui rougissent à peine la peau.*)

Le 10, même état. (*Vésicatoire à la tête, qui ne prend pas.*)

Cependant le 12, la physionomie paraît se ranimer; les traits sont un peu plus épanouis; la malade semble comprendre les paroles qu'on lui adresse; mais elle ne répond point et ne prononce que le mot *faut-il?*

Le 13, excrétions urinaire et alvine involontaires, affaissement, œil fixe, pouls concentré, mou, moins vif.

Le 14, œil plus mobile, visage moins triste, sourire.

Même état jusqu'au 17. (*Arnica, bouillon.*)

Le 18, retour de la tristesse, yeux cernés, enfoncés; engourdissement toujours égal des fonctions intellectuelles.

Les 19, 20 et 21, augmentation de l'abattement, vomissement. (*Nouvelle application d'un vésicatoire à la tête, lequel ne prend point.*)

Le 22 au soir, coma profond, pouls petit, filiforme et fréquent; respiration plaintive et suspirieuse, œil largement ouvert, fixe; regard hébêté, trismus.

Le 23, le pouls se compose de séries d'oscillations précipitées, séparées par des intermittences très-sensibles; visage terreux, nez effilé et froid, œil fixe et terne, pupilles dilatées, immobiles; respiration bruyante, râleuse; soupirs plaintifs, agitation convulsive du bras gauche. (*Une saignée du bras*)..... Mort à trois heures du soir.

Autopsie cadav., trente-six heures après la mort. 1°. *Habitude extérieure.* Rigidité cadavérique, œdème du bras droit et de la partie postérieure du tronc, quelques escharres au sacrum, rougeur de tout l'extérieur de la tête.

2°. *Encéphale.* L'arachnoïde qui revêt la dure-mère est saine; la surface du cerveau est rouge et très-injectée, surtout vers les circonvolutions postérieures de l'hémisphère droit; rougeur et injection qui paraissent dues à la présence de la pie-mère, dont le tissu est véritablement gorgé de sang. Après avoir enlevé ce lacis vasculaire, la superficie des circonvolutions cérébrales se trouve parsemée d'une infinité de gouttelettes de sang; des granulations albumineuses concrètes sont éparses çà et là sur la convexité de l'hémisphère gauche et s'étendent sur la partie de l'hémisphère droit correspondante au milieu de la grande fente cérébrale. Ces granulations sont groupées et comme agglomérées en trois endroits principaux qui sont, pour ainsi dire, les foyers de la phlegmasie ; le plus étendu de ces foyers affecte les deux hémisphères du cerveau ; mais beaucoup plus le gauche que le droit, et occupe les circonvolutions moyennes et internes de la face supérieure de cet organe ; là, l'arachnoïde, dont la face adhérente au cerveau est recouverte des granulations indiquées, est opaque et épaissie ; au-dessous d'elle la substance cérébrale est ramollie, d'une consistance pulpeuse, d'un gris rougeâtre, assez exactement semblable au tissu *encéphaloïde*, ramolli et combiné avec une certaine quantité de sang. Ce ramollissement pénètre à la profondeur de quatre à cinq lignes et son diamètre longitudinal est de huit à dix lignes. Les deux autres foyers, moins considérables, présentent, d'ailleurs, les mêmes caractères que celui-ci ; les granulations albumineuses isolées ont environ la grosseur d'un grain de chenevis, et ressemblent aux tubercules qu'il n'est pas rare de trouver à la surface externe des intestins. On trouve de ces granulations dans les foyers eux-mêmes, en sorte qu'il existe à la fois et ramollissement et endurcissement de la substance cérébrale (1). La substance

---

(1) Vous voyez ici de la matière tuberculeuse et encéphaloïde bien évidemment produite par une phlegmasie.

grise qui entoure les *foyers* offre une teinte cendrée très-prononcée. — Les ventricules latéraux ne contiennent que quelques gouttes d'une sérosité sanguinolente ; le cervelet et la moelle épinière sont sains : seulement la pie-mère qui les enveloppe est rouge et injectée.

3°. *Organes pectoraux.* Les poumons sont sains ; le péricarde, distendu, fluctuant, s'avance jusque dans le côté droit de la poitrine et contient au moins six à huit onces d'une sérosité citrine ; le cœur, qui nage au milieu de ce liquide, ne présente du reste aucune altération ; ses cavités droites, gorgées de sang, sont un peu dilatées.

4°. *Organes abdominaux.* L'estomac et les intestins grêles sont dans l'état naturel ; il existe quelques ulcérations dans les gros intestins. *L'utérus est sain.* Le tissu des trompes et des ovaires est rouge et comme érectile ; l'extrémité frangée des trompes adhère aux ovaires, sur lesquels elle est pour ainsi dire greffée.

Dans cette dernière observation, le ramollissement ne s'est opéré que d'une manière très-lente ; la phlegmasie a vraiment suivi une marche chronique, tandis que précédemment nous l'avions vue affecter une marche plus rapide et en général aiguë : c'est aussi ce que nous verrons dans l'observation suivante, qui a été recueillie par M. Avoyne.

OBSERVATION XVIIIe.

3o ans. Céphalalgie, délire furieux, convulsions, alternant avec un
état de collapsus; mort. — Arachnitis avec ramollissement de la
substance corticale des hémisphères cérébraux.

Un maçon, âgé de trente ans, d'un tempérament
sanguin-bilieux, s'étant enivré, tomba sur le siége,
du haut d'un premier étage, le 1er janvier 1816. Il
n'en résulta sur-le-champ aucun accident grave :
seulement, il s'écoula un peu de sang par l'oreille
gauche, et il se manifesta de la céphalalgie, qui continua les jours suivans, et augmenta beaucoup le quatrième : ce jour-là, vers le soir, il fut pris d'un délire
violent, et conduit à l'Hôtel-Dieu, où on le lia pour
l'empêcher de sortir de son lit. Sur la fin de la nuit,
il tomba tout-à-coup dans un assoupissement profond qui remplaça le délire. — Le 5e jour, l'assoupissement était tel que rien ne pouvait en retirer
le malade; la face, un peu pâle, avait un air sombre; les paupières étaient fermées; en les écartant,
on voyait les yeux tournés à droite; la tête était
inclinée du même côté, et si l'on changeait cette
direction, elle s'y rétablissait aussitôt; les mâchoires étaient fortement serrées; le pouls était lent,
mais plein; le malade agitait de temps en temps
les bras, et poussait des soupirs fréquens. (Le
crâne ni les autres parties du corps n'offraient aucune trace de contusion.)

Prescription. Infusion de camomille romaine
avec tamarin, vésicatoire à la nuque, sinapismes

aux genoux. — L'assoupissement diminua dans la journée, sans retour des facultés intellectuelles; le soir, le délire furieux reparut par intervalles. — Le 6ᵉ jour au matin, le délire avait cessé, et l'assoupissement était moins profond; le malade ouvrait de temps en temps les yeux automatiquement, et les refermait bientôt; il agitait ses membres et soupirait à chaque instant; les yeux étaient encore tournés à droite et les mâchoires serrées, la face un peu colorée. (*Trois sangsues de chaque côté du cou, et ventouses sur les piqûres.*) — Le malade fut sensible à l'application des ventouses, et n'eut pas de délire le soir. — Le 7ᵉ jour au matin, à-peu-près même état; les yeux restaient parfois assez long-temps ouverts, *mais sans rien voir.* (*Hydromel, tamarin, glace sur la tête, fomentat. sinapisées.*)—Le soir, surviennent des symptômes d'affaissement qui augmentèrent pendant la nuit et emportèrent le malade à six heures du matin.

Autopsie cadavérique. Le cerveau offrait à la surface de ses lobes, supérieurement, plusieurs points désorganisés, et des amas de sang entre la pie-mère et l'arachnoïde. Cette désorganisation, qui, ailleurs, n'était que superficielle, était assez profonde vers la partie postérieure du lobe postérieur gauche; toute la masse encéphalique était rouge, gorgée de sang, jaune dans quelques points, et très-molle. — Les ventricules latéraux, extraordinairement dilatés, contenaient une abondante quantité de sérosité. — Toutes les autres parties du corps étaient saines.

Les symptômes dont ce malade était affecté ne permettaient pas de méconnaître l'existence d'une inflammation aiguë de l'arachnoïde ; mais vous voyez que la phlegmasie ne s'est pas bornée aux méninges, puisque la substance corticale des circonvolutions supérieures du cerveau offrait plusieurs points désorganisés, avec injection très-considérable. C'est à l'irritation de la substance grise que doivent être rapportés les désordres intellectuels qui accompagnent l'inflammation de l'arachnoïde. Vous n'ignorez pas que MM. Parent et Martinet ont démontré, par un grand nombre de faits, que le délire correspondait à l'inflammation de la portion de l'arachnoïde qui revêt la convexité du cerveau, ce qui tend à confirmer l'opinion de ceux qui pensent que la substance grise de ces circonvolutions est le siége des fonctions intellectuelles.

OBSERVATION XIXe.

14 ans. Chagrins, assoupissement, impossibilité de parler, roideur et convulsions des membres supérieurs ; mort au bout de quelques jours. — Ramollissement ou suppuration d'une portion de la substance médullaire de chaque lobe antérieur du cerveau, et des deux couches optiques.

Peuzan Pierre-Charles-Louis, âgé de quatorze ans, d'une assez bonne constitution, fut traité, en 1821, à l'hôpital des Enfans, d'une rougeole qui laissa à sa suite un dévoiement qui ne cessa que vers le 15 avril. A cette époque, le malade ne se plaignait d'aucune douleur ; son appétit était revenu : on remarquait seulement que les forces tardaient à se rétablir. Dans les derniers jours d'avril, le malade, triste, s'ennuyant beaucoup à l'hôpital, obtint la permission d'en sortir le 29 avril, n'ayant pas encore repris beaucoup de force. Le 5 mai, six jours après sa sortie, il revint à l'hôpital. Les personnes qui l'accompagnaient dirent que depuis son départ il était resté dans un état de tristesse et de souffrance continuelles ; qu'il recherchait la solitude, et qu'on ne pouvait savoir de lui quel était le siége des douleurs qu'il paraissait éprouver ; que, depuis, le dévoiement s'était renouvelé ; et que, le 4 mai, il était tombé dans un état d'assoupissement dont on ne le tirait qu'avec peine : quoi qu'il en soit, le 5, il avait pu se rendre à pied à l'hôpital ; mais il n'en eut pas plutôt aperçu la porte, qu'il tomba tout-à-coup sans connaissance. Transporté aussitôt dans son lit, il y resta plongé dans un profond assoupissement : face rouge, couverte de sueur ; œil droit ouvert, le gauche fermé, avec contraction forte des paupières quand on cherche à les écarter ; pupille gauche resserrée, pupille droite naturelle. Le malade entendait encore ; il faisait de vains efforts pour montrer la langue et ne *pouvait articuler* une *seule parole*. Le ventre était douloureux, le pouls très-fréquent et faible.—Le soir, il y eut des vomissemens. (*Sinapismes aux pieds, huit sangsues à l'anus.*) — Le 6, assoupissement plus pro-

fond encore ; nul signe d'intelligence ; yeux ouverts, fixes, presque éteints ; face très-colorée,
sueur générale ; *roideur, contraction très-forte*
des fléchisseurs de l'avant-bras gauche, agité par
momens de tremblemens ; respiration fréquente,
inspirations bruyantes, soupirs profonds, par intervalles, quelques hoquets ; déglutition moins libre que la veille ; pouls petit, serré, à 96 pulsations ; ventre douloureux, point de selle. (*Hy-*
drom., julep., vésic. nuq., catapl. sur le ventre.)
— Le 7 mai, point d'amélioration ; face toujours
rouge, couverte d'une sueur abondante, pupille
droite très-rétrécie, dilatation de la gauche, roideur et *convulsions dans les membres supérieurs,*
surtout à *gauche* ; gémissemens continuels jusqu'au
moment de la mort, qui arriva à cinq heures du soir.

Autopsie cadavérique. Le crâne enlevé, on
aperçoit, sur la partie antérieure de la dure-mère,
quatre petites tumeurs blanches, arrondies, de la
grandeur d'une pièce de dix sous environ, dont
chacune était formée par la réunion de petites granulations sphériques, de la grosseur d'un grain
de millet, d'un tissu dense et comme celluleux.
La partie de l'os frontal correspondante à ces
fongosités offrait une excavation générale, divisée en excavations particulières pour chacune
d'elles, excavations qui se subdivisaient elles-
mêmes en plusieurs dépressions correspondantes
aux petites granulations dont se composait chaque tumeur. A l'endroit correspondant, la lame

viscérale de l'arachnoïde adhérait à la pariétale. Sur l'arachnoïde cérébrale, vers la partie supérieure et moyenne du lobe droit, on découvrit une petite tumeur arrondie, jaunâtre, d'une texture celluleuse, qui avait déterminé une perforation de la dure-mère dans le point qui lui répondait; plus en arrière, sur le même lobe, se présentèrent trois masses semblables, sans perforation de la dure-mère. L'arachnoïde était d'ailleurs opaque en plusieurs points. Les ventricules cérébraux contenaient quatre onces de sérosité ; il y avait de ce liquide entre les lames du septum médian. Adhérences intimes des lobes antérieurs du cerveau dans l'étendue de quatre pouces ; circonvolutions cérébrales aplaties ; substance médullaire des lobes antérieurs ramollie, d'une couleur jaune clair, surtout vers la scissure médiane. Cette couleur et le ramollissement étaient plus prononcés dans le lobe gauche, où ils occupaient une étendue de deux pouces cubes, circonscrite par un cercle d'un rouge vif. L'altération n'avait qu'un pouce de diamètre dans le lobe droit. Au-dessous des ventricules, en avant des corps cannelés, la substance cérébrale était encore plus altérée, plus ramollie, plus jaune, et dans une étendue plus considérable qu'au-dessus de ces mêmes ventricules; au-dessous de ce ramollissement, près l'entre-croisement des nerfs optiques, on trouvait de petites plaques d'un rouge ponctué ; l'arachnoïde voisine était épaissie et dense, surtout dans la scissure de Sylvius. Les deux couches optiques étaient très-ramollies, blanches et diffluentes comme de la crême. Les glandes bronchiques étaient tuberculeuses, les bronches rouges, le poumon droit engoué, mais crépitant. — L'estomac et les intestins grêles étaient sains ; mais le gros intestin offrait, dans une assez grande étendue, une rougeur faible, avec léger boursoufflement de la membrane muqueuse ; on voyait trois petites ulcérations arrondies dans le colon descendant. — Le foie parut sain ; la bile était noire et poisseuse (1).

Dans cette observation, vous avez remarqué qu'il existait de la roideur et des convulsions dans les membres supérieurs, et qu'en même temps les deux couches optiques étaient ramollies. Ce fait confirme donc ceux qui ont déjà été publiés pour prouver que les couches optiques sont destinées à transmettre, sinon à diriger immédiatement, les mouvemens des membres supérieurs. Je vous prie de ne pas oublier que les lobes antérieurs du cerveau étaient suppurés, désorganisés, et que le malade avait entièrement perdu l'usage de la parole. J'espère pouvoir vous démontrer, de la manière la plus évidente, que la lésion de cette partie du cerveau détermine constamment l'embarras ou l'extinction complète de la parole.

---

(1) Cette observation a été recueillie et m'a été remise par mon ami M. le docteur Léger, ancien interne des hôpitaux de Paris.

Avant de passer à cette période de l'encéphalite dans laquelle le pus commence à se réunir ou est déjà réuni en foyer ou en abcès, je vais présenter quelques faits de gangrène du cerveau, accident extrêmement rare, dont je ne connais d'autres exemples que ceux rapportés par d'anciens observateurs et que M. Lallemand a publiés dans son ouvrage.

N° 1. Un homme reçut à la partie supérieure gauche de la tête un coup d'instrument contondant. Le malade ne tarda pas à tomber dans un état soporeux, avec décubitus en supination, altération des fonctions intellectuelles, réponses vagues, etc. Il survint une paralysie du côté droit, et un assoupissement profond dont rien ne pouvait tirer le malade, qui mourut peu de temps après. — La dure-mère du côté gauche était noirâtre. Au-dessous, le cerveau était dans le même état, et paraissait *sphacélé*. (RAMBERTI DODONÆI, *medic. Obs.*, cap. ii, p. 4.)

Il faut convenir que la description de Dodoëns est trop incomplète pour que nous puissions affirmer qu'il existait, dans le cas qui nous occupe, une véritable gangrène du cerveau. Peut-être cet ancien observateur aura-t-il pris pour un sphacèle un ramollissement du cerveau. Il rapporte au chapitre iii un autre fait analogue au précédent, et par conséquent aussi peu concluant.

N° 2. Tulpius dit également avoir observé, à la

suite d'un coup de feu, un cas de gangrène du cervelet. Mais la description qu'il donne de l'altération de cet organe n'est pas assez précise pour qu'on puisse s'en former une juste idée. Une observation de Forestus, rapportée dans la sect. III du livre 1er du *Sepulchretum*, est encore plus obscure que les précédentes.

N° 3. M. Baillie, dans son *Traité d'Anatomie pathologique*, a consigné un exemple de gangrène du cerveau dont voici la description anatomique. « La portion enflammée de la substance cérébrale était devenue d'une couleur brune-noirâtre, et n'avait pas plus de consistance que la poire la plus pourrie. » M. Lallemand fait remarquer, au sujet de cette description, qu'elle a beaucoup de ressemblance avec celle des ramollissemens de la substance grise accompagnés d'injection sanguine.

Si l'on réfléchit maintenant que les faits recueillis par les observateurs que nous venons de citer sont loin d'établir, d'une manière indubitable, l'existence de la gangrène du cerveau; si l'on fait attention, d'autre part, qu'il n'est fait mention de cet *accident* dans aucune des observations d'encéphalite publiées par les modernes, on restera convaincu que la terminaison de l'inflammation du cerveau par gangrène, dans les circonstances où cet organe n'est pas exposé au contact de l'air, est un cas au moins excessivement rare.

Il n'en est pas de même de la gangrène du cerveau dans les cas où la substance cérébrale, sortie du crâne, s'est séparée du reste du cerveau. Voici quelques exemples de cette maladie.

N°. 4. Une servante ayant reçu sur la tête une pierre du poids de trente livres, eut une fracture comminutive du coronal du côté droit. Deux jours après l'extraction de quatorze fragmens, le cerveau commença à sortir par la plaie ; la portion ainsi *herniée* acquit peu à peu le volume d'un œuf d'oie, et se sépara en répandant une odeur infecte. Une nouvelle portion sortit de nouveau, se sépara de même, fut remplacée par une autre, en sorte que, dans le cours du traitement, il se détruisit, par la putréfaction, une quantité de cerveau grosse comme le poing. Cependant la malade vécut trente-six jours, et pendant tout ce temps, elle conserva l'usage de sa raison ; les fonctions se faisaient bien : seulement tout le côté gauche du corps, opposé à la plaie, fut pris de convulsions, et resta paralysé d'une manière continue. — Après la mort, on trouva dans le cerveau une grande cavité à la place de la portion qui s'était échappée par la plaie. L'altération putride s'étendait jusqu'au ventricule du même côté (1). On ne saurait élever ici le moindre doute sur l'existence de la gangrène. Elle n'est pas aussi évidente dans l'observation suivante de Tulpius. Un enfant

____

(1) DIEMERBROECH (*Anatomie*, lib. III, cap. V.).

de huit ans eut le coronal brisé avec enfoncement près de la suture. Après l'enlèvement de l'os, l'enfant reprit la connaissance et le mouvement; mais bientôt le cerveau sortit par la plaie, et le chirurgien en enleva une portion du volume d'un œuf de poule ou environ. Cependant le cerveau continua à s'échapper sous forme de *fongus* de plus en plus volumineux ; il survint des convulsions, une paralysie du côté opposé, des sueurs froides, et la mort arriva le 13e jour. — La plus grande partie du *cerveau lésé était changée en pus.*

N°. 5. Un enfant, âgé de douze ans, reçut un coup de pied de cheval, qui brisa le pariétal gauche, et nécessita l'application du trépan. Le 5e jour, il se développa à travers l'ouverture du crâne une fongosité produite par l'issue du cerveau ; elle augmenta les jours suivans. Il survint de la gêne dans les mouvemens du côté droit. On fit la ligature du fongus. Le lendemain, paralysie du côté droit ; retour du fongus le surlendemain, et paralysie complète. Mort le 32e jour de l'accident.

Les observations que je viens de rapporter, et auxquelles il serait superflu d'en ajouter d'autres, ne sont pas seulement remarquables sous le rapport de la gangrène, mais aussi sous le rapport de la sortie, et, pour ainsi dire, de la *hernie* d'une portion du cerveau, à travers une ouverture accidentelle des parois osseuses qui contiennent cet important viscère. La cause et le mécanisme de ce dernier phénomène sont faciles à concevoir. On sait d'abord que les battemens des artères du cerveau impriment à toute sa masse, ou du moins tendent à lui imprimer une impulsion dont le résultat serait un déplacement de bas en haut, si la nature n'avait opposé une résistance invincible à cette secousse artérielle dans le rempart osseux qui environne l'encéphale. On sait également que, dans tous les cas où la circulation pulmonaire éprouve un obstacle plus ou moins considérable, il en résulte un mouvement d'expansion du cerveau, produit par l'engorgement du système veineux, mouvement qui tend au même but que les pulsations artérielles dont nous avons parlé, et qui éprouve la même résistance. On pourrait croire, d'après cela, que la *procidence* du cerveau à travers une *perforation* des parois du crâne est l'effet simple et unique de l'absence de la force qui, dans l'état normal, s'oppose au mouvement de soulèvement et d'expansion dont la masse cérébrale est le siége. Mais dans la question qui nous occupe, il faut tenir compte d'une autre donnée extrêmement importante, savoir, de l'existence d'une inflammation de la portion du cerveau correspondante à l'ouverture accidentelle du crâne; car il est évident que la tuméfaction, l'érection, pour ainsi dire, qui accompagnent l'inflammation naissante d'un tissu aussi expansif que celui du cerveau, doivent déterminer cet organe à s'échapper par le

point qui ne lui présente plus de barrière, c'est-à-
dire par la plaie, ou mieux par la perforation des parois du crâne. La masse du cerveau ayant augmenté
par le fait de l'inflammation, et la cavité qui le
contient ne s'étant pas agrandie en même temps,
une portion plus ou moins considérable du viscère
sera expulsée, en quelque sorte, à travers l'ouverture qui lui est présentée, comme un muscle
enflammé s'échappe à travers une incision faite à
l'aponévrose qui l'enveloppe; mais s'il en est ainsi,
que doit-il arriver lorsque, les parois du crâne étant
intactes, une phlegmasie s'empare du tissu cérébral? Il est aisé de le prévoir : alors le point enflammé, et par conséquent tuméfié, fait effort contre
la paroi du crâne correspondante; mais celle-ci
résiste par son inextensibilité presque absolue; il
doit donc en résulter une sorte de *réflexion* du mouvement expansif sur le point enflammé lui-même,
et de là un véritable étranglement du cerveau.
Voulez-vous une preuve de cette vérité? la voici :
lorsque, après la mort, vous examinez un cerveau
enflammé, ramolli, vous remarquez une dépression, une sorte d'affaissement de l'endroit malade,
comme si la paroi osseuse correspondante s'y était
imprimée, de la même manière que l'on voit assez
souvent l'impression des côtes sur le poumon et
même sur le foie dans des cas de phlegmasie
de ces organes, impression qui est évidemment la
trace d'une compression exercée sur eux par les
os indiqués pendant la turgescence inflammatoire

le leur parenchyme. Quoi qu'il en soit, dans le
cas qui nous occupe, la surface des circonvolutions
cérébrales est déprimée absolument comme dans
ceux où elle a été comprimée par un corps étranger, tel qu'un caillot sanguin, une tumeur stéatomateuse, etc.

La compression dont je viens de démontrer,
pour ainsi dire, mécaniquement l'existence, ne
s'exerce pas seulement sur le point du cerveau enflammé; elle s'étend et se communique en quelque
sorte aux parties voisines. Cette transmission explique même plusieurs phénomènes que l'on observe dans les inflammations cérébrales, et sur lesquels nous reviendrons dans l'histoire générale de
ces maladies.

OBSERVATION XXe.

18 ans. Paralysie complète avec *rigidité* des membres du côté droit,
aspect stupide du visage, difficulté dans l'association des idées,
altération de la mémoire; mort le 34e jour. — Inflammation terminée par un abcès à la partie moyenne et interne de l'hémisphère du
cerveau, avec rougeur sablée des parties environnantes.

Louis Motet, âgé de quarante-huit ans, se heurte
le sommet de la tête contre le manteau d'une cheminée, et en éprouve un éblouissement momen-
tané. Quinze jours après, manifestation au bras
droit d'un léger affaiblissement qui fait peu à peu
des progrès. Cinq jours après, même phénomène
au membre inférieur correspondant; en outre,
changement notable dans les facultés de l'entendement, air d'étonnement et aspect stupide du vi-

sage, difficulté dans l'association des idées, altération de la mémoire, pouls faible et concentré. Le 8e jour, paralysie complète des deux membres malades, *avec rigidité et douleur*; mémoire plus altérée; nulle augmentation dans la lésion du jugement, nul coma; rigidité plus prononcée au membre supérieur qu'à l'inférieur. Jusqu'au 14e jour, point de changement. — Le 15e, un peu d'assoupissement. — Le 18e, perte de connaissance, déjections et urines involontaires. — Le 19e, respiration stertoreuse, mort. — A la partie moyenne et interne du *lobe* gauche du cerveau, foyer purulent de quatre lignes environ de diamètre, avec rougeur sablée des parties environnantes, dans une épaisseur de deux lignes. (DUCROT, *Essai sur la Céphalite*, 1812. Thèses de l'École de Paris.)

C'est avec raison que M. Ducrot a rapporté cette observation comme un exemple d'inflammation du cerveau exempte de complication. La paralysie progressive avec roideur des membres, l'aspect idiotique de la face, la diminution d'énergie des facultés intellectuelles, l'altération de la mémoire, tels sont, suivant lui, les symptômes caractéristiques de la céphalite, tandis que le délire, les convulsions, l'agitation annoncent une inflammation de l'arachnoïde. Ces réflexions sont très-remarquables pour l'époque à laquelle l'auteur les a émises, et sont en général marquées au coin d'une saine observation : on pourrait cependant les rendre plus exactes encore, et dire que l'inflammation de l'arachnoïde, coexistant constamment, du moins à l'état aigu, avec une irritation générale de l'encéphale, détermine un trouble également général de toutes les fonctions cérébrales, tandis que l'encéphalite pure et simple, lorsqu'elle est circonscrite, ne se manifeste que par des phénomènes locaux en rapport avec les fonctions spéciales de l'endroit du cerveau enflammé. Par exemple, dans le cas rapporté par M. Ducrot, l'altération du cerveau occupait la partie moyenne de l'hémisphère gauche du cerveau, et les symptômes observés étaient une paralysie graduelle, avec roideur des membres du côté opposé : voilà des symptômes locaux correspondans à une lésion également locale. L'hémisphère droit n'ayant été le siége d'aucune lésion apparente, a continué ses fonctions, et les facultés intellectuelles ont à peine éprouvé un léger dérangement; car il suffit à leur exercice de l'intégrité d'un hémisphère cérébral, phénomène facile à concevoir, puisque chaque hémisphère, sous le rapport des fonctions intellectuelles, est évidemment le siége et l'organe d'actions tout-à-fait semblables et pour ainsi dire symétriques. Quoi qu'il en soit, à mesure que nous avançons dans les périodes de chronicité des inflammations cérébrales, nous voyons la maladie se concentrer, se *localiser* de plus en plus, permettre à toutes les portions du cerveau qu'elle n'occupe pas le libre exercice de leurs fonctions; et en même temps, nous voyons décroître le nombre des

symptômes, de la même manière que les irradiations d'un foyer quelconque d'action décroissen
à proportion qu'il perd et de son étendue et d
son intensité.

OBSERVATION XXIe.

43 ans. Chute sur la tête, assoupissement, puis mouvemens convulsifs, surtout des membres supérieurs, et en dernier lieu des membre
gauches seulement ; guérison, rechute, mort. — Foyer purulent dan
le lobe postérieur de l'hémisphère droit, inflammation et ulcératie
d'une portion des méninges.

Le nommé d'Arancy, âgé de quarante-trois ans
et demi, tomba, le 16 janvier 1766, à la renverse
du haut d'un escalier fort rapide, sur l'angle de l
dernière marche. Il en résulta d'abord un assoupissement léthargique, interrompu de temps à
autre, l'après-midi du second jour, par des mouvemens convulsifs universels, mais surtout des
membres supérieurs. Il avait une plaie dans la région du pariétal gauche, qui était fracturé. Le 3
jour, on appliqua une couronne de trépan vers
l'angle postérieur-supérieur de cet os, ce qui donna
issue à une certaine quantité de sang : la léthargie
diminua, les convulsions n'affectèrent plus que la
partie gauche du corps. On appliqua une nouvelle
couronne de trépan ; on détacha la faux avec ménagement, ce qui permit l'évacuation du sang
épanché sur l'hémisphère droit : les accidens ne
tardèrent pas à se dissiper.

Quelque temps après, le 50e jour de l'accident, le
malade, qui allait très-bien, s'esquiva de l'hôpital

et alla s'enivrer dans la ville. En revenant, il se laissa tomber. La plaie prit un mauvais aspect; il survint une fièvre lente avec des frissons irréguliers. Environ un mois avant sa mort, la vue de l'œil gauche s'affaiblit peu à peu. Il devint comme hébété; sur la fin il ne voyait plus que confusément de l'œil droit, et dans les deux derniers jours de sa vie, il paraissait ne plus distinguer les objets que très-imparfaitement; il délirait, mais on ne comprenait pas ce qu'il voulait dire. Il se tournait et se retournait, et s'agitait tellement dans son lit que sa plaie était toujours découverte. Il avait une telle vivacité de sentiment, qu'au moindre attouchement il se démenait et se retirait comme si on lui eût fait du mal.

A l'ouverture de son corps, on trouva un abcès considérable sur la tente du cervelet, du côté droit. La partie inférieure du lobe postérieur droit du cerveau était totalement *en fonte;* la faux était corrodée, de manière que la matière avait passé dans la partie postérieure-inférieure de l'hémisphère gauche, comme pour se diriger vers l'ouverture du trépan. La tente du cervelet, à droite, était corrodée aussi, de sorte que le pus faisait en ce lieu des impressions immédiates sur le cervelet (1).

Les mouvemens convulsifs étaient universels,

---

(1) Saucerotte, *Prix de l'Acad. royale de Chirurg.,* tom. iv, p. 325.

mais plus prononcés aux membres supérieurs qu'aux inférieurs, et la phlegmasie occupait la partie postérieure du cerveau. Voilà donc une nouvelle preuve du croisement indiqué précédemment, c'est-à-dire de celui en vertu duquel les membres supérieurs ou antérieurs puisent le principe de leurs mouvemens à la partie postérieure du cerveau, tandis que les membres inférieurs ou postérieurs sont animés par la partie antérieure de cet organe (1).

OBSERVATION XXIIe.

65 ans. Contusion du crâne, point de symptômes cérébraux notables les premiers jours, puis délire furieux, coma ; mort le 20e jour. — Abcès dans la substance grise de la convexité du cerveau, inflammation et désorganisation de l'arachnoïde.

Broussart Antoine, âgé de soixante-cinq ans, ayant éprouvé des pertes considérables dans son commerce, et réduit par là à une extrême misère, se donna, le 6 janvier au matin, plusieurs coups de marteau sur la tête ; mais n'ayant pas réussi par ce moyen à se donner la mort, il s'arme d'une mauvaise paire de ciseaux, saisit son testicule droit avec la main gauche, et l'emporte d'un coup de l'instrument indiqué. Cependant on s'empare de ce furieux, et on le conduit à l'hôpital de la Cha-

------

(1) Nous verrons bientôt que ce n'est pas la partie la plus antérieure du cerveau qui régit les mouvemens des membres inférieurs, comme Saucerotte l'avait pensé.

rité. Pendant la route il essaya, mais vainement, de s'étrangler. A son arrivée, le chirurgien de garde observa, vers la réunion des pariétaux avec le frontal, une tumeur assez considérable qu'il ouvrit par une incision cruciale, afin de donner issue au sang épanché, et pour s'assurer si les os du crâne étaient fracturés ou non. — Le lendemain 7, M. Roux examina la plaie, constata qu'il n'existait pas de fracture, et la fit panser simplement, ainsi que celle du scrotum. (*Diète, petit-lait émétisé.*) — Le 8, aucun accident n'est survenu. Les jours suivans, le malade allait de mieux en mieux quand la plaie de la tête, qui avait fourni jusque là une abondante suppuration, commença à se sécher. Le 20, le malade tombe dans un état comateux; son pouls est dur et fréquent, sa peau brûlante; une matière ichoreuse coule des narines; un délire furieux se manifeste; le malade s'élance de son lit, menace ses voisins, veut les battre, lorsqu'il est saisi par deux infirmiers qui le replacent dans son lit et l'y attachent. Un quart d'heure après il expire.

Autopsie cadavérique. La dure-mère, épaissie, est enduite d'une fausse membrane jaunâtre et parsemée, à sa face interne, de quelques tubercules noirâtres; la pie-mère est également épaissie; l'arachnoïde est presque entièrement désorganisée, surtout entre les circonvolutions du cerveau, qui baignent dans le pus; les couches les plus superficielles de celui-ci sont ramollies et dans un état voisin de la suppuration : on ne trouve d'ailleurs rien autre chose de remarquable (1).

Cette observation confirme ce qui a déjà été dit, savoir, qu'une lésion circonscrite de la substance grise du cerveau n'influe pas d'une manière directe et immédiate sur les mouvemens des membres. Effectivement, notre malade se lève furieux le jour même de sa mort, menace de battre ses voisins, et ses mouvemens ne peuvent être contenus que par les liens dont on l'enchaîne. Or, à l'ouverture on a trouvé un abcès commençant, borné à la substance grise du cerveau. Quant au délire, à l'agitation et à la fièvre, ils s'expliquent par l'existence d'une phlegmasie de l'arachnoïde.

OBSERVATION XXIIIe.

19 ans. Chute sur la partie latérale de la tête, assoupissement, écoulement de pus par l'oreille droite, réponses lentes, paralysie des paupières, fièvre, état comateux ; mort. — Abcès à la partie postérieure moyenne du cerveau, inflammation, carie, suppuration du rocher et de l'oreille interne.

Deblare (Jean-Baptiste), âgé de dix-neuf ans, tomba, le 18 juin, du haut d'une voiture, sur le pavé, de telle sorte que la partie latérale de la tête éprouva une forte contusion. Il perdit connaissance d'abord ; mais il ne tarda pas à revenir à lui, et passa assez tranquillement le reste de la journée,

---

(1) Ce fait a été recueilli par M. le docteur Hennelle, alors élève à l'hôpital de la Charité.

Le lendemain, la douleur de tête ayant diminué, il vaqua à ses occupations habituelles. Le surlendemain 21 , à deux heures après midi , il ressentit un frisson assez vif , suivi de chaleur et de sueur ; en même temps il perdit l'appétit. Le 22 , un chirurgien qu'il consulta lui conseilla l'eau vulnéraire en topique et la limonade pour boisson. Cependant la céphalalgie continuant , le malade entra le 29 à la Charité. Le 30 , il offrait l'état suivant : face très-animée avec teinte jaunâtre au pourtour des lèvres et des ailes du nez, yeux un peu égarés , peau très-chaude et sèche, pouls fréquent, petit; respiration libre , ventre indolent , urines rouges et rares. Il n'existe à la tête aucune trace du choc qu'elle a éprouvé. (*Emétique, 2 grains ; limon., 5 bouillons.*) — Le vomitif procura plusieurs vomissemens et quelques selles, qui furent suivis d'un grand soulagement et d'une diminution de la douleur de tête. — Le 1er juillet, le malade était mieux ; mais on remarqua qu'il avait beaucoup de propension au sommeil. — Le 2, le malade, très-assoupi, se réveille avec peine et demande des alimens , disant qu'il n'est plus malade. (3 *soup.*, 2 *bouill.*, *tis. com.*) —Le 3, assoupissement plus prononcé que la veille, écoulement de matière purulente par l'oreille droite, réponses lentes, yeux fixes, bouche entr'ouverte, respiration très-gênée, pouls très-petit, *donnant à peine 40 pulsations par minute.* (20 *sangsues au cou, 2 sinapismes , 1 vésicatoire à la nu-*

que, 2 *lavemens purgatifs.*) — A quatre heures le visage était très-animé, les paupières paraissaient comme paralysées, les yeux étaient saillans, larmoyans, la conjonctive rouge, les pupilles dilatées, surtout celle du côté droit; les artères carotides et temporales battaient avec force; le pouls, dur et développé, donnait 100 pulsations par minute. (*Une saignée de la jugulaire.*) — Point de soulagement; mort à six heures.

Autopsie cadavérique. En détachant la dure-mère de la face interne du crâne, au niveau de la tempe droite, il s'est échappé environ deux cuillerées d'un pus grumeleux très-fétide, grisâtre. L'hémisphère droit du cerveau présente à la partie postérieure de son lobe moyen et à l'antérieure de son lobe postérieur, dans une étendue de deux pouces, un foyer de ramollissement. Vers le lieu correspondant à la perforation de la dure-mère, la substance cérébrale était entièrement détruite et remplacée par une matière purulente. Le foyer purulent pouvait contenir un petit œuf de poule. La face supérieure de la portion pierreuse du temporal était percée de plusieurs trous qui communiquaient avec le conduit auditif externe; une carie avec perforation située au-dessus de la caisse du tambour, laissait passer le pus dans cette cavité. Le limaçon était entièrement désorganisé; la membrane du tympan et celle qui bouche la fenêtre ronde étaient entièrement détruites. — Le ventricule droit du cerveau recelait environ deux cuillerées de sérosité, le gauche un peu moins. Partout ailleurs qu'à l'endroit où elle adhère au temporal, l'arachnoïde était parfaitement saine.

Cette observation ayant été recueillie à une époque où les inflammations du cerveau étaient presque complètement ignorées, il n'est point étonnant qu'il règne une sorte de désaccord ou de contradiction entre les symptômes et les altérations organiques. Il faut la placer parmi ces faits obscurs que l'on doit chercher à éclairer au moyen des lumières que fournissent les faits mieux observés, et que l'on ne doit point faire servir eux-mêmes à la réfutation des vérités qui découlent de l'analyse sévère des observations exactes. C'est pourtant ce qui n'arrive que trop souvent. On dirait que certaines personnes se plaisent, pour ainsi dire, à trouver ou plutôt à mettre la médecine en contradiction avec elle-même. Avez-vous, par des faits précis, exacts et nombreux, dissipé les ténèbres qui avaient long-temps enveloppé une partie de la science, vous verrez ces personnes fouiller dans les anciens recueils, puiser dans les collections modernes quelques faits tronqués, mal observés ; et après avoir ramassé de toutes parts ces argumens vraiment misérables, vous les opposer fièrement, au risque de replonger la science dans l'obscurité profonde dont de laborieuses recherches l'avaient si heureusement retirée. On ne voit pas que la nature, toujours la même dans ses opérations, ne saurait nous tromper quand elle est fidèlement interprétée, on ne voit pas que les contradictions viennent des observateurs de la nature et non de celle-ci ; on ne voit pas, enfin, que de prétendus faits en opposition avec des vérités rigoureusement démontrées, loin de détruire celles-ci, doivent être repoussés et regardés comme non avenus : en effet, les vérités n'étant que l'expression même des faits, elles ne sauraient être en contradiction avec les faits bien observés. On ne saurait croire combien les observations tronquées et inexactes ont été et sont encore aujourd'hui funestes à l'avancement de la science ; car les conclusions qu'on en déduit sont inévitablement erronées, puisqu'elles ne sont autre chose qu'un fait faux réduit en principe.

Il m'arrive rarement d'analyser et de commenter les observations de ce genre. Peut-être vaudrait-il mieux les retrancher entièrement : c'est aussi ce que j'aurais fait pour cette dernière, si elle ne nous présentait un nouvel exemple des accidens qui peuvent survenir à la suite de coups sur la tête, sans symptômes alarmans primitifs, et de la complication si fréquente des inflammations de l'oreille interne et du cerveau.

OBSERVATION XXIVe.

38 ans. Ligature de quelques branches du plexus brachial droit , douleur dans le bras du même côté , convulsions , perte de connaissance , agitation , dilatation des pupilles ; mort le 8e jour. — Foyer purulent à l'extrémité postérieure du lobe gauche du cerveau , injection de l'arachnoïde , sérosité dans les ventricules.

Clologe , militaire , âgé de trente-huit ans , reçut dans l'épaule droite un coup de lance , à la suite duquel se forma un anévrysme de l'artère axillaire , qui acquit un volume considérable. La tumeur paraissait sur le point de se rompre ; la ligature de l'artère sous - clavière au - dessus de la clavicule pouvait seule sauver le malade : elle fut pratiquée le 3o mars 1819. Lorsqu'on serra la ligature , le malade éprouva une douleur très-vive dans le cou. — Le lendemain, la douleur diminua, le membre recouvra sa chaleur et sa sensibilité. Le 4e et le 5e jour les douleurs reparurent ; le 7e, elles augmentèrent. On pratiqua successivement quatre saignées qui ne produisirent point de soulagement durable. Dans la nuit du 7e au 8e jour, perte de connaissance , agitation des membres inférieurs (les supérieurs , enveloppés d'un bandage très-compliqué, ne peuvent participer à cette agitation), pupilles immobiles, respiration courte et fréquente, pouls petit , irrégulier. Le 8e jour , renversement considérable de la tête en arrière, alternatives d'agitation et d'affaissement.... ; mort le soir.

Autopsie cadavérique. La ligature avait embrassé avec l'artère les branches du plexus brachial qui viennent de la troisième paire. — L'extrémité postérieure de l'hémisphère gauche du cerveau avait à sa surface une couleur verdâtre ; plus profondément elle était désorganisée, d'une mollesse diffluente et de *même couleur*. Au milieu de cette altération existait un foyer purulent qui s'étendait jusqu'au ventricule latéral du même côté, et il s'en écoula plus d'une cuillerée d'un liquide épais, verdâtre. A deux ou trois lignes autour de ce ramollissement, la substance cérébrale prenait un peu plus de consistance, et était injectée ; les vaisseaux de la pie-mère étaient aussi un peu développés : cependant l'arachnoïde était partout lisse et transparente ; les ventricules cérébraux contenaient un peu de sérosité rougeâtre.

Nous avons montré plus haut la connexion qui semble exister entre la lésion du lobe postérieur du cerveau et celle des fonctions des membres supérieurs. Cette dernière observation, extraite de l'ouvrage de M. Lallemand, vient confirmer, d'une manière vraiment admirable, ce rapport singulier. En effet, vous y voyez une inflammation se manifester dans le lobe postérieur de l'hémisphère gauche du cerveau, par suite de la ligature, et partant, de l'irritation douloureuse des nerfs du plexus brachial du côté opposé. Un fait semblable est extrêmement précieux. On doit regretter que les circonstances n'aient pas permis à M. Lallemand de bien déterminer quelle influence l'abcès du cerveau a exercée sur le sentiment et le mouvement du membre supérieur situé du côté opposé du corps.

OBSERVATION XXVe.

42 ans. Paralysie des membres droits, perte de la parole, paralysie de la vessie et du rectum ; au bout de quelque temps amélioration. — Rechute suivie de mort le 90e jour après les premiers accidens. — Plusieurs foyers purulens dans l'hémisphère gauche, congestion générale de l'encéphale.

Le capitaine Thavernier, âgé de quarante-deux ans, bien conformé, blond, reçut au Palais-Royal, en mai 1815, quatre-vingt-dix jours avant sa mort, une lettre qui lui donnait de mauvaises nouvelles. Pendant la lecture de cette lettre, il reste immobile, comme stupide, et éprouve une paralysie du côté gauche de la face. On le conduisit chez lui, où quelques soins lui furent donnés. Il s'était remis, lorsque, deux jours après, il rechuta, et fut conduit au Val-de-Grâce. La physionomie était stupide, le malade gardait le silence. Lorsqu'on lui demandait avec énergie de montrer sa langue, il ouvrait la bouche, mais la langue ne *sortait point.* Paralysie complète des membres droits ; pouls plein, large, dur, lent ; respiration un peu râlante. (*Saignée forte du bras, quarante sangsues sur les jugulaires.*) — Point d'amélioration. (*Émétique et cathartiques.*) Évacuations abondantes sans soulagement. On s'aperçoit que la vessie est paralysée et l'on y place une sonde à demeure. (*Arnica avec acétate d'ammon. ; frictions avec teint. de canthar. ; quatre à cinq gouttes de cette teinture dans une tisane émolliente.*) Ces moyens ayant irrité les organes génito-urinaires, on les suspend, pour s'en tenir aux émolliens, et l'on applique un vésicatoire à la nuque. — Cependant, au bout de huit jours, la stupidité diminue, le malade est susceptible d'attention, mais la paralysie reste la même. (*Teinture de noix vomique.*) — Au bout de deux ou trois jours, le malade se met à balbutier, et paraît avoir des hallucinations, s'emporte, s'agite péniblement, crie. Cependant la paralysie ne diminue point. C'est pourquoi, au bout d'une quinzaine de jours de l'usage de la noix vomique, on la suspend. Dès-lors disparition du délire fantastique. — On essaie les purgatifs drastiques : ils produisent une colite qui oblige d'y renoncer. — Le vin anti-scorbutique et celui de quinquina ne diminuent en rien l'hémiplégie. On revient à la noix vomique : elle excite encore des hallucinations, sans aucun avantage pour le mouvement musculaire. Un mois plus tard, on administre la liqueur de Van-Swieten (1). Dès ce moment le malade se trouve mieux ; il montre sa langue, prononce certains mots et exécute quelques mouvemens de la jambe paralysée. Il arrive au point de pouvoir s'asseoir seul sur son lit, et de se tenir debout, en s'aidant du membre paralysé. Il parle, quoiqu'avec difficulté, et répond sur un plus grand

----

(1) M. Broussais avait employé autrefois avec succès cette liqueur contre une paralysie universelle : c'était en Andalousie. —

nombre de sujets qu'auparavant ; il conserve cependant encore un peu d'idiotisme ; le pouls est calme, la respiration libre, l'appétit excellent. Dans cette amélioration dont on suivait les progrès avec un extrême plaisir, M. Thavernier reçoit une nouvelle lettre de sa femme ; il la lit, et, à l'instant, perte de la parole, immobilité générale, abolition de tous les sens, élévation et dureté du pouls, respiration stertoreuse, en un mot, apoplexie complète. Saignées, émétiques, vésicatoires, tout est inutile. L'agonie se déclare, et le malade meurt le 3ᵉ jour de la récidive.

Autopsie cadavérique. — *Tête.* Les sinus assez engorgés, un peu de sérosité trouble dans le ventricule latéral droit, pas dans le gauche. Hémisphère gauche ramolli et affaissé dans sa partie moyenne. On y trouve plusieurs foyers purulens communiquant entre eux dans la substance du lobe, sans s'ouvrir entre les circonvolutions. Ces foyers ont des parois grisâtres, inégales, enduites d'une bouillie purulente ; ils sont plutôt affaissés que distendus, comme si le pus eût été en partie résorbé. Au total, cet hémisphère est considérablement diminué de volume.

TROISIÈME SECTION.

Observations d'Encéphalite terminée par des abcès enkystés.

OBSERVATION XXVIe.

26 ans. Réponses lentes, altération des facultés intellectuelles, sorte d'idiotisme sans paralysie ni convulsions dans les membres; mort le 37e jour. — Deux vastes abcès occupant le milieu des hémisphères cérébraux.

Un militaire, âgé de vingt-quatre ans, brun, robuste et sanguin, était dans les hôpitaux militaires de Pau en novembre 1813. A son arrivée, il annonça quinze jours de maladie; mais on remarquait un embarras dans ses idées qui ne permettait pas de s'en rapporter à sa déclaration, et qui l'empêchait de rendre un compte exact des phénomènes de l'invasion. On le voyait taciturne, répondant à peine, les yeux bien ouverts, mais le regard stupide; et ne se plaignant de rien : il pouvait se lever pour satisfaire à ses besoins. La face était très-colorée surtout aux pommettes, la langue rouge, le ventre un peu douloureux à la pression, la peau d'une chaleur âcre au toucher, le pouls un peu fréquent, assez plein et développé, l'appétit peu prononcé. (*Adoucissans.*) —

Après dix à douze jours, cet homme parut entrer en convalescence; mais la stupidité et la taciturnité continuaient. Il répondait rarement et avec beaucoup de laconisme ; il refusait souvent de se lever ; mais souvent il s'asseyait dans son lit, et regardait d'un air stupide ce qui se passait autour de lui. Il ne parlait que pour demander à manger ou à satisfaire quelque autre besoin. Au bout de cinq à six jours, la chaleur âcre et la fréquence du pouls reparurent ; la diarrhée se déclara ensuite, et la réaction fébrile tomba. La stupeur fit des progrès, les besoins ne furent plus sentis, et le malade expira, sans avoir éprouvé de phénomènes convulsifs, le 22ᵉ jour de son arrivée, le 37ᵉ de l'invasion, selon sa déclaration.

Autopsie cadavérique. — *Tête.* On y trouva deux vastes foyers remplis d'un pus verdâtre, gluant et inodore, occupant chacun le milieu d'un hémisphère cérébral, ne communiquant point avec les ventricules latéraux, mais circonscrits par un kyste blanc, sorte de pus concret assez facile à se déchirer ; du reste, une injection considérable de tout l'encéphale. — *Poitrine.* Semi - hépatisation du poumon gauche, partout fort engorgé de sang. *Abdomen.* — Foie énorme, très-sanguin, occupant les deux hypochondres, adhérent à la rate, de consistance très-forte, et contenant dans le centre de son grand lobe plusieurs collections d'un pus très-blanc, très-lié, et de la consistance du pus phlegmoneux ordinaire. La membrane muqueuse de l'estomac rougé à différens degrés; celle de tous les intestins, et surtout du colon, rouge ou noire, et très-épaissie (1).

Les deux observations que l'on vient de lire méritent de fixer un moment notre attention. Il n'est pas fait mention dans la première de symptômes spasmodiques, mais seulement de paralysie. Peut-être est-ce une omission de l'observateur. Remarquez, d'ailleurs, que les abcès intéressaient plus particulièrement la substance grise : or, nous savons maintenant que cette substance exerce une influence bien moins immédiate sur les muscles que la substance blanche ou médullaire. Vous avez vu que le malade commençait à entrer en pleine convalescence, lorsqu'une mauvaise nouvelle détermina une congestion générale du cerveau à laquelle le malade succomba. A l'ouverture, on trouve plusieurs abcès plutôt affaissés que distendus. N'est-il pas probable qu'une portion de pus avait été résorbée, et que la nature se livrait ici à un travail analogue à celui par lequel elle opère la guérison des épanchemens apoplectiques ? Cette circonstance anatomique n'est-elle pas d'ailleurs dans un rapport frappant avec la diminution des premiers symptômes ?

Dans la seconde observation, il n'est pas fait

---

(1) Cette observation, ainsi que la précédente, ont été recueillies par M. Broussais, qui les a publiées dans son excellent ouvrage sur les *Phlegmasies chroniques* (3ᵉ édit.).

mention de paralysie ni de mouvemens spasmodiques des membres : il y est même dit expressé-
ment que le malade s'éteignit *sans phénomènes
convulsifs.* Mais le malade répondait difficilement
aux questions, et paraissait plongé dans une sorte
d'idiotisme. Chez lui, les foyers purulens occupaient la substance grise de la face supérieure des
deux hémisphères. Ce fait vient donc à l'appui de
ceux que nous avons déjà cités, et qui tendent à
prouver que la substance grise est particulièrement affectée à l'exercice des fonctions intellectuelles. M. Lallemand, dans l'analyse des symptômes de cette observation (1), ne me paraît pas
avoir été aussi heureux que dans celle d'un très-
grand nombre d'autres. « L'inflammation du cerveau, dit-il, s'est terminée par suppuration sans
produire de paralysie ni de convulsions, par la
même raison que des abcès se sont formés dans
le foie sans ictère, sans douleur, etc. Pourquoi
le cerveau ne serait-il pas soumis aux mêmes lois
que les autres organes ? Dans tous, n'a-t-on pas
trouvé des traces d'inflammation *chronique* et
même aiguë, dont rien n'avait fait soupçonner
l'existence pendant la vie, parce qu'elle avait
coïncidé avec une autre plus intense ? L'absence
de paralysie et de convulsion n'a donc rien ici qui
doive vous étonner. » J'avoue que je ne recon-
nais pas dans ces réflexions l'excellent esprit de

---

(1) Lett. 4ᵉ, p. 55.

l'ingénieux professeur de Montpellier. Sans doute, les phénomènes d'une maladie varient prodigieusement suivant que sa marche est aiguë ou chronique. Mais doit-on en conclure qu'une inflammation suivie de désorganisation de la partie qu'elle occupe peut exister *sans que rien en puisse faire soupçonner l'existence ?* D'après ce principe, il faudrait admettre qu'un organe peut être détruit sans que ses fonctions le soient ; car, si elles l'étaient, la maladie pourrait être non-seulement soupçonnée, mais encore reconnue, et dès-lors le principe en question serait en défaut. Ce qui a induit en erreur l'excellent observateur déjà nommé, c'est qu'il paraît n'avoir pas songé que le cerveau est un composé de parties qui remplissent un rôle différent, et que, par conséquent, les symptômes de ses maladies varient suivant qu'elles siégent sur telle ou telle de ces parties. Il n'y avait ni convulsions ni paralysie chez notre dernier malade : c'est que la partie du cerveau qui est destinée à régir les mouvemens musculaires était sans altération ; mais il y avait lésion des fonctions intellectuelles, et la portion du cerveau nécessaire à l'exercice de ces fonctions était malade. Vous voyez donc que, dans ce cas même, l'altération organique n'a pas existé sans symptômes.

OBSERVATION XXVIIe.

4o ans. Hémiplégie, puis paralysie du membre supérieur droit seulement, aspect idiotique de la face, réponses lentes ; mort. — Abcès
avec un commencement de kyste vers le lobe postérieur de l'hémisphère gauche, etc.

Sally Prudence, âgée de quarante ans, domestique, née à Saint-Domingue, d'un tempérament sec
et nerveux, teint basané, olivâtre, cheveux bruns
et crépus, entra à l'hôpital Cochin le 8 avril 1822.
Elle éprouvait, depuis un grand nombre d'années,
des palpitations, des étouffemens et surtout des douleurs de tête très-violentes. Malgré plusieurs saignées qui avaient calmé les autres symptômes, la
céphalalgie avait toujours persisté ; elle était déchi-
rante lorsque, dans le mois de janvier de cette année, il survint une hémiplégie. Les menstrues, assez
régulières habituellement, mais peu abondantes,
avaient cessé de couler un mois avant l'entrée de la
malade dans notre hôpital. A cette dernière époque, l'hémiplégie était en grande partie dissipée :
en effet, la malade marchait et pouvait exécuter
volontairement les divers mouvemens du bras droit,
qui, à la vérité, était extrêmement faible, au point
qu'elle laissait souvent tomber la cuiller dont
elle se servait pour manger Les membres ne présentaient d'ailleurs aucune roideur ; la céphalalgie
persistait avec la même violence, occupant la partie
postérieure et les côtés de la tête. Le visage avait
un aspect idiotique, et la malade répondait avec
une extrême lenteur aux questions qu'on lui

adressait; elle souffrait aussi dans la région précordiale, et avait des palpitations de temps en temps avec de la dyspnée. Les battemens du ventricule gauche étaient forts, concentrés et sourds, de pouls dur, régulier, peu développé.

Diagnostic. Affection cérébrale, hypertrophie du ventricule gauche.

Prescription. Quinze sangsues au siége; ail. orang.

Jusqu'au 1er mai, les symptômes restèrent stationnaires. A cette époque, la malade se plaignit d'une constipation opiniâtre, et la conjonctive droite était enflammée; la céphalalgie était intolérable. (*Hydram. glaub., pédil. sinap., vésicat. à la nuque.*) Le vésicatoire détermina un gonflement inflammatoire très-douloureux des ganglions lymphatiques du côté droit du cou. La suppuration s'étant établie, on pratiqua une petite incision qui fut suivie de quelque soulagement.

Le 15, après s'être promenée toute la journée, elle fut prise le soir, sur les huit heures, d'un *état spasmodique* pour lequel on prescrivit une potion calmante et un pédiluve sinapisé.

Le 16 au matin, la malade est calme et nous dit avoir eu plusieurs attaques semblables. Cependant, dans la journée, une fièvre ardente s'allume, un érysipèle s'empare du côté droit du visage; pouls vif et très-fréquent, soif, léger délire. (*Petit-lait émét., diète.*)

Le 17, l'érysipèle s'avance du côté gauche du

visage, qui est considérablement gonflé. (*Trente sangsues au cou et à la face.*)

Le 18, peu d'amélioration, fièvre très-vive, tendance continuelle à sortir du lit..... Sur les deux heures, perte de connaissance et mort.

Autopsie cadav., quarante-huit heures après la mort.

1°. *Cavité céphalique.* — Le corps strié droit, ramolli, est infiltré d'une humeur jaunâtre; les parois du foyer qu'il représente ont une surface lisse, polie, assez semblable à la face interne de la vésicule du fiel, colorée par une bile d'un jaune clair. L'hémisphère gauche, vers la partie inférieure de la jonction de son lobe moyen avec le postérieur, présente un ramollissement analogue avec épanchement de quelques petits caillots de sang; il en résulte une sorte de nouveau ventricule, tapissé par une membrane très-fine, jaunâtre et fragile; on distingue dans ce foyer quelques ramifications vasculaires brisées; la substance encéphalique n'est ramollie et diffluente qu'aux points immédiatement continus avec ce foyer dont la capacité égale à-peu-près celle du troisième ventricule. L'hémisphère droit du cervelet offre une altération semblable à la précédente, dans une étendue capable de conte-nir une aveline.

2°. *Poitrine.* Les poumons sont parfaitement sains; ils adhèrent aux parois thoraciques par quelques fi-lamens celluleux. Le cœur remplit presque toute la partie antérieure gauche du thorax; il est gorgé de

sang, et dans cet état, plus que double du poids
du sujet. Le ventricule gauche est hypertrophié au
point que ses parois, dans leur milieu, ont un pouce
d'épaisseur ; quelques colonnes charnues sont seulement épaissies ; la cavité ventriculaire est notablement rétrécie ; les autres cavités du cœur n'offrent rien de bien particulier ; le tissu de cet organe
est rouge et de bonne consistance, les valvules sont
rouges. L'aorte, dont le calibre est peu considérable, est comme plaquée intérieurement de croûtes
jaunâtres, plâtreuses. J'ai suivi cette dégénéres-
jusque dans les artères du bassin et des membres
pelviens ; elle n'existe point dans celles des membres
thoraciques, ni dans les carotides ; mais dans les
troncs artériels destinés au cerveau la maladie
d'une manière remarquable ; elles sont en quelque
sorte criblées de lames calcaires, tantôt osseuses
fibro-cartilagineuses. Les artères coronaires sont
proportionnellement plus grandes que les autres.

3°. *Abdomen.* Il serait inutile de rapporter ici les
altérations qu'il présenta.

Vous voyez dans cette observation les premiers
rudimens d'un kyste autour du pus. C'est ce que
vous observerez aussi dans la suivante.

OBSERVATION XXVIIIe.

79 ans. Perte de connaissance, paralysie avec rigidité des membres gauches, *subdelirium*, état comateux, agitation, convulsions des membres non paralysés; mort vers le 20e jour. — Abcès avec commencement de kyste dans l'hémisphère droit, arachnoïdite.

Jeanne Bossuet, âgée de soixante-dix-neuf ans, domestique, grande, maigre, pâle et nerveuse, fut apportée à l'hôpital Cochin le 18 juin 1822. Tout ce que purent nous apprendre les personnes qui la conduisirent, c'est qu'elle avait perdu subitement connaissance il y avait une quinzaine de jours ; que ses facultés intellectuelles s'étaient ranimées, en partie, au bout de quelques instans, et que le côté gauche était paralysé depuis cette époque. Quoi qu'il en soit, nous observâmes à son entrée l'état suivant : tête penchée à droite, bouche déviée dans le même sens, langue obliquant légèrement à gauche quand la malade la tire, ce qui lui est très-difficile ; pupilles égales, mobiles ; visage exprimant une sorte d'étonnement idiotique ; paralysie avec légère roideur des membres gauches, cris, agitation, *subdelirium*, loquacité mal articulée ; pulsations véhémentes de toutes les artères, et principalement des carotides ; les battemens du cœur, d'une force extraordinaire, repoussent la main et soulèvent les vêtemens de la malade ; ils sont vigoureux, secs et bien détachés ; explorés avec le stéthoscope, ils ressemblent à des coups de marteau et produisent un son un peu clair.

Diagnostic. — Hypertrophie avec légère dilatation du cœur; inflammation de l'hémisphère droit du cerveau et de l'arachnoïde.

Prescription. Diète, infusion d'arnica.

Cependant les traits se décomposent; le membre supérieur non paralysé se roidit et résiste à l'extension; plongée dans un collapsus commençant, la malade pousse néanmoins des gémissemens et cris presque continuels, et expire enfin le dixième jour après son entrée.

Autopsie cadavérique, trente heures après la mort. — 1°. *Habitude extérieure*. — Rigidité générale des membres; cadavre maigre, mais bien conformé. — 2°. *Organes circulatoires*. Poumons parfaitement crépitans et peu injecté; cœur beaucoup plus volumineux que le poing du sujet; ventricule droit environné d'une grande quantité de graisse, mais d'ailleurs dans l'état normal, ne contenant pas de sang, non plus que l'oreillette correspondante, dont les colonnes charnues sont très-fortes. Le ventricule gauche, hypertrophié, a des parois dont l'épaisseur est d'environ onze lignes à leur base, et graduellement moindre en avançant vers la pointe; l'épaisseur de la cloison ventriculaire est d'environ sept lignes; les piliers charnus du ventricule gauche sont très-nombreux; sa capacité est un peu augmentée; l'oreillette gauche est légèrement épaissie; le tissu des ventricules est rouge et ferme; les artères coronaires, saillantes à la surface du cœur ont leurs parois *ossifiées* dans tout leur trajet; les valvules aortiques sont parsemées de plaques calcaires; des points jaunâtres, rudimens d'ossification, se rencontrent dans toutes les autres valvules du cœur. — L'origine de l'aorte est dilatée; cette artère, celles qui en naissent immédiatement, les artères des membres et surtout des inférieurs, les artères de la base du crâne, les ophthalmiques présentent une infinité de plaques calcaires, cartilagineuses, plâtreuses, et de nombreuses érosions. Tout le système artériel, en général, est gorgé de sang liquide, tandis que le système veineux, revenu sur lui-même, en contient à peine.

3°. *Organes encéphaliques.* Sérosité abondante à la base du crâne et dans les ventricules; l'arachnoïde qui recouvre la convexité du cerveau est opaque, laiteuse. Le lobe postérieur de l'hémisphère droit présente une teinte jaune très-prononcée; il est ramolli et comme déliquescent; à son centre se trouve une certaine quantité de pus blanchâtre. Sa substance, ainsi altérée, offre d'ailleurs une injection rouge très-prononcée; elle est même parsemée de caillots de sang très-petits et de masses jaunes plus grosses, faciles à écraser, dont l'intérieur est infiltré de sang. Dans ce foyer existe une membrane très-fine, parcourue par des vaisseaux rouges bien distincts. L'arachnoïde qui enveloppe les circonvolutions ramollies leur adhère si intimement qu'elle semble confondue avec elles. Le reste du cerveau est sans altération notable; mais les plexus

et la toile choroïdes contiennent des globules hy-
datidiformes.

4°. *Organes abdominaux.* Le rectum est gorgé
de matières fécales endurcies : les autres viscères
m'ont présenté quelques altérations qu'il serait
inutile de consigner ici.

Passons maintenant aux abcès complètement enkystés.

OBSERVATION XXIXe.

57 ans. Crampes, convulsions, paralysie des membres gauches; plus
tard, perte de la parole, paralysie générale; mort. — Abcès enkysté
dans la partie antérieure de l'hémisphère gauche, injection générale,
suppuration sous l'arachnoïde.

Marie-Gabrielle Vilain a présenté dès sa plus
tendre enfance quelque chose d'insolite dans sa
physionomie. Aussitôt qu'elle se livrait à un exercice un peu pénible, son visage devenait d'un
rouge violacé; sa respiration, habituellement gênée, l'était à un très-haut degré quand elle montait
un escalier. A quarante-sept ans, elle cessa d'être
réglée, et commença à se plaindre de palpitations
accompagnées d'une douleur aiguë à la région précordiale ; souvent elle s'arrêtait pour sentir battre
son cœur, et elle disait alors qu'elle mourrait bientôt.
Enfin ses lèvres et son visage devinrent tellement
bleuâtres, même quand elle marchait à pas lents,
qu'elle n'osait plus se montrer dans les rues. Elle
était sujette à de fortes hémorrhagies nasales, dont
une fut très-effrayante par son abondance et sa
durée. Elle ressentait souvent des crampes dans

les membres. Sa constitution fut d'ailleurs toujours assez faible ; sa taille prit peu de développement ; elle resta fille et mena une vie régulière. — Elle était parvenue à l'âge de cinquante-sept ans, lorsque le 1er juillet 1821, vers midi, elle se plaignit à sa sœur d'*une espèce de crampe* dans la main et le pied gauches. Bientôt elle éprouva une grande gêne dans les mouvemens de ces membres ; enfin elle perdit entièrement le mouvement et le sentiment de tout ce côté du corps, conservant néanmoins sa raison et même l'usage de la parole. Le 3e jour après ces accidens, elle entra à l'hôpital Cochin, dans l'état suivant : face animée, d'un rouge violacé ; lèvres bleuâtres, yeux saillans et brillans, orthopnée, paralysie du côté gauche, pouls petit, facile à déprimer au bras gauche, dur et assez fort au droit. (*Arnica, potion éthérée.*) — Pendant la nuit, les membres paralysés éprouvent tout-à-coup des convulsions pareilles à celles que détermine la noix vomique ; en même temps, la respiration devient plus laborieuse, la face plus animée ; les yeux sont plus brillans, les lèvres d'une couleur rosée ; les battemens du cœur sont tumultueux et accompagnés d'une espèce de frémissement vibratoire. (*Potion avec digitale ;* 15 *sangsues à l'anus.*) — Les symptômes se calmèrent et ne furent point compliqués de perte de connaissance. Le 4e jour, à la visite, on prescrivit une saignée du bras ; la journée fut assez paisible. Du 5e au 12e jour, plusieurs accès semblables au précédent, mais moins longs et moins violens, se manifestèrent. Enfin, le 12e jour, vers midi, la malade perdit subitement connaissance : face animée, yeux brillans, agités de mouvemens convulsifs, dilatation de la pupille, respiration de plus en plus laborieuse, paralysie universelle, battemens du cœur et des carotides plus fréquens et plus forts. A l'instant même on pratiqua une saignée du bras, à la suite de laquelle la malade pouvait mouvoir un peu le bras droit; elle semblait même comprendre ce qu'on lui disait. Mais cette amélioration ne dura qu'un moment, et les symptômes s'étant ensuite aggravés, la malade mourut le lendemain, 13e jour après le développement des accidens cérébraux.

Autopsie cadavérique. — On trouva dans la partie antérieure de l'hémisphère droit du cerveau un abcès de la capacité d'un œuf de poule, contenant environ trois onces d'un pus jaune-verdâtre bien lié et semblable à celui d'un abcès phlegmoneux, renfermé dans un véritable kyste formé par une membrane molle, et cependant assez résistante pour pouvoir être disséquée dans une certaine étendue, sans se rompre. Elle adhérait par sa face externe à la substance cérébrale, et présentait des ramifications vasculaires qui ne semblaient pas communiquer avec les vaisseaux du cerveau, et qu'il fut impossible d'injecter. La substance en contact avec la face extérieure de cette membrane accidentelle était d'un rouge foncé qui diminuait insensiblement d'intensité, de telle sorte que dans les parties moins uniformément colorées, on distinguait des points d'un rouge sombre, très-rapprochés, et qui donnaient aux tranches du cerveau l'aspect de certains *granits* ou porphyres rouges. Au-delà, la substance était jaunâtre, puis elle reprenait sa couleur naturelle. Dans toutes ces parties, la substance cérébrale avait moins de consistance que dans le reste du cerveau ; tous les capillaires de cet organe étaient gorgés de sang. Sous la méningine on rencontrait une matière couenneuse ou albumineuse, disséminée çà et là, et, dans quelques points, d'une consistance assez ferme.

Le cœur avait un volume considérable ; il pesait douze onces, tandis que celui d'une autre femme, examiné comparativement, n'en pesait que quatre. L'oreillette droite, très-développée, contenait plusieurs onces de sang ; une ouverture, résultant du défaut d'oblitération du trou *Botal*, de quatre lignes environ de diamètre, établissait une communication entre les deux oreillettes. L'orifice auriculo-ventriculaire droit était étroit ; la cavité du ventricule droit, rétrécie au point de ne pouvoir contenir qu'un œuf de pigeon, avait des parois d'une épaisseur qui variait de onze à seize lignes. Les valvules étaient petites, mais leurs cordes ligamenteuses étaient fortes et comme enveloppées d'un prolongement de la substance charnue. L'orifice de l'artère pulmonaire offrait une cloison horizontale, convexe du côté du poumon, concave du côté du ventricule, percée, à son centre, d'une ouverture de deux lignes et demie de diamètre, parfaitement circulaire. Cette sorte d'*hymen* avait sur sa convexité trois petits replis ou rides; mais on ne voyait sur aucune de ses faces rien qui pût indiquer des vestiges de sa séparation en trois valvules. Au-delà de ce *diaphragme*, l'artère ne présentait aucune particularité. — L'oreillette gauche, de grandeur à-peu-près naturelle, offrait l'orifice du trou *Botal*; le ventricule gauche, plus ample, que dans l'état normal, avait aussi des parois plus épaisses. — L'aorte était parsemée de plaques osseuses et cartilagineuses; le canal artériel était entièrement oblitéré (1).

Cette observation, ainsi que plusieurs de celles que nous avons déjà rapportées, nous offre un exemple remarquable de la complication si fréquente des affections cérébrales avec les maladies du cœur. Comme je dois revenir plus loin sur l'influence réciproque de ces deux importans viscères, je me borne ici à signaler le fait. Vous voyez d'ailleurs que l'inflammation du cerveau, compliquée d'arachnoïdite, s'est présentée sous les mêmes symptômes que nous avons déjà si souvent exposés et que nous ne rappellerons point, afin de ne pas fatiguer le lecteur par de fastidieuses répétitions. Mais on ne sera peut-être pas fâché de trouver ici quelques réflexions relatives à la

____

(1) Observation de M. le professeur Bertin.

maladie du cœur qui coexistait avec l'encéphalite. Remarquons d'abord que la disposition anatomique de l'orifice de l'artère pulmonaire serait un fait unique dans les fastes de la science, si l'on n'en trouvait un à-peu-près semblable dans l'immortel ouvrage de Morgagni. (*De Sedib. et Caus. Morbor.*, t. II, p. 325 et 326, *non edit.*, *curant.* F. Chaussier.)

Un phénomène qui paraît bien extraordinaire, au premier abord, dans cette observation, c'est le rétrécissement extrême du ventricule droit, coïncidant avec un obstacle au cours du sang dans l'artère pulmonaire. Il semblerait, en effet, que cet obstacle aurait dû déterminer une dilatation du ventricule indiqué. On ne peut guère expliquer, suivant moi, cette espèce d'*anomalie* qu'en admettant que, à la faveur du trou *Botal*, une portion du sang destiné au ventricule droit a passé directement dans l'oreillette gauche. Si cette hypothèse est vraie, le ventricule, au lieu de se dilater, a dû revenir, en quelque sorte, sur lui-même, pour se mouler à la petite colonne de sang qu'il recevait. Mais comment concevoir l'hypertrophie vraiment énorme de ce ventricule? On dira, sans doute, que la résistance constante qu'il était obligé de vaincre pour faire pénétrer le sang dans l'artère pulmonaire, a pu en déterminer l'épaississement, en le forçant à des contractions trop multipliées et trop énergiques. Je suis loin de révoquer en doute l'influence dont il s'agit ici;

mais n'est-il pas aussi possible que l'hypertrophie du ventricule droit ait eu pour une de ses principales causes l'introduction d'une certaine quantité de sang de l'oreillette gauche dans les cavités droites? On conçoit que la présence de ce sang rouge, *artérialisé*, oxygéné, a dû exciter une sorte d'irritation nutritive, qui, agissant de dehors en dedans, a enfin déterminé dans le ventricule droit cette forme d'hypertrophie qui se développe, pour ainsi dire, aux dépens de la cavité, et que l'on pourrait appeler *centripète* (1).

OBSERVATION XXXe.

55 ans. Hémiplégie incomplète du côté droit avec quelques secousses convulsives, difficulté, puis impossibilité presque absolue de parler, avec conservation de l'intelligence; mort. — Abcès enkysté occupant le point de réunion des lobes antérieur et moyen de l'hémisphère gauche.

Villard Anne, âgée de cinquante-cinq ans, d'une taille élevée, d'un tempérament nerveux, ayant cessé d'être réglée le mois de février 1822 seulement, fut reçue à l'hôpital Cochin le 22 novembre suivant. Elle était, disait-elle, malade depuis l'époque de la cessation de ses règles. Le ventre devint douloureux; une tumeur, dont le volume croissait chaque jour, se manifesta dans le côté

---

(1) *Voyez*, dans le *Nouveau Traité des Maladies du Cœur*, par MM. Bertin et Bouillaud, plusieurs observations de ce genre.

droit de l'hypogastre. Le membre supérieur droit fût pris de mouvemens convulsifs, puis de paralysie ; il lui semblait que la tumeur avait diminué, depuis un mois qu'elle rendait par la vulve des *eaux roussâtres, comme si elle eût été en couches.* Quoi qu'il en soit, la malade avait reçu les soins de plusieurs médecins, et n'en avait éprouvé aucun soulagement lorsqu'elle entra à notre hôpital. Alors le ventre était volumineux et dur ; on sentait, dans la région des ovaires et surtout dans celle du gauche, une énorme tumeur rénitente ; on distinguait une fluctuation manifeste.

Le bras droit, privé du mouvement, conservait le sentiment ; le membre inférieur droit n'était pas, à proprement parler, paralysé, mais la malade le traînait un peu pendant la marche, qui souvent était mal assurée. Fréquemment, et surtout pendant les nuits, des secousses convulsives agitaient tout le côté droit ; la commissure gauche des lèvres était tirée en haut et en dehors ; la pointe de la langue se déviait, au contraire, à droite ; la malade rassemblait difficilement ses idées, bégayait et avait une grande tendance à répéter les paroles de ceux qui l'interrogeaient ; l'appétit était assez bon ; l'excrétion des urines et des matières fécales était libre. — La malade ne se plaignait point de céphalalgie, mais seulement d'étourdissemens.

Diagnostic. Ramollissement du cerveau, cancer des ovaires.

Prescription. Till. orang., pot. calm., lavem. laxat.

Pendant les quatre premiers jours (23 , 24, 25 et 26 novembre), peu de changemens ; la malade se lève et marche en traînant la jambe ; elle éprouve, dit-elle, pendant la nuit , des *attaques qui, partant du cerveau, se répandent* dans tout le côté droit, où elles déterminent des secousses , surtout dans le bras. Pendant ces convulsions, elle craint de *se trouver mal*.

Le 27, la parole est plus embarrassée ; le côté droit de la face est immobile et contraste singulièrement avec le côté gauche : on dirait que la malade ne parle , ne rit, pour ainsi dire, que de ce dernier côté ; elle s'afflige amèrement sur son état, pleure, s'impatiente, se désespère de ne pouvoir répondre à nos questions qu'avec une extrême difficulté. Elle dit avoir éprouvé des secousses dans les membres du côté sain. Les jours suivans, sa langue se refuse de plus en plus à l'expression de ses idées. La malade, en se levant de son lit, fait une chute qui heureusement n'a pas de suite funeste ; sa respiration est gênée par l'énorme gonflement du ventre.

Dans les derniers jours de décembre, la malade ne peut plus que balbutier des phrases inintelligibles ; mais elle comprend bien ce qu'on lui dit, et s'il nous arrive de deviner, en quelque sorte, les réponses qu'elle s'efforce en vain de nous faire, elle nous approuve par le mot *oui* plusieurs fois répété. Les facultés affectives semblent plus vives que dans l'état naturel. Cependant, la partie postérieure du bassin, pressée par le poids énorme du ventre, s'ulcère; les membres inférieurs s'infiltrent; la malade, dans un état vraiment déplorable, ne pouvant plus parler, pousse nuit et jour des cris plaintifs; elle conserve toute sa sensibilité morale, pleure de ne pouvoir répondre que par les mots *oui* et *non* laborieusement articulés, exprime la douleur qu'elle éprouve quand on lui presse le ventre, par les gestes du côté gauche de la face. Le côté droit du corps, entièrement immobile, n'éprouve plus de convulsions; la malade rend par la bouche des matières sales et sanguinolentes; ses forces s'épuisent complètement, et elle meurt le 19 janvier 1823, cinquante-neuf jours après son entrée.

Autopsie cadavérique, trente-six heures après la mort.

1°. *Tête*. Pendant que j'incisais les méninges, la pointe des ciseaux ayant pénétré dans la substance corticale de l'hémisphère gauche, il s'est écoulé une assez grande quantité d'un liquide jaunâtre, trouble, floconneux, analogue à un *épanchement pleurétique*. La substance cérébrale s'est affaissée à l'endroit d'où le liquide s'est écoulé, véritable abcès occupant le point de réunion du lobe antérieur avec le lobe moyen. La paroi supérieure de ce foyer, ayant été incisée crucialement, nous trouvâmes dans sa cavité, capable de contenir un œuf ordinaire, des restes d'une matière purulente rougeâtre, mêlée de lambeaux de substance cérébrale en détritus. L'intérieur de l'abcès fut nettoyé par des lotions réitérées. On voyait flotter, au milieu de l'eau qu'on y versait, des espèces de franges minces et floconneuses ; une fausse membrane organisée tapissait de toutes parts les parois de l'abcès : je la détachai assez facilement de la substance cérébrale, et, ainsi isolée, elle représentait un kyste mince, celluleux, rougeâtre, comme infiltré d'une matière albumineuse friable: cette matière en ayant été séparée, au moyen du lavage, il ne restait plus de la membrane kystique que son lacis cellulo-vasculaire. Les parois de l'abcès, dépouillées, en quelque sorte, de la membrane de nouvelle formation qui vient d'être décrite, étaient formées par la substance médullaire, dont la blancheur était extrême, et dont la surface polie devenait marbrée par les points rouges qu'y traçaient quelques gouttelettes de sang. La substance cérébrale environnante, simplement injectée, n'offrait aucune trace de ramollissement. A l'endroit correspondant à l'abcès enkysté, le feuillet cérébral de l'arachnoïde n'adhérait point au feuillet crânien ; les membranes cérébrales n'étaient pas sensiblement injectées ; le cerveau, à part ce qui vient d'être noté, le cervelet et la moelle allongée étaient dans l'état normal ; les ventricules latéraux contenaient une certaine quantité de sérosité citrine, dont le froid vif de la sai-

son avait transformé la majeure partie en gla-
çons.

2°. *Poitrine et abdomen.* Ces cavités me présentèrent plusieurs altérations importantes, mais que
je ne décrirai point ici. Je dirai seulement qu'il
existait des traces d'une péritonite chronique, et
que les ovaires, cancéreux, avaient un volume
énorme.

OBSERVATION XXXIe.

27 ans. Abcès enkysté dans le lobe postérieur de l'hémisphère droit,
  arachnoïdite, surtout à gauche ; mouvemens spasmodiques, puis paralysie graduelle du membre supérieur gauche ; délire, mouvemens
  convulsifs des membres droits ; mort le 15e jour après le développement des mouvemens spasmodiques (1).

Un jeune homme de vingt-sept ans, charpentier,
ressentait depuis quelque temps, dans tout le côté
droit de la tête, une sorte de pesanteur à laquelle
il avait à peine fait attention, lorsque, le 18 décembre 1821, après avoir travaillé toute la journée,
il éprouva dans le membre thoracique gauche un
tremblement assez fort. Bientôt il se plaignit de
tintemens d'oreille, d'éblouissemens, et perdit entièrement connaissance. Le lendemain 19, retour
des fonctions sensitives et intellectuelles ; continuation des mouvemens convulsifs de la main
gauche, avec flexion permanente et comme *tétanique* de l'avant-bras, mais seulement par inter-

----

(1) Observation recueillie par M. Andral, jeune médecin
qui a déjà enrichi la science de si précieuses recherches.

valles ; intégrité des membres abdominaux et du membre thoracique droit. — Le 20 , cessation des mouvemens spasmodiques; gêne dans le membre supérieur gauche , avec sentiment de faiblesse , d'engourdissement et de froid. Le 21, persistance de ce commencement de paralysie; entrée du malade à l'hôpital de la Charité. Le 22 matin, face pâle , intégrité des fonctions intellectuelles et sensitives, conservation de la myotilité et de la sensibilité dans les deux membres abdominaux et le membre thoracique droit ; impossibilité de rien serrer avec la main gauche , qui est fléchie , froide , engourdie ; faiblesse très-grande de l'avant-bras ; muscles de la langue et de la face dans l'état naturel ; douleur dans toute la partie droite de la tête, pouls lent et faible , peau sans chaleur, fonctions digestives intactes. (*Limonade tartar. , quatre pilules de Bontius, pédil. sinap. , frict. avec linim. sur le membre paralysé ; trois crémes de riz , deux bouillons.*) — Jusqu'au 25 , pas de changement. — Le 26, face rouge , céphalalgie plus forte. (12 *sangsues à la partie droite du cou , apozème purgatif, arnica.*) — Le 27, abolition des mouvemens de l'avant-bras gauche, et diminution de ceux du bras. (*Dérivatifs.*) — Le 31, application de quinze sangsues de chaque côté du cou. — Délire et agitation pendant toute la journée. — Le 1er janvier, yeux égarés, roulant continuellement dans leurs orbites ; tête agitée par des mouvemens continuels de droite à gauche et de gauche à droite. Le bras

gauche soulevé, retombe comme une masse inerte ;
les membres supérieur et inférieur droits sont agités, au contraire, de petits mouvemens spasmodiques, brusques, irréguliers et fréquens, qui augmentent dès qu'on les touche. Le membre abdo-
minal gauche en est exempt, bien qu'il ne partage
pas la paralysie du bras. Pour peu qu'on le pince,
le malade le retire et se plaint ; il prononce, à voix
basse, les propos les plus incohérens : cependant
quand on fixe son attention par des demandes réitérées, ses réponses sont justes : il tire la langue
quand on l'en prie ; pour la première fois, le pouls
est fréquent. (24 *sangsues au cou, lavement de
séné et d'émétique, sinapismes aux jambes.*) Le
lavement n'est point rendu ; pas de changement.
Le 2, dans la matinée, assoupissement, nulle réponse aux questions ; le moindre attouchement re-
produit les mouvemens spasmodiques des membres
du côté droit ; pouls très-fréquent et petit. (*Vésicatoires aux cuisses, lavement avec sirop de ner-
prun et séné.*) — Dans la journée, augmentation de
l'état comateux ; mort dans la nuit.

Autopsie cadavérique, trente-six heures après
la mort. Arachnoïde de la surface supérieure des
hémisphères cérébraux, surtout du gauche, fortement injectée. — Circonvolutions du lobe postérieur droit aplaties, offrant sous le doigt une sensation évidente de fluctuation ; une incision donne
issue à un liquide verdâtre, inodore, véritable pus
semblable à celui des abcès phlegmoneux. En pro-

longeant l'incision, on met à découvert une cavité irrégulièrement sphéroïde, capable de loger un œuf de poule, située en dehors et en arrière du ventricule correspondant, avec lequel elle ne communique pas, séparée de l'arachnoïde par une lame très-mince de substance cérébrale, et communiquant en dehors, par une sorte de trajet fistuleux, avec une autre cavité de la capacité d'une noix. La face interne de ces deux abcès et du trajet qui les réunit est tapissée par une membrane mince, d'un rouge grisâtre, douce et lisse au toucher, se détachant facilement par lambeaux du tissu sous-jacent, sur lequel elle ne semble en quelque sorte qu'appliquée. Mise dans l'eau, elle paraît comme villeuse et hérissée de filamens; enfin elle offre beaucoup d'analogie avec les membranes muqueuses; autour d'elle, la substance cérébrale est saine. Dans chacun des ventricules latéraux, sérosité limpide, incolore, assez abondante. — Viscères thoraciques et abdominaux dans l'état normal.

Cette observation est un exemple nouveau et bien précieux de la coïncidence qui existe entre les lésions des lobes postérieurs des hémisphères cérébraux et la paralysie ou les convulsions des membres supérieurs. En effet, le bras gauche éprouve d'abord des secousses convulsives; il est ensuite frappé d'une paralysie complète, et à l'ouverture du cadavre on trouve un abcès enkysté dans le lobe postérieur de l'hémisphère droit. Nous allons rencontrer un fait entièrement semblable dans l'observation suivante ; mais l'abcès du cerveau n'était pas encore parfaitement enkysté. C'est donc seulement comme propre à éclairer le diagnostic des affections cérébrales que nous la plaçons ici.

OBSERVATION XXXIIe.

59 ans. Convulsions, puis paralysie du bras gauche ; mort d'une fluxion de poitrine. — Abcès dans le lobe postérieur du cerveau, hépatisation du poumon. (Observation de M. Lacrampe-Loustau.)

Copeau François, âgé de cinquante - neuf ans, avait reçu, il y a trois ans, un coup de marteau au-dessus et en arrière de l'oreille gauche. Six mois après, il fut pris de convulsions épileptiformes qui débutaient toujours par le bras gauche, où il ressentait une faiblesse très-marquée plusieurs jours après l'attaque ; deux ans après la première invasion, les accès se succédaient avec rapidité. Le 20 mars 1818, Copeau entra à l'hôpital de la Pitié, affecté d'une pneumonie aiguë à laquelle il succomba le 25 du même mois. Son bras gauche était complètement paralysé ; l'avant-bras était fléchi sur le bras, et les doigts renversés dans la paume de la main. Le malade éprouvait de la douleur quand on voulait étendre ces parties ; ses réponses étaient justes et tardives. Les mouvemens étaient libres dans la jambe gauche et dans tout le côté droit.

Autopsie cadavérique. — La base du lobe postérieur de l'hémisphère droit du cerveau était dans un état d'induration remarquable. On rencontra dans le centre de ce lobe un abcès qui aurait pu

contenir un œuf de poule, et dont la matière, jaune
et grumeleuse, était entre-coupée par une multitude
de petits vaisseaux. Ce foyer correspondait aux
radiations postérieures de la couche optique. —
Le poumon droit était hépatisé dans toute son
étendue, et adhérent aux côtes dans son tiers inférieur.

J'emprunte également au Mémoire de M. Lacrampe-Loustau l'observation suivante : nous y
trouverons une hémiplégie complète correspondante à une lésion de tout un hémisphère.

OBSERVATION XXXIIIe.

**74 ans. Paralysie de tout le côté droit, perte de la parole, abcès enkysté
et ramollissement de l'hémisphère gauche.**

Clérin, jardinier, âgé de soixante - quatorze
ans et demi, avait été frappé d'apoplexie depuis peu de temps, lorsqu'il entra à l'hôpital.
Immobilité, stupeur, engourdissement général,
parole nulle, audition très-obtuse, déviation de la
bouche à gauche; peu à peu la stupeur disparut,
et le côté gauche recouvra l'usage de ses mouvemens. La jambe et le bras droits restèrent immobiles, celui-ci fléchi sur la poitrine, celle-là dans
un état d'extension; la bouche était constamment
déviée à gauche. La physionomie, triste et abattue
quand le malade était seul et abandonné à lui-
même, se déridait tout-à-coup lorsque, à la visite,
on l'entourait et on l'excitait, soit par des propos,
soit en le pinçant; il était sensible à la plaisanterie;

dans ses yeux, dans sa figure se peignaient toutes les émotions de son âme. Il ne pouvait prononcer que les monosyllabes *be, a, o,* et dans sa colère, il articulait la première avec une force et une étonnante rapidité. Quelques jours avant sa mort, qui arriva dans le cinquième mois, il s'affaissa tout-à-coup et tomba dans une plus profonde tristesse. — Avant l'ouverture, M. Serres annonça la nature et le siége de la maladie.

Autopsie cadavérique. Sinus de la dure-mère gorgés de sang; ramollissement de l'hémisphère gauche du cerveau depuis l'extrémité du lobule postérieur jusqu'aux faisceaux supérieurs du corps strié. Dans le lobule moyen, existait un foyer contenant un liquide séro-purulent; en y faisant découler de l'eau, nous vîmes aussitôt surnager et flotter une matière floconneuse, au milieu de laquelle se trouvaient en foule de petits vaisseaux rouges, adhérant par une de leurs extrémités à la substance cérébrale. Au-dessus de la couche du nerf optique, dans la partie du ramollissement qui lui correspondait, on remarqua un réseau d'une extrême ténuité, formé de filamens entre-croisés de diverses manières, nageant dans l'eau que l'on versait sur eux, les uns blancs, les autres rouges, tous adhérens par une de leurs extrémités. Le reste du cerveau était sain.

Essayons maintenant de déterminer la portion du cerveau à la lésion de laquelle correspond la perte de la parole et la paralysie des muscles qui concou-

rent à la production de cet important phénomène.
Je ne sais pourquoi on ne s'est point encore occupé d'un sujet non moins intéressant sous le rapport physiologique que sous le rapport purement
médical. D'abord, il est bien évident que les mouvemens des organes de la parole doivent avoir dans
le cerveau un centre spécial, puisque l'on voit la
parole complètement perdue chez des individus
qui ne présentent aucun autre signe de paralysie,
tandis que, chez d'autres, on observe au contraire
le libre exercice de la parole, coïncidant avec une
paralysie des membres. Mais ce n'est pas tout que
de savoir qu'il existe dans le cerveau un centre
particulier destiné à produire et à coordonner,
pour ainsi dire, les merveilleux mouvemens par
lesquels l'homme communique ses pensées et ses
sentimens, il importe encore de déterminer quel
est le siége précis de ce centre *coordinateur*. Or,
d'après les observations que j'ai recueillies, d'après
un grand nombre de celles que j'ai lues dans les
auteurs, je crois pouvoir avancer que c'est dans
les lobules antérieurs du cerveau que réside le
principe *législateur* de la parole. Si cette assertion
est vraie, pour rendre muet un animal, il suffirait
de lui enlever la partie antérieure de son cerveau.
Mais ici, la physiologie expérimentale ne saurait
nous fournir son appui. En effet, l'homme est le
seul animal qui possède dans toute sa plénitude
le noble privilége de la parole. Or, l'homme (et
certes ce n'est pas là une de ses moindres préro-

gatives), l'homme, dis-je, est un être inviolable pour la physiologie expérimentale. Que ferons-nous donc pour résoudre le problême physiologique qui nous occupe ? Les maladies, véritables expériences faites par la nature elle-même, les maladies, plus cruelles que la physiologie expérimentale, ne nous fournissent que trop de données pour la solution que nous cherchons. Dans combien de circonstances ne suspendent-elles pas momentanément, ou sans retour, les fonctions des lobules antérieurs du cerveau, sorte de lésion qui, pour notre objet, équivaut à leur ablation même ! Admettons donc, pour un instant, que cette portion du cerveau est le siége du principe nerveux qui préside aux mouvémens de la parole; suivant cette hypothèse, il faudra que, dans les cas où les lobules antérieurs du cerveau seront altérés, la parole soit plus ou moins dérangée, et réciproquement; il faudra, de plus, que la parole subsiste lorsque l'affection occupera des points du cerveau autres que les lobules indiqués. Nous allons en appeler aux faits pour nous former une opinion à cet égard.

1er FAIT. — Une femme, âgée de cinquante-quatre ans, perdit tout-à-coup l'usage de la parole, le 1er novembre 1817. Elle entendait parfaitement ce qu'on lui disait; mais quand elle voulait répondre, elle ne rendait que des sons inarticulés, un bruit confus semblable à celui que produisent les sourds-muets; en même temps, elle gesticulait avec beaucoup de vivacité, s'impatientait quand on ne la comprenait pas, montrait du doigt sa langue, levait les épaules, et s'enfonçait sous sa couverture : sa gaîté n'était cependant pas altérée, car elle riait de tout. *Les mouvemens de la langue étaient faciles ; les mouvemens des membres avaient conservé toute leur force et leur liberté ; la peau n'avait rien perdu de sa sensibilité. — Au bout de quelque temps, la malade mourut. — Le lobe antérieur du cerveau, à la partie qui correspond à la voûte orbitaire, était réduit en une matière purulente, putrilagineuse* (1).

2ᵉ FAIT. — M. D*** reçut, en 1808, une forte contusion à la tête. Il en résulta long-temps après des douleurs de tête périodiques, et qui augmentèrent en 1817. Pendant les accès, le malade, forcé de pencher la tête en avant, ne pouvait parler, bien qu'il conservât sa connaissance, mais exprimait ses désirs par des gestes de la main droite. — Après sa mort, on trouva le cerveau entièrement ramolli à la partie antérieure et externe du lobe antérieur, où l'on rencontrait, en outre, deux petits épanchemens sanguins. (Observation recueillie par le docteur Desgautières.)

3ᵉ FAIT. —François Ratard, âgé de cinquante-sept ans, reçu à l'hôpital Cochin le 17 janvier 1822, conservait, à la suite d'une affection cérébrale, une telle difficulté de parler que, malgré

----

(1) LALLEMAND, lettre 1ʳᵉ, pag. 19 et suiv.

tous ses efforts, il parvenait à peine à rassembler
quelques mots; il s'impatientait de ne pouvoir répondre, et répétait comme automatiquement les
dernières paroles des phrases qu'on lui adressait.
— Après quelques mois de séjour, il mourut. —
Je trouvai, vers le lobe antérieur de l'hémisphère
gauche du cerveau, une masse albumineuse de la
grosseur d'un œuf, parsemée de caillots de sang
et de quelques gouttes de pus encore liquide.

4ᵉ FAIT. — Guillaume le Chevalier avait une extrême difficulté à rendre ses idées, comme si les
mots lui manquaient. On voyait, par les efforts qu'il
faisait pour trouver des expressions et par ses gestes,
qu'il conservait bien ses idées. — Il ne tarda pas
à succomber. — La partie antérieure de l'hémisphère gauche du cerveau était endurcie et profondément désorganisée.

Lorsque les observations précédentes et quelques autres que j'ai rapportées dans cet ouvrage,
mais que je ne rappellerai pas parce qu'elles sont
trop compliquées; lorsque ces observations, dis-
je, m'eurent donné l'idée d'un rapport intime
entre la perte plus ou moins absolue de la parole
et l'altération plus ou moins profonde des lobules
antérieurs du cerveau, je crus devoir soumettre
cette idée à l'épreuve de tous les faits recueillis par d'autres observateurs, et notamment par
MM. Rostan et Lallemand. En parcourant leurs
ouvrages, je vis avec une extrême satisfaction
que leurs observations s'accordaient parfaitement.

avec les miennes, et je m'étonnai qu'ils n'eussent pas songé à faire la facile découverte dont nous nous occupons ici. Je lus attentivement les observations de ces auteurs, en commençant tantôt par la description des symptômes, et tantôt par celle des altérations organiques trouvées après la mort, altérations qui ne sont, pour ainsi dire, autre chose que des symptômes *posthumes*. Lorsque, parmi les symptômes, je rencontrais la perte de la parole, j'en concluais que, à l'article des lésions organiques, je trouverais une altération des lobules antérieurs; lorsque, au contraire, par une espèce de contre-épreuve, je trouvais, dans la description des altérations pathologiques, une désorganisation des mêmes lobules, je me disais que, en consultant les symptômes, je constaterais la perte de la parole. Je puis assurer que je ne me suis jamais trompé dans cette espèce de diagnostic. Je vais d'ailleurs faire assister, pour ainsi dire, les lecteurs à mes exercices diagnostiques, et les rendre témoins de mes expériences, en leur présentant quelques nouvelles observations extraites des ouvrages de MM. Lallemand et Rostan.

5ᵉ FAIT. — M. W***, âgé de soixante-dix ans, voit et entend très-bien; mais il fait de vains efforts pour répondre et ne rend que des sons inarticulés. D'après ces symptômes, je crois pouvoir annoncer l'existence d'une lésion de la partie antérieure du cerveau. Or, voici ce que vous lirez à l'article *Autopsie*: La surface supérieure des deux hémisphères du cerveau était recouverte d'un épanchement sanguin ; à la *partie antérieure* de l'hémisphère gauche, du sang était épanché dans la substance grise et formait deux caillots séparés, chacun du volume d'une aveline. Voilà notre diagnostic confirmé.

6ᵉ FAIT. — Un homme, âgé d'environ soixante ans, eut le crâne enfoncé vers la région frontale. Le lendemain, altération de la mémoire... Le 5ᵉ jour, perte de la parole ; le malade entend et comprend ce qu'on lui dit, mais ne répond que par des cris. — Le 11ᵉ jour, il meurt. Si tout ce que nous avons dit précédemment est exact, nous devons trouver chez ce malade une lésion des lobules antérieurs. Voyons donc l'*autopsie cadavérique*. — A la partie antérieure interne du lobe droit du cerveau existait une inflammation d'un pouce et demi d'étendue de haut en bas, et d'un demi-pouce dans les autres sens. Est-il rien de plus concluant ?

L'observation n° 15 de la première lettre de M. Lallemand ; les observations nᵒˢ 2, 8, 16 de la seconde ; le n° 17 de la troisième ; le n° 16 de la quatrième, nous conduisent à la même conclusion que les précédentes.

Offrons maintenant quelques-unes des observations de M. Rostan.

7ᵉ FAIT. — Marie Thiébaud, âgée de quatre-vingt-un ans, très-forte, tombe subitement le 30 juillet, reste immobile, sans connaissance. Elle porte la tête tantôt à droite, tantôt à gauche, et ne cesse d'élever ses bras en tous sens, avec une sorte d'agitation; la main gauche est sans cesse fixée sur le front; la droite, du reste très-mobile, ne peut dépasser le niveau du menton. Touche-t-on la malade, elle donne des signes de mécontentement; si on la pince au bras, elle se relève avec colère, donne aux traits de sa face l'expression du désir de la vengeance; lui adresse-t-on quelques interrogations, elle se recueille, semble écouter, et immobile, reste dans une sorte d'extase, sans essayer d'articuler aucune réponse. — Certes, d'après de pareils symptômes, nous ne pouvons nous empêcher de prédire, en quelque sorte, une altération des lobules antérieurs du cerveau. Hâtons-nous donc d'examiner les résultats de l'*autopsie cadavérique*, et si nous n'y remarquons pas la lésion que nous avons diagnostiquée, nous pourrons renoncer sans retour, sinon sans regret, à l'opinion que nous avons émise. Or, voilà ce que donne l'*autopsie*. — Les deux lobules antérieurs, vers la partie la plus voisine du front, sont soudés, ramollis. Toute la partie la plus extérieure du lobe droit est dans le même état. — Nous voyons ici une coïncidence si merveilleuse entre la perte absolue de la parole et l'altération de la partie antérieure du cerveau, que cette seule observation suffirait presque pour nous déterminer à considérer ce premier phénomène comme un effet essentiel, inséparable du second.

Si vous parcourez d'ailleurs les observations 6ᵉ, 17ᵉ, 23ᵉ, 83ᵉ, etc., des *Recherches sur le ramollissement*, vous vous convaincrez qu'elles viennent à l'appui des précédentes.

Toutefois, nous ne devons regarder notre opinion comme une vérité de fait et d'observation que lorsque, par de nouvelles observations, nous aurons démontré que l'altération ou la perte de la parole n'est pas l'effet nécessaire et direct d'une lésion des parties du cerveau autres que les lobules antérieurs. C'est cette sorte de contre-épreuve que nous allons faire maintenant.

8ᵉ FAIT. — Un homme fortement constitué, ayant éprouvé, le 8 février 1824, une attaque d'apoplexie, fut apporté le lendemain à l'Hôtel-Dieu : le côté gauche était frappé d'une paralysie complète, si ce n'est que les muscles de l'œil et des paupières conservaient l'usage de leurs mouvemens. *La parole n'était nullement altérée, et les réponses étaient libres et faciles.* Le malade ayant succombé, l'examen du cadavre nous montra un épanchement apoplectique très-considérable dans les environs de la couche optique et de la partie postérieure du corps strié, *sans altération des lobules antérieurs.*

9ᵉ FAIT. — Suzanne Dugas, âgée de cinquante-sept ans, d'un tempérament vigoureux et sanguin, fut frappée, le 1ᵉʳ août 1823, d'une attaque d'apoplexie. Alors elle était plongée dans un état comateux profond; mais au bout de quelques jours, il ne lui restait plus qu'une paralysie des membres gauches ; la parole était parfaitement libre. — La malade expira le 29 août. A la partie moyenne de la face supérieure du cerveau, on trouva une grande quantité d'une matière sanguinolente, ou plutôt d'un véritable sang *décomposé* ; le corps strié du même côté était infiltré de sang. Toutes les autres parties du cerveau, et les lobules antérieurs en particulier étaient dans l'état sain.

10ᵉ Fait. — La femme Lascourt, âgée de cinquante ans, avait une paralysie isolée du bras droit, et conservait parfaitement l'usage de la parole, lorsqu'elle entra à l'hôpital Cochin, où elle ne tarda pas à succomber, frappée d'une apoplexie foudroyante. — Vers la partie moyenne postérieure de la face supérieure de l'hémisphère gauche du cerveau était un kyste apoplectique, évidemment ancien, et qui avait déplissé, pour ainsi dire, une circonvolution cérébrale. Les lobules antérieurs ne présentaient qu'une injection considérable ainsi que tout le reste de la masse encéphalique, effet de la dernière maladie cérébrale qui emporta subitement la femme Dugas.

11ᵉ Fait. — Legrand, âgé de soixante-dix ans, avait les membres gauches paralysés avec roideur. Les muscles de la langue et des yeux jouissaient de tous leurs mouvemens ; la parole était nette et facile. — Après la mort, on trouva, en dehors de la couche optique droite, un foyer inflammatoire occupant un espace capable de contenir un œuf ordinaire. Tout le reste du cerveau était sain.

Ces quatre derniers faits ne sont que les extraits des observations 9ᵉ, 10ᵉ, 11ᵉ, 12ᵉ de cet ouvrage.

J'ai de nouveau feuilleté les auteurs pour m'assurer si les faits qu'ils ont recueillis étaient conformes aux miens. C'est effectivement ce que j'ai eu la satisfaction de rencontrer. Les observations 2ᵉ, 3ᵉ, 4ᵉ, 15ᵉ de la première lettre de M. Lallemand; les 1ʳᵉ, 7ᵉ, 13ᵉ de la seconde ; les 9ᵉ, 12ᵉ, 13ᵉ, 15ᵉ, 21ᵉ, 22ᵉ, 24ᵉ, 26ᵉ de la troisième ; les 2ᵉ, 3ᵉ, 8ᵉ, 12ᵉ, 15ᵉ, 20ᵉ de la quatrième, confirment celles que j'ai rapportées. — Il en est de même des observations 5ᵉ, 7ᵉ, 8ᵉ, 9ᵉ, 10ᵉ, 12ᵉ, 13ᵉ, 14ᵉ, 15ᵉ, 16ᵉ, 17ᵉ, 18ᵉ, 20ᵉ, 21ᵉ, 31ᵉ, 34ᵉ, 35ᵉ, 36ᵉ, 37ᵉ, 39ᵉ consignées dans l'ouvrage de M. Rostan sur le ramollissement du cerveau. Parmi ces observations, auxquelles je renvoie le lecteur , qu'il me suffise d'en prendre deux au hasard.

12ᵉ Fait. — Marie-Thérèse Niquain, âgée de soixante-treize ans, était complètement paralysée du côté gauche. — Les fonctions intellectuelles paraissaient intactes ; la malade répondait juste aux questions qui lui étaient adressées. Au bout de quelque temps, elle mourut. — On trouva un ramollissement du lobe postérieur de l'hémisphère gauche, de la partie *moyenne de la substance médullaire* de l'hémisphère droit avec anciens épanchemens. Les lobules antérieurs étaient sains.

13° Fait. — Marie Bourgoin, âgée de soixante-dix ans, tomba sans connaissance au milieu de sa chambre, le 7 novembre 1818. — Peu à peu elle revint à elle, recouvra l'usage de la parole et le libre exercice de ses facultés intellectuelles ; mais elle s'aperçut qu'elle avait perdu le pouvoir de remuer les membres du côté gauche, et de percevoir les sensations des corps extérieurs. — Le 21° jour de sa maladie, elle expira. — On trouva un ramollissement considérable de la partie supérieure du ventricule droit du cerveau, de la couche des nerfs optiques, et d'une portion du corps strié du même côté.

Les faits très-nombreux que je viens de rapporter se réunissent donc à l'*envi* pour démontrer que les organes de la parole puisent dans les lobules antérieurs du cerveau le principe de leurs mouvemens. Comment pourrait-on désormais contester cette vérité, puisque nous avons établi par l'observation, 1°. que la parole était dérangée ou complètement détruite lorsque les lobules indiqués étaient affectés plus ou moins profondément ; 2°. que la parole subsistait lorsque l'affection du cerveau siégeait dans des points autres que les lobules antérieurs ?

Les lecteurs me pardonneront, je l'espère, la longueur de la discussion précédente, en faveur de l'intérêt et de la nouveauté du sujet ; elle était d'ailleurs indispensable pour la clarté et la précision du diagnostic des lésions cérébrales, et cette seule considération suffirait pour m'excuser : car on ne saurait jamais être trop long quand il s'agit d'éclairer le diagnostic. Reconnaître les maladies et leur siége est la partie la plus essentielle de notre art. Qu'est-ce en effet que l'observation, a dit l'immortel Bichat, si l'on ignore là où siége le mal ?

On pourrait demander comment il se fait que la langue continue à exécuter un grand nombre de mouvemens, dans les cas même où la partie antérieure du cerveau est profondément désorganisée, s'il est vrai que cette partie préside à la production de la parole. Cette objection, que j'ai prévue, est plus spécieuse que solide. En effet, la langue est un organe extrêmement compliqué, qui remplit plusieurs fonctions différentes, distinctes : on conçoit, par conséquent, que l'une de ses fonctions puisse être abolie sans que les autres le soient nécessairement ; et ce que la raison indique, l'expérience le confirme à chaque instant. De ce que certains mouvemens de la langue, tels que ceux de la préhension, de la mastication, de la déglutition, etc., persistent lorsque ceux nécessaires à l'articulation des sons sont abolis par l'effet d'une lésion des lobules antérieurs du cerveau, il ne s'ensuit rien autre chose, sinon que la langue a dans le centre nerveux diverses sources d'action distinctes, hypothèse ou plutôt induction rigoureuse qui s'adapte si parfaitement avec la présence d'un triple système nerveux dans le tissu de la langue. Il est indubitable que chacun des trois nerfs qui se distribuent dans cet important organe possède des propriétés et des fonctions qui lui sont propres, et qu'il répond à un point particulier de l'encéphale chargé de percevoir les impressions qu'il lui transmet, ou de lui communiquer l'impulsion d'où résulte une série déterminée de mouvemens.

Quoi qu'il en soit, d'après les précédentes recherches, il est incontestable que les organes de la parole puisent leur principe d'action dans les lobules antérieurs du cerveau.

QUATRIÈME SECTION.

Observations d'Encéphalite terminée par la formation de quelque tissu accidentel (1).

———

Nous avons vu, dans les observations précédentes, le pus, produit de l'inflammation, s'infiltrer peu à peu dans la substance cérébrale, la pénétrer, la ramollir en raison de sa moindre densité, et la dissoudre en quelque sorte; nous l'avons vu se réunir vers un point central, de manière à former une collection que l'on désigne sous le nom d'*abcès*, soit que la suppuration, encore récente, existe à l'état libre, soit que, plus ancienne, elle se trouve séquestrée de la substance cérébrale environnante par une membrane accidentelle que la nature a organisée autour d'elle. Dans tous ces cas, le pus s'est comporté seulement à la manière d'un corps tout-à-fait liquide. Dans quelques observations néanmoins, nous avons remarqué des produits inflammatoires solides, d'une

———

(1) Le kyste qui enveloppe les abcès dont nous avons parlé ci-devant est bien un véritable tissu accidentel : mais, dans cette quatrième section, j'ai particulièrement eu en vue les productions qui n'ont pas d'analogues dans les tissus de l'économie.

consistance comme albumineuse, ainsi que cela se rencontre dans les phlegmasies dont la suppuration se compose d'une partie liquide et d'une partie concrète ou du moins concrescible, dans les phlegmasies des membranes séreuses en particulier : or, le pus produit par l'inflammation de la substance cérébrale peut éprouver des changemens analogues à ceux qu'il subit dans le cours des phlegmasies séreuses ; il peut, par une suite de métamorphoses pathologiques, se condenser en masses albumineuses, tuberculeuses ou stéatomateuses, se transformer, par des combinaisons dont le mécanisme nous est inconnu, en substance squirrheuse ou cancéreuse, et donner lieu, en un mot, à presque toutes les productions que l'on connaît sous le nom de *tissus accidentels*. Il ne suffit pas toutefois d'admettre, sur la foi de l'analogie, les idées que je viens d'énoncer ; il faut les soumettre, comme toutes les opinions médicales, au creuset de l'observation, et ne les prendre pour des vérités qu'autant que les faits les ont démontrées telles. Or, les observations suivantes prouveront, je crois, que l'inflammation du cerveau peut entraîner à sa suite les diverses productions accidentelles qui se développent dans l'inflammation des autres organes.

Nous allons offrir d'abord des exemples de tubercules cérébraux.

OBSERVATION XXXIVe.

ans. Suppression de croûtes laiteuses : alors, altération de la santé. Un mois après, assoupissement, puis mouvemens convulsifs dans le membre supérieur gauche, cris plaintifs ; enfin, convulsions générales et mort. — Épanchement séreux dans l'arachnoïde, tubercules enkystés dans le lobule postérieur de l'hémisphère droit; dans la substance grise de l'hémisphère gauche et dans la couche optique du même côté.

Clair Félix-Eugène, âgé de deux ans, fut amené à l'hôpital des Enfans, le 13 juin 1821. Ses parens dirent « qu'il avait cessé de jouir d'une bonne » santé seulement depuis un mois, immédiate- » ment après la disparition de croûtes laiteuses ; » que, depuis cette époque, ils avaient remarqué » une toux fréquente, avec gêne de la respiration, » du dévoiement, et un dépérissement progressif; » que, depuis cinq jours, le mal s'était aggravé, et » que l'enfant, tombé dans un profond assoupisse- » ment, refusait toute espèce de nourriture. » Quoi qu'il en soit, à son entrée, on observait les phénomènes suivans : Abattement extrême, face bouffie, toux, dyspnée, douleurs dans la région du colon gauche, haleine aigre, bouche sale, pouls fréquent, régulier, développé. (2 *sangsues derrière chaque oreille; sinapismes aux pieds.*) — Le 14, mêmes symptômes. (1 *sangsue derrière chaque oreille, vésicatoires aux jambes ; calomel, gr. xij.*) — Le 15, quelques mouvemens convulsifs dans le membre supérieur gauche, assoupissement plus profond, pupilles peu sensibles, pouls

irrégulier, à soixante-douze pulsations; cris plai
tifs, déglutition difficile. A six heures du soi
surviennent des convulsions générales, et, tro
heures après, la mort.

Autopsie cadavérique. Une grande quantité d
sérosité limpide s'écoula après l'incision de l
dure-mère. Le cerveau, plus mou qu'à l'ordinaire
contenait un tubercule enkysté, assez gros, à l
partie supérieure et interne de son lobe gauche
et dans la substance grise; la couche optique gauch
en recélait un de la grosseur d'une noix, égale
ment enkysté et ramolli au centre, qui avait un
couleur verdâtre; le kyste était tapissé d'une ma
tière pultacée de même couleur. Un troisième tu
bercule, gros comme une noisette, se trouvait dan
la *substance blanche de la partie postérieure d*
lobe droit, au-dessus du ventricule; on y observai
un commencement de ramollissement. — Les ven
tricules latéraux, très-dilatés, contenaient au
moins quatre onces de sérosité. — Les poumon
étaient sains; les veines cervicales, l'azygos et le
inter-costales contenaient beaucoup de sang; la
veine cave était remplie par un caillot fibrineux
— Les autres organes étaient sains (1).

Outre les symptômes d'hydrocéphale que l'on
rencontre dans cette observation, tels que les cris,
l'agitation, l'assoupissement, on trouve encore les

(1) Je tiens cette observation intéressante de mon ami
M. le docteur V. Léger, ancien interne des hôpitaux.

ignes d'une affection locale du cerveau, savoir, par exemple, les mouvemens convulsif du membre supérieur gauche ; et il est bien remarquable qu'il existait un tubercule dans le lobule postérieur de l'hémisphère cérébral opposé. D'ailleurs, il ne faut pas s'attendre à observer, dans toute leur évidence, les symptômes d'une affection cérébrale locale, lorsqu'il existe en même temps une autre maladie qui s'étend à toute la masse encéphalique.

Du reste, vous voyez que si, au lieu d'être solide et concret comme il l'était ici, le produit de l'encéphalite eût été liquide et purulent, vous auriez eu un abcès enkysté, semblable à ceux dont nous nous occupions naguère, et non un tubercule enkysté. Mais pour avoir changé d'état, le produit de l'inflammation n'a pas changé de nature.

OBSERVATION XXXVe.

13 ans. Hémiplégie gauche avec roideur, parole embarrassée, renversement de la tête en arrière, roideur du tronc, puis roideur générale, cris, agitation, soubresauts des tendons, assoupissement, résolution des membres ; mort. — Tubercules dans l'hémisphère droit et dans le gauche, inflammation générale de l'arachnoïde avec infiltration purulente dans la pie-mère, etc.

Hacquart Jean-Baptiste, âgé de treize ans, d'une forte constitution, fut apporté à l'hôpital des Enfans le 19 mars 1823. L'été passé, il avait éprouvé, à différentes reprises, des douleurs de tête assez vives, et il y avait huit jours qu'il était *hémiplégique*. Le 20, nous observâmes ce qui suit : Décubitus en supination, face rouge, parole embarras-

sée, mots incohérens, sans suite, comme si le *malade avait perdu la mémoire;* pupilles dans l'état
ordinaire, ainsi que la bouche, renversement de
la tête en arrière, roideur du tronc, avec douleur
très-vive dans toute la longueur de la colonne vertébrale, surtout quand on remue le malade; perte
des mouvemens, roideur des membres gauches, qui
conservent néanmoins la sensibilité, mais qui sont
froids, tandis que les autres conservent leur chaleur naturelle; pouls battant soixante à soixante-
quatre fois par minute; pas de selles, urines involontaires, odeur de souris. (*Hydrom. émét.*,
½ *grain, 8 sangsues à l'épigastre* (1), *lav. purg.*,
sinap. aux jambes.) — Le 21, visage moins coloré, pouls à 68-72 pulsations; soif, rougeur et
roideur des membres paralysés, qui ont recouvré
leur chaleur, douleurs vives dans le cou et le dos,
qui empêchent le malade de se tenir sur son séant.
(16 *sangsues aux lombes, émét.* ¾ *gr.*) — Le 22,
rougeur de la face, deux selles, même état. (*Saignée du bras qui ne fournit que trois onces de sang;
même prescription que la veille.*)—Le 23, céphalalgie frontale qui a duré toute la nuit précédente.
(*Émét., gr. j, lav. purg., sinap.*) — Le 24, mouvemens plus faibles dans le bras gauche, nuls dans
le membre inférieur correspondant; pouls plus
développé et plus fréquent. (*Hydrom. émét.*,
1 *gr., sulf. de pot.*, ℥ ß .) — Le 25, mouvemens

––––––––––––––

(1) Cette partie était douloureuse.

plus faciles, céphalalgie frontale, pouls lent. — Le 26, le malade peut porter le bras à la tête, tandis que le membre inférieur ne peut exécuter aucun mouvement. — Les 27 et 28, le malade reste couché sur le côté gauche; la céphalalgie a disparu, le sommeil est assez bon. — Les 29, 30 et 31, les mouvemens du bras sont libres; quelques muscles seulement du membre inférieur paraissent se contracter. (*Lav.*, *strich.*, *gr. j.*) — Le 1er avril, le lavement n'a produit aucun effet. (*Lav.*, *strich.*, *gr. ij.*) — Les 3 et 4, on donne trois grains de strychnine; douleur dans les membres inférieurs, quelques contractions dans la cuisse gauche, augmentation de la roideur du dos. — Le 5, des douleurs très-vives, suivant le trajet des nerfs sciatiques, arrachent des cris au malade, qui peut se retourner sur le côté droit. (*Suspension de la strychnine.*) — Le 6, douleur dans les membres inférieurs, cris, agitation, épistaxis, constipation. (*Bain tiède.*) Le 7, épistaxis, soif, mêmes douleurs. — Le 8, pas de changement. — Le 9, décubitus sur le ventre, douleurs très-vives dans les membres, cris, pouls lent, insomnie. — Le 10, roideur dans les membres supérieurs, douleurs dans les inférieurs, pouls plus fréquent. (8 *sangsues à l'anus, bain de vapeur.*) — Le 11, face très-rouge, délire, tremblement des membres supérieurs, surtout à droite, soubresauts des tendons, carphologie, roideur tétanique du tronc, bouche tirée à droite, pouls à 100 pulsations. (15 *sangsues derrière les oreilles, frictions camphrées sur les membres, lavement, cataplasme sur le ventre.* — Le 12, moins d'agitation, abattement, pas de cris (*12 sangsues à l'anus.*) — Le 13, soubresauts dans les tendons, surtout à droite, fourmillement des membres et des lèvres, assoupissement, pouls petit, faible, à 120 pulsations. — Le 14, le pouls devient plus petit, plus fréquent; résolution des membres. (*Vésicatoire.*) — Le 15, langue et lèvres sèches, croûteuses, yeux injectés, pupille contractée, sensibilité très-vive du ventre, somnolence, décubitus en supination, pouls très-fréquent et petit. — Mort à sept heures du soir.

Autopsie cadavérique. Hémisphère droit déprimé : à sa partie postérieure et supérieure existent quatre taches blanches qui semblent être le résultat de quatre tubercules différens, mais qui sont produites cependant par un seul tubercule en forme de bissac, dont chaque partie est du volume d'une grosse noisette; à la partie moyenne et supérieure existe un énorme tubercule (plus gros qu'un œuf de poule) développé dans la substance blanche, dans la paroi supérieure du ventricule droit; on trouve, à la partie antérieure et supérieure du même hémisphère, un autre tubercule du volume d'une noix, et qui semblait s'être ouvert dans le précédent; dans le point correspondant au corps strié droit se rencontre un autre tubercule du volume d'une noisette; enfin on en remarque un cinquième, gros comme un pois, dans la substance

blanche de la paroi supérieure de la cavité ancy-
roïde. Entre la couche optique et le corps strié
droits, se trouve une petite tache oblongue, qui
semble être la trace d'un ancien épanchement
apoplectique. — L'hémisphère gauche, moins malade que le droit, offre néanmoins quatre tubercules, le premier à la partie antérieure, le second
à la partie antérieure et supérieure, le troisième
à la partie moyenne et externe, et le quatrième à
la partie postérieure : chacun d'eux avait le volume d'une châtaigne. Les deux premiers et le
quatrième occupaient la substance grise; le troisième, situé dans la substance blanche, était moins
avancé dans la suppuration que les autres, et son
pus était plus consistant, plus homogène, moins
coloré. Tous les tubercules étaient enkystés et purulens : on ne peut mieux comparer le pus qu'ils
contenaient qu'à celui provenant de la ponction
d'un abcès par congestion. Les kystes étaient formés de deux membranes bien distinctes, une interne, l'autre externe. Celle-ci, rouge ou sans
rougeur, recouverte ou non d'une légère couche
albumineuse qui en masquait la couleur, pouvait
même se diviser en plusieurs lames. Quelques
kystes présentaient des cellules et des cloisons à
l'intérieur, lesquelles étaient formées par des brides
appartenant à la couche interne, puisqu'en cou-
pant ces brides, on enlevait la couche interne sans
qu'il en restât de vestiges sur l'externe. A la surface externe des kystes se ramifiaient des troncs

vasculaires; quelques vaisseaux semblaient provenir du cerveau lui-même. — La substance cérébrale était généralement ferme, et très-ferme autour des tubercules; peut-être était-elle moins dense à la paroi supérieure du ventricule droit. — Les ventricules, peu dilatés, contenaient de la sérosité trouble; une infiltration purulente régnait sur les nerfs optiques, les prolongemens de la moelle allongée, et la face inférieure du cervelet. La matière purulente existait entre la pie-mère et l'arachnoïde; une infiltration purulente se remarquait également sur l'arachnoïde vertébrale, occupant toute sa face antérieure, tandis que, en arrière, l'inflammation semblait ne commencer que vers la quatrième vertèbre cervicale, pour se prolonger jusqu'au bas de la moelle. A la partie supérieure, le pus était épanché sous l'arachnoïde, tandis que dans le reste du canal il était libre dans la cavité de la membrane, liquide, jaune, semblable au *pus phlegmoneux*. Peut-être le pus existait-il ici primitivement entre l'arachnoïde et la pie-mère; ce qu'il y a de certain, c'est qu'une ouverture ayant été pratiquée sur la première, sa cavité s'est trouvée pleine de pus. Cette membrane était rouge, épaissie; les veines rachidiennes étaient injectées; la moelle vertébrale ne présentait aucune altération. — Les organes respiratoires étaient à-peu-près sains. — Le cœur, volumineux, avait son ventricule gauche plus que double du droit. — L'estomac, sain, était contracté sur lui-

même. — L'intestin grêle, siége de deux invagina-
tions, était rouge vers sa fin, où se trouvait un ver
ascaride. — Le cœcum offrait plusieurs plaques
d'un rouge cerise. Le reste du gros intestin était
sain. — La vessie, distendue par l'urine, était
d'ailleurs saine.

Cette observation, qui a été recueillie avec beaucoup de détails par M. le docteur Léveillé neveu,
ne laisse, à mon avis, aucun doute sur la nature et
l'origine des tubercules. La matière qui les constitue est comparée par l'observateur au véritable
pus; ils sont entourés d'une fausse membrane,
pourvue de vaisseaux sanguins; ils coïncident avec
une arachnite : certes, en voilà bien assez pour
les regarder comme le résultat, le produit d'une
inflammation. La roideur des membres, du tronc,
de la tête, les soubresauts des tendons sont également des signes d'irritation cérébrale, et confirment par conséquent notre opinion.

Je pourrais rapporter ici un grand nombre d'autres observations de tubercules cérébraux, car ils
sont très-communs chez les enfans; ils ont été aussi
observés, mais plus rarement, chez l'adulte (1).
Chez les enfans, les inflammations des organes
parenchymateux, comme celles des tissus membraneux, ont une grande tendance à se terminer par une sorte de suppuration concrète, et

____

(1) MM. Mérat, Chomel, Léveillé, en ont publié des
observations.

de même que chez eux une inflammation du larynx et des bronches se termine par la production d'une fausse membrane, tandis que la même maladie, chez l'homme adulte, ne donne lieu qu'à la formation d'ulcérations ou de foyers purulens, ainsi, l'inflammation du cerveau qui détermine chez l'adulte un ramollissement ou un abcès, engendre chez les enfans des masses tuberculeuses. Ces différences dans les caractères des produits de l'inflammation tiennent, sans doute, en partie à celles qui existent entre le sang des enfans et celui des adultes.

Quoi qu'il en soit, puisque les tubercules du cerveau sont l'effet d'une inflammation de cet organe, il est évident que leurs symptômes se confondent avec ceux de cette dernière, et que par eux-mêmes ils ne donnent lieu à d'autres phénomènes qu'à ceux dépendant de la compression qu'ils peuvent exercer sur la substance cérébrale environnante. Il faut convenir, d'ailleurs, qu'il n'est pas toujours facile de les reconnaître chez les enfans, soit parce que les fonctions du cerveau sont encore peu prononcées à cet âge, soit que l'on puisse rarement se procurer des renseignemens satisfaisans sur les circonstances de la maladie, soit enfin qu'ils coexistent avec plusieurs autres affections cérébrales qui masquent en quelque sorte leurs signes propres et caractéristiques. Il importe peu, heureusement, de savoir d'une manière bien précise quelle est l'espèce d'altération du cerveau qui détermine chez les enfans une série donnée de symptômes, puisqu'il est bien vrai que la cause première de presque toutes les altérations cérébrales est identique, c'est-à-dire de nature inflammatoire.

Nous allons passer maintenant à de nouveaux faits qui présentent une analogie sensible avec les précédens. Mais avant, j'ajouterai que le kyste membraneux qui environne souvent les masses tuberculeuses se transforme quelquefois en tissu cartilagineux ou même osseux, de la même manière qu'une fausse membrane pleurétique se métamorphose successivement en tissu cellulo-séreux, fibreux, fibro-cartilagineux ou même osseux : autre rapprochement qui nous indique la nécessité de rallier au nombre des effets produits par l'inflammation, ou, si l'on veut, au nombre de ses terminaisons, la matière tuberculeuse.

OBSERVATION XXXVIe.

57 ans. Hémiplégie, suite d'une affection cérébrale, altération de la parole; au bout de quelque temps, congestion cérébrale nouvelle, perte de la parole et de l'intelligence, collapsus; mort. — Tumeur accidentelle, d'apparence albumineuse, vers le lobule antérieur de l'hémisphère gauche; ramollissement d'une portion du lobule moyen; épanchement de sérosité dans les ventricules.

Ratard François-Alexandre, âgé de cinquante-sept ans, d'un tempérament sec et nerveux, entra à l'hôpital Cochin le 17 janvier 1822, pour les suites d'*une attaque d'apoplexie*. Nous ne pûmes nous procurer de renseignemens sur les circonstances qui précédèrent et accompagnèrent cette maladie. Quoi qu'il en soit, voici ce que l'on observait à l'entrée du malade. Il existait du côté droit une hémiplégie imparfaite, en sorte que cet homme pouvait encore se promener dans la salle, en traînant la jambe. Les facultés intellectuelles étaient profondément affaiblies. Le malade, malgré tous ses efforts, ne pouvait rassembler ses idées, ce qui lui donnait des mouvemens d'impatience ; il répétait comme automatiquement les dernières paroles des phrases qu'on lui adressait ; la bouche était tournée à gauche, et la langue, tirée hors de sa cavité, se portait un peu à droite. (*Infusion d'arnica.*)

Les symptômes restèrent les mêmes jusqu'au 5 février, qu'une nouvelle attaque se déclara. Alors paralysie complète du mouvement dans les membres droits, impossibilité d'articuler les sons, gémissemens continuels, surtout la nuit ; pouls lent plutôt que fréquent, peau sudorale, point d'injection de la face, pupille contractée, décubitus en supination, excrétion *volontaire des urines et des matières fécales.* (*Vésic. à la nuque, lavem. purgat., potion toniq.*)

Du 5 au 21, l'état du malade ne présenta pas de grands changemens : tantôt la parole revenait un peu et tantôt elle se perdait entièrement ; le malade n'accusait d'ailleurs aucune douleur. — Enfin le 28 février, immobilité et insensibilité du côté droit, impossibilité de prononcer autre chose que les mots *oui* et *non*. Le malade paraît toujours s'irriter de ne pouvoir répondre aux questions ; il maigrit, sa figure se décompose, il continue à pousser des gémissemens plaintifs, il avale difficilement. — Le 8 mars, les symptômes sont encore plus graves : les yeux sont fixes et sans expression ; le malade ne témoigne de la sensibilité du côté droit qu'autant qu'on le pince fortement ; il ne peut prendre qu'un peu de vin pour toute nourriture, et encore a-t-il beaucoup de peine à l'avaler.

Les 11 et 12, il est un peu mieux, articule quelques mots, et mange quelques cuillerées de soupe. Cependant les symptômes s'aggravent de nouveau, et le malade, arrivé au dernier degré du marasme, et presqu'absolument privé de ses facultés intellectuelles, expire le 19 mars à trois heures.

Autopsie cadavérique, dix-huit heures après la mort.

1º. *Tête.* Les méninges et la substance cérébrale sont injectées. Vers le tiers antérieur de l'hémisphère gauche existe une sorte de noyau ou d'endurcissement de la grosseur d'un œuf, environné de quelques caillots de sang et d'une injection très-prononcée. Cette tumeur étant incisée suivant sa longueur, les surfaces de la coupe présentent une coloration jaunâtre et des points d'un rouge brun dépendant de la présence du sang *combiné* avec la substance dans laquelle il s'est épanché ; la substance de cette masse endurcie ressemble à du pus concrété mêlé de sang, et *crie* légèrement sous le scalpel qui la divise ; son intérieur présente des espèces de cellules, et l'on y trouve de petits épanchemens sanguins avec une substance filamenteuse, qui ne paraît être autre chose que des débris de vaisseaux déchirés. On trouve, en effet, quelques branches vasculaires rompues et remplies de longs caillots de sang. Quoique beaucoup plus dense que le reste du cerveau, la masse que nous décrivons s'écrase très-facilement sous le doigt, et, en l'écrasant ainsi, on la trouve infiltrée d'un peu de pus à l'état liquide. Elle est, d'ailleurs, parfaitement distincte du reste de la substance cérébrale, dont elle est séparée, comme je l'ai dit, par un cercle de vaisseaux capillaires très-injectés. — Dans le lobe moyen du même hémisphère, vers la scissure de Sylvius, on trouve une altération morbide semblable à la précédente, mais moins étendue, présentant également des portions jaunes et rouges et des débris de vaisseaux ; mais cette partie est plutôt ramollie qu'endurcie. Les éminences optiques et striées sont légèrement rosées ; les ventricules contiennent une certaine quantité de sérosité rougeâtre.

2°. *Abdomen.* Les circonvolutions de l'intestin grêle sont très-petites ; la membrane muqueuse de l'estomac est rouge ; le rectum est gorgé de matières fécales dures ; la vessie est contractée et comme charnue.

3°. *Poitrine*. Le cœur est sain, rempli, ainsi que les gros vaisseaux, d'un sang noir encore tiède. Les poumons sont parfaitement crépitans.

La masse de substance endurcie que j'ai décrite était bien certainement la terminaison d'un ancien ramollissement du cerveau, sur les phénomènes duquel il nous fut impossible de nous procurer des renseignemens utiles, et que les personnes qui en furent témoins désignaient sous le nom *populaire* d'apoplexie.

Tant que la maladie cérébrale de Ratard n'a consisté que dans l'induration qui occupait le lobe antérieur gauche primitivement ramolli, cet homme n'a conservé qu'une hémiplégie qui ne l'empêchait pas de marcher, et qui avait seulement altéré d'une manière notable les facultés de l'intelligence, et spécialement la parole et la mémoire. Mais le lobe moyen s'étant enflammé et ramolli à son tour, les mouvemens volontaires ont été totalement abolis dans le côté opposé du corps, et les autres symptômes s'étant aggravés, la mort a été bientôt la suite funeste de la rechute.

Cette observation, pour ce qui regarde l'altération cérébrale, offre une ressemblance frappante avec les observations nᵒˢ 3o et 31 de la seconde lettre de M. Lallemand : c'est pourquoi je vais présenter ici un extrait de ces dernières.

Obs. n° 3o. Marie Machelein, âgée de quatorze ans, d'une constitution lymphatique, avait été traitée à l'hôpital des Enfans pour une hémiplégie *presque complète* du côté droit. Sortie de l'hôpital, à-peu-près guérie, mais *un peu faible*, elle y rentra quatre mois après, éprouvant une grande faiblesse dans les jambes. Huit ou dix jours après son entrée, elle avait entièrement perdu la faculté de mouvoir les membres inférieurs ; bientôt leur sensibilité disparut, la respiration s'embarrassa, la fièvre survint, le bras autrefois paralysé s'affaiblit et éprouva des tremblemens, les urines et les matières fécales coulèrent involontairement, et la malade succomba le seizième jour. —Une portion de l'hémisphère gauche, immédiatement au-dessus du ventricule latéral, *était endurcie au point d'offrir de la résistance sous le scalpel* : sa consistance pouvait être comparée à celle du *fromage de Gruyère.* —Epanchement de sang coagulé dans le canal vertébral, plus abondant vis-à-vis les dernières vertèbres cervicales, mais occupant toute la région du cou et le tiers supérieur de la région dorsale, vis-à-vis la septième vertèbre cervicale. La moelle offrait un renflement marqué, et sa substance était complètement désorganisée, réduite en une espèce de bouillie rougeâtre (1).

Vous voyez, dit M. Lallemand, que cette malade a éprouvé d'abord une hémiplégie incomplète du côté droit, et que l'altération du cerveau était à gauche. Cette altération était donc la suite

____

(1) Observation de M. Legouais.

de la maladie qui avait , quatre mois avant ,
produit la paralysie. M. Lallemand expose ensuite les raisons sur lesquelles il se fonde pour
penser que l'endurcissement de la substance cérébrale était le résultat d'une inflammation *circonscrite*, d'un ramollissement *partiel du cerveau*.

Obs. n°.31. —Biriot, tailleur, âgé de cinquante-
cinq ans, éprouva, le 6 janvier, une hématurie
qui se supprima presque aussitôt, et à laquelle il
était sujet depuis plusieurs années, à des époques
assez éloignées. Deux jours après, on s'aperçut
d'une diminution notable dans la mémoire du
malade ; il se plaignait d'une douleur fixe et profonde vers la partie antérieure de la tête. Entré
à l'Hôtel-Dieu le 6 février suivant, la commissure
gauche des lèvres était un peu tirée vers l'oreille
du même côté ; mais la langue sortait sans dévier
à droite ni à gauche. Cependant *la parole était
embarrassée, la mémoire confuse, et le malade
oubliait ce qu'il venait de dire ;* ses réponses, quoique justes, étaient tardives (1). Du reste, la sensibilité et la myotilité étaient intactes. Pendant
onze jours, on observa un peu d'amélioration ;
mais dans la nuit du douzième jour, on trouva le
malade mort dans son lit, sans que rien eût annoncé une fin aussi prochaine.

---

(1) Si l'opinion que j'ai émise plus haut n'est pas une
pure hypothèse, nous trouverons, chez ce malade, une
lésion des lobules antérieurs.

Autopsie cadavérique. — La dure-mère était adhérente à l'arachnoïde, dans l'étendue d'une pièce de trente sols, vers la partie antérieure de l'hémisphère gauche ; dans cet endroit, la substance corticale, adhérente à l'arachnoïde, était endurcie, comme *cartilagineuse* ou *squirrheuse.* Au contraire, toute la substance blanche sous-jacente *de ce même lobe antérieur gauche était considérablement ramollie* (1). — Toute la masse cérébrale était fortement injectée. Voici maintenant les réflexions judicieuses que M. Lallemand a jointes à son observation. — « A son entrée à l'hôpital, le malade n'offrait plus d'autres symptômes d'une affection cérébrale qu'un peu d'affaiblissement dans la mémoire, de l'embarras dans la parole, et une légère déviation de la bouche vers le côté gauche, symptômes qui diminuèrent sous l'influence d'un traitement anti-phlogistique, mais qui se terminèrent, le douzième jour, par une mort inopinée. — On trouva, à gauche, une adhérence ancienne et organisée entre l'arachnoïde et la dure-mère ; et vis-à-vis de cette union, le cerveau endurci, adhérent lui-même à l'arachnoïde. Ces membranes avaient donc été enflammées, et cette inflammation s'était terminée par l'organisation de l'épanchement albumineux. Le

____

(1) Vous voyez avec quelle précision l'autopsie cadavérique confirme le diagnostic que nous avions porté dans la note précédente.

cerveau avait donc participé à cette inflammation...
Ainsi l'*endurcissement* du cerveau a été dû à la
même cause que l'adhérence des membranes, et
remonte à la même époque. Cette adhérence et
cet endurcissement annoncent donc une inflammation ancienne et terminée par la guérison (1)...
Au-dessous de cette portion du cerveau endurcie,
la substance blanche était considérablement ramollie. C'est à cette seconde affection qu'il faut
attribuer la mort subite du malade (2). Vous remarquerez aussi que la substance cérébrale était
partout fortement injectée. Cette seconde altération était donc le résultat d'une inflammation récente qui a succédé à une ancienne, une véritable
rechute comme dans le cas précédent (3). »

Les deux observations que je viens de rapporter ont été données par M. Lallemand comme
des exemples des traces que laisse dans le tissu du
cerveau le ramollissement, ou mieux l'inflammation
de cet organe, lorsque le malade guérit. Les altérations dont il s'agit constituent effectivement

---

(1) On ne peut pas dire que la maladie ait été réellement
guérie dans un cas où la parole et la mémoire étaient profondément altérées. Le produit de l'inflammation, le *tissu accidentel*, est lui-même une véritable cause de maladie.

(2) Cette opinion ne me semble pas prouvée : une lésion
locale de cette nature ne saurait, à elle seule, entraîner une
mort subite.

(3) C'est à cette congestion générale qu'il me paraît rationnel d'attribuer la mort du sujet.

une des terminaisons les plus heureuses de l'encéphalite dont on n'a pu obtenir la résolution ; mais elles ne peuvent point être regardées comme de véritables et parfaites guérisons. Nous verrons qu'une cicatrice bien caractérisée et analogue à celle qui se rencontre à la suite des inflammations des autres organes, est la seule terminaison (dans les cas de ramollissement cérébral) à laquelle convienne parfaitement le nom de *guérison*.

L'observation suivante est extraite de l'ouvrage de M. Rochoux sur l'apoplexie.

OBSERVATION XXXVIIe.

Tumeur de la partie antérieure de l'hémisphère gauche du cerveau, développée dans ses membranes ; ramollissement de la substance cérébrale dans le point correspondant , faiblesse du côté droit , perte de la parole.

Burdet (Jean-Baptiste), âgé de soixante-cinq ans, domestique , d'un tempérament sanguin, reçut, il y a deux ans, un violent coup à la tête qui l'étourdit sans lui faire perdre connaissance. Aucun accident ne survint pendant les quinze ou seize mois qui suivirent ; mais, il y a environ six mois, il commença à ressentir des douleurs et des pesanteurs de tête , et , à de longs intervalles, de légers momens d'*absence ;* le trouble des facultés intellectuelles continue à faire des progrès, la faiblesse augmente, surtout du côté droit, et Burdet entre à la maison de santé le 1er août 1811. Tête lourde et un peu douloureuse, faiblesse, sur-

tout à droite, bouche un peu tournée à gauche,
parole embarrassée, nulle suite dans les idées,
fonctions intérieures intactes. Malgré l'emploi des
pilul. aloét., des jul. nit. et éther., et d'un vésicatoire à la nuque, le mal poursuit sa marche. Le
18 septembre, le malade garde continuellement
le lit, et ne parle presque plus : cependant il a
tojours bon appétit. Même état jusque vers le 15
octobre. — Le 16, le malade tombe dans l'assoupissement, ne parle plus, et ne paraît pas même
entendre. Enfin il s'éteint tranquillement le 23,
ayant perdu graduellement toutes ses forces.

Ouverture du cadavre. — *Crâne.* La dure-mère
adhérait beaucoup au crâne, surtout à sa partie
antérieure. — A la partie antérieure et externe
de l'hémisphère gauche, se trouvait une tumeur
grosse comme un œuf, arrondie, aplatie, remplie de sang, qui, dans certains endroits, paraissait y être contenu comme il l'est dans la rate ;
dans d'autres, il était en petits grumeaux d'une
ligne au plus de diamètre, d'un tissu celluleux
et aréolaire, grisâtre, assez dense, et fort analogue, pour l'apparence extérieure, à la matière
des tubercules. Du reste, l'ensemble de cette tumeur était d'un rouge brun et d'une fermeté remarquable. En dehors, elle adhérait légèrement
à la dure-mère et à l'arachnoïde, qui, dans cet
endroit, était rouge et un peu épaissie. En dedans, elle s'était creusé dans l'hémisphère une
dépression où elle était presque entièrement lo-

gée. En l'enlevant, elle amena avec elle la portion de substance corticale dont elle était entourée,
mais il fut facile de l'en détacher, ainsi que de la
portion correspondante des méninges, qui cependant lui envoyaient de nombreux prolongemens
celluleux ou vasculaires. La substance médullaire en
rapport avec elle était jaunâtre, ramollie dans l'é-
paisseur de quelques lignes. Le reste du cerveau,
qui était d'un volume considérable, n'offrait aucune altération. — Il y avait environ une once de
sérosité limpide dans chaque ventricule latéral.

OBSERVATION XXXVIII.

53 ans. Altération des facultés intellectuelles, perte de *la mémoire de
tous les noms*, gêne dans la prononciation, *douleur* dans la région
frontale, perte graduelle des mouvemens du côté droit; mort. —
Tumeur athéromateuse dans la substance de l'hémisphère gauche, ramollissement considérable du même hémisphère avec lésion de la substance grise.

A la suite de la disparition d'une éruption cu-
tanée ancienne, un homme de cinquante-trois ans,
fortement constitué, commence à ressentir un
trouble marqué dans ses fonctions intellectuelles.
Environ six semaines après, il entre à la maison
de santé, présentant les symptômes suivans: Vue
trouble, perte de mémoire de tous les noms, con-
fusion dans les idées, gêne de la prononciation,
faiblesse dans les mouvemens, engourdissement
des membres, douleur dans la région frontale,
somnolence, ou plutôt sommeil très-prolongé,
air hébété, bouche légèrement entraînée à gauche;

cependant le côté droit perd graduellement l'exercice de ses mouvemens, la prononciation devient de plus en plus difficile, le malade tombe dans un état comateux, et, malgré une forte saignée et un vésicatoire, il succombe le neuvième jour après son entrée, au milieu des symptômes apoplectiques.

Autopsie cadavérique. Turgescence sanguine de tout le système vasculaire du cerveau. Sur les parties latérales et antérieure de l'hémisphère gauche du cerveau, on remarque une tumeur logée dans la substance cérébrale même, du volume d'une grosse noix, exactement circonscrite, un peu inégale, renfermée dans une espèce de kyste mince, mou, blanchâtre ; autour d'elle, la substance cérébrale est ramollie, jaunâtre, à une ligne de profondeur dans tous les sens. Le noyau de la tumeur était formé par une substance opaque, homogène, imitant parfaitement l'*empois* blanc pour la couleur, mais d'une consistance plus grande. Immédiatement derrière cette tumeur, et dans l'espace de deux pouces cubiques, ou à-peu-près, existe un ramollissement de la substance médullaire du cerveau, sans altération de couleur, avec affaissement et comme déplissement de la substance corticale correspondante. — Au centre de la portion médullaire de l'hémisphère gauche du cervelet se rencontrait un ramollissement grisâtre de trois lignes de diamètre. L'estomac et l'intestin grêle présentaient quelques petites plaques rouges.

Dans cette observation, que je dois à la complai-
sance de mon ami M. Cassan, interne des hôpitaux,
l'hémisphère gauche est altéré dans la presque
totalité de son étendue. Aussi avons-nous observé
en même temps et la perte de la parole et de la
mémoire des noms, et la paralysie des membres
du côté opposé à l'hémisphère malade. Remarquez
encore que les fonctions intellectuelles ont été dé-
rangées, et qu'il existait une lésion évidente de
la substance corticale, laquelle était *affaissée et
comme déplissée.*

L'observation suivante, qui m'a été également
communiquée par M. Cassan, ressemble beaucoup
à celle qui la précède.

OBSERVATION XXXIX°.

75 ans. Affaiblissement progressif des facultés intellectuelles ; parfois
perte absolue de la parole ; d'autres fois chansons obscènes, perte de
la mémoire ; enfin, immobilité absolue ; râle ; mort. — Tumeur stéatomateuse enkystée, logée dans la partie antérieure de l'hémisphère
droit du cerveau ; ramollissement de la majeure partie de cet hémisphère.

Mademoiselle Harman, âgée de soixante-quinze
ans, entra à la maison de santé, affectée depuis
environ cinq ans d'une maladie qui, par des progrès insensibles, l'avait réduite à l'état que voici :
Affaiblissement considérable des facultés intellectuelles, *aphonie* complète au début, et durant un
mois seulement. Ordinairement encore, silence
absolu, mais parfois idées extravagantes, chansons obscènes, immobilité absolue et repos forcé

au lit ; excrétions fécales et urinaires involontaires, perte totale de mémoire et de connaissance. La malade ne manifeste aucun besoin : cependant elle mange avec assez d'appétit les alimens qu'on est obligé de lui donner. Tout-à-coup le râle survient, l'agonie lui succède, et la mort arrive au bout de quelques heures.

Autopsie cadavérique, vingt-quatre heures après la mort.

Tête. — Tumeur stéatomateuse enkystée, du volume d'une noix, ronde, égale, logée dans une dépression de la partie antérieure-supérieure de l'hémisphère droit du cerveau, sans altération de structure de celui-ci, qui reçoit dans une cavité plus que demi-sphérique les deux tiers de cette tumeur. Ramollissement du centre du lobe postérieur de l'hémisphère gauche affaissé sur lui-même, converti en une bouillie homogène, d'un blanc grisâtre ; désorganisation qui s'étend à une grande partie de cet hémisphère. Les plexus choroïdes sont infiltrés d'une sérosité limpide et contiennent des kystes séreux ; aplatissement et commencement d'atrophie des nerfs optiques ; opacité jaunâtre des deux crystallins. (La malade était aveugle.)

Les symptômes de cette maladie n'ayant pas été recueillis avec tous les détails que l'on aurait droit d'exiger de l'observateur, si la femme qui en fait le sujet eût été soumise à son examen dès le début, il est impossible de trouver une parfaite harmonie entre eux et les altérations organiques. Vous remarquerez toutefois que la mémoire était presque entièrement abolie ainsi que la parole, du moins par intervalles, et que la partie antérieure du cerveau était comprimée par une tumeur stéatomateuse, et vous vous convaincrez de plus en plus de la vérité que je vous ai développée précédemment, savoir : que les lobules antérieurs du cerveau président à l'acte de la parole, à la formation et à la mémoire des mots.

L'observation suivante m'a été communiquée par M. le docteur Delaunay, et a été recueillie sous les yeux de M. Honoré.

OBSERVATION XL.ᵉ (1).

69 ans. A la suite d'une affection cérébrale; altération de la mémoire et de la parole, faiblesse des membres inférieurs ; mort par une rechute. —Endurcissement du lobule antérieur de l'hémisphère gauche, où l'on trouve une espèce de cicatrice; endurcissement de la substance corticale du même hémisphère.

Guillaume Lechevalier, âgé de soixante-neuf ans, entra à l'infirmerie de Bicêtre le 2 mai 1823. Il avait été traité, l'année précédente, d'une affection cérébrale que l'on avait *regardée* comme un *ramollissement chronique* du cerveau. Depuis lors il lui était resté de la difficulté à exprimer ses idées, des maux de tête habituels, et, de temps en temps, de la faiblesse dans les jambes qui fléchissaient sous lui sans qu'il perdît connaissance. Lorsque ces

____

(1) J'en ai donné un extrait à la page 161.

symptômes s'aggravaient, le malade entrait à l'infirmerie, où l'emploi des anti-phlogistiques et des dérivatifs lui procurait un soulagement considérable. Lors de sa dernière entrée, ses maux de tête étaient plus violens; il avait une difficulté extrême à exprimer ses idées, et les mots lui manquaient. Si l'on en juge par les efforts qu'il faisait pour trouver ses expressions, et surtout par ses gestes, on doit penser qu'il sentait ce qu'il voulait dire, mais que sa *mémoire* lui refusait le mot. On le vit plusieurs fois nommer un *habit*, un *bouton*, etc., qu'on lui montrait en lui en demandant le nom, tandis que, dans un autre moment, il répondait qu'il le *savait*, mais qu'il ne *pouvait* pas le dire. Il éprouvait, en outre, de la faiblesse dans les jambes et des fourmillemens dans tous les membres. Des sangsues furent appliquées, à diverses reprises, au cou et à l'anus; on plaça un vésicatoire à la nuque, on employa les laxatifs, sans amélioration bien marquée : du reste, l'appétit était bon, il n'existait point de fièvre, et toutes les fonctions purement *organiques* se faisaient régulièrement. Le 22 juillet, la douleur de tête était violente, la face rouge et animée, l'œil brillant, le pouls dur; ce qui fit pratiquer une saignée de trois palettes. — La céphalalgie se calma, la face perdit de sa rougeur, et le malade ne se plaignait plus que d'être tourmenté par des rêves. — Sur la fin de ce mois, on établit un séton à la nuque. L'opération détermina une légère hémorrhagie qui céda à une légère compression. Le quatrième jour, à la levée de l'appareil, l'écoulement sanguin ne se renouvela pas; mais, dans la nuit, une hémorrhagie assez copieuse se manifesta et fut arrêtée par la compression; elle reparut le surlendemain. Alors on excisa deux espèces de fongosités qui s'étaient élevées sur les bords de la plaie; on pratiqua de nouveau la compression, et le sang cessa de couler sans retour. — Le malade était pâle et un peu affaibli. (*Infusion de quinquina édulcorée.*) Bientôt le pouls se releva, et l'état des facultés intellectuelles n'avait subi aucun changement, lorsque, le 14 août, à 10 heures du soir, le malade succomba dans les convulsions.

Autopsie cadavérique. — La substance cérébrale était injectée. Après avoir enlevé une tranche du lobe gauche, on découvrit à sa partie antérieure une teinte jaunâtre, avec altération de consistance, de telle sorte que cette portion du cerveau était comme *indurée*. En prolongeant l'incision plus profondément, on s'aperçut que l'altération s'étendait du côté du corps strié, au-dessus, en dehors et en avant duquel elle était située, dans la substance cérébrale qui recouvre le ventricule, offrant l'aspect d'une ancienne cavité, d'environ dix lignes de longueur, dont les parois étaient maintenant contiguës, dures, jaunes et réunies par de petites brides. Dans le lobe postérieur du même côté, on trouva une altération qui sembla de même nature que la précédente, ayant la même couleur, la même consistance, mais très-peu profonde, ne formant pas de cavité, occupant la substance cérébrale qui forme la paroi externe du ventricule, d'où elle s'étendait jusqu'à l'inférieure, et d'une longueur d'à-peu-près un pouce et demi. Le lobe droit était sain ; les corps striés, les couches optiques, toutes les autres parties de l'encéphale étaient dans l'état sain. — Les ventricules contenaient peu de sérosité. — Les organes respiratoires et circulatoires ne présentèrent pas d'altération notable. — Il en fut de même des viscères digestifs.

A la suite de cette intéressante observation, l'auteur fait connaître l'opinion de M. Honoré, qui considère la maladie précédente comme un *ramollissement chronique*, ou, ce qui est la même chose pour nous, comme une *phlegmasie chronique*. M. Honoré a d'ailleurs observé plusieurs faits semblables. Toutefois, ajoute M. Delaunay, les symptômes présentés par Lechevalier et que nous avons observés chez d'autres malades, sont loin d'être ceux qui caractérisent le ramollissement du cerveau tel que l'a décrit M. Lallemand et tel qu'on l'observe le plus souvent. Ainsi, point de paralysie, point de contracture, etc. (1).

----

(1) Cette réflexion est juste. Rien n'est plus facile que d'expliquer la différence de symptômes dont veut parler M. Delaunay : elle tient à la différence du siége de l'affection, et à la marche plus ou moins aiguë de cette dernière.

— Je ne crois pas cependant, continue M. Delaunay, qu'on puisse aujourd'hui refuser le nom de *ramollissement chronique* à cette altération, puisque, dans un cas, nous avons trouvé un véritable ramollissement, et dans un autre, des cicatrices qui, selon toute apparence, en sont la suite; puisqu'enfin, suivant M. Lallemand, l'endurcissement de la substance cérébrale, tel que celui que nous venons de décrire, est une terminaison de l'inflammation qui donne lieu au ramollissement.

J'ajouterai que l'observation de M. Delaunay, nous offrant l'exemple d'une maladie cérébrale, ou, comme il le dit lui-même, d'un *ramollissement chronique, terminé par deux cicatrices* dans le lobe gauche du cerveau, est un fait nouveau qui concourt à prouver la nature inflammatoire de ce ramollissement; car quelle maladie, autre que l'inflammation, peut donner lieu à la formation d'une cicatrice? Voudrait-on objecter que l'on rencontre ces cicatrices à la suite des épanchemens apoplectiques? Je répondrai que, dans ce dernier cas, il se développe une véritable inflammation autour du foyer sanguin, et j'oserai ajouter que, dans plusieurs circonstances, on a regardé comme suites d'anciennes apoplexies des cicatrices qui étaient réellement dues à d'anciennes phlegmasies.

Une circonstance qui concourt encore à prouver que l'altération de notre précédent malade était bien de nature phlegmasique, c'est que l'emploi les anti-phlogistiques le soulagea d'une manière constante, et dissipa, à plusieurs reprises, les symptômes les plus alarmans. *Morborum naturam ostendit curatio*, a dit avec tant de raison le père de la médecine.

Les dernières observations nous ont montré l'inflammation cérébrale se terminant par la production de substances accidentelles qui, variables dans leur forme, dans leur apparence extérieure, et peut-être aussi dans leur nature intime, ont reçu les noms divers de *matière tuberculeuse, stéatomateuse, albumineuse, colloïde*. Ces transformations variées ne constituent pas toutes celles que l'observation cadavérique a fait découvrir. Il en est une autre qui mérite de fixer notre attention d'une manière toute particulière (1): je veux parler de la transformation ou, si vous aimez mieux, de la production cancéreuse. Ce tissu accidentel, généralement connu aujourd'hui sous la dénomination de *matière encéphaloïde*, se développe aussi dans le cerveau. Je n'oserais affirmer que la matière cancéreuse ou encéphaloïde reconnaisse constamment pour cause productrice une phlegmasie; mais il est incontestable que l'inflammation lui

____

(1) J'ai déjà dit que les productions fibro-cartilagineuses, cartilagineuses, et même osseuses ou calcaires, se rencontraient, rarement à la vérité, dans la masse encéphalique. On peut consulter à ce sujet le travail intéressant de M. Pinel fils.

donne naissance dans plusieurs cas : c'est pour
cette raison que je vais rapporter maintenant un
certain nombre d'observations d'affection cancéreuse du cerveau. Je commencerai par un fait recueilli par M. Cayol et consigné dans l'ouvrage de
Bayle sur la phthisie pulmonaire. Cette observation,
que le hasard m'a fait découvrir, vient encore confirmer notre opinion relativement à l'influence de
la partie antérieure du cerveau sur la production
de la parole, et sur le siége de la formation et de
la mémoire des mots. La voici.

OBSERVATION XLIe.

58 ans. Idiotisme, paralysie des membres inférieurs, perte de la mémoire et de la parole ; mort. — Masse cancéreuse et tuberculeuse
dans la partie antérieure du cerveau, etc.

Un imprimeur, âgé de cinquante-huit ans, fut
reçu à la Charité comme infirme, en attendant qu'il
pût être placé dans une maison de retraite. Il avait
les membres inférieurs complètement paralysés, et
ses facultés intellectuelles étaient dans un état
voisin de l'idiotisme. Lorsqu'on lui faisait des
questions fort simples, comme, par exemple, *avez-
vous faim? Souffrez-vous? etc.*, il y répondait
assez bien, mais seulement par *oui* ou par *non*. Il
ne paraissait pas saisir les questions un peu plus
compliquées, et celles surtout qui étaient relatives
au passé : sa mémoire paraissait presque entièrement abolie. Il ne souffrait point; son visage était
toujours calme et sans expression de tristesse ni de

oie; il ne pouvait sortir du lit ni même se mettre sur son séant, et il rendait sous lui toutes ses évacuations.

Il avait beaucoup d'appétit, mais il fallait qu'on le fît manger comme un enfant; il se servait fort maladroitement de ses bras, qui paraissaient avoir un commencement de paralysie. S'il saisissait quelque chose dans sa main, il le laissait tomber presqu'aussitôt, et assez ordinairement sur lui-même, à cause du peu d'étendue de ses mouvemens. Quoique l'amaigrissement fût peu considérable, les chairs étaient molles, surtout aux membres inférieurs. La peau était d'un pâle tirant sur le jaune : cependant la face avait conservé assez d'embonpoint et de fraîcheur.

Cet homme n'avait aucun vice de conformation et paraissait, au contraire, bien constitué; il était d'une taille un peu au-dessus de la moyenne; ses cheveux avaient été noirs et ils tiraient sur le gris, ainsi que sa barbe.

Vers le 11 ou le 12 avril, un mois et demi après son entrée à la Charité, il perdit tout-à-coup l'usage de la parole, et tomba dans un état de prostration. Les jours suivans, il fut dans un assoupissement presque continuel et toujours sans connaissance; enfin, le 16 avril, sa respiration, qui avait été bien libre jusqu'alors, commença à devenir embarrassée. Bientôt après le râle se manifesta, et le malade expira à dix heures du soir.

Ouverture du cadavre. — On trouva dans la

partie antérieure de l'hémisphère droit du cerveau
une masse tuberculeuse et cancéreuse du volume
d'un œuf de poule d'Inde, d'une forme à-peu-
près sphérique, d'une consistance et d'une pesanteur spécifique assez considérables; sa surface étai
inégalement bosselée et d'un gris rougeâtre; elle
paraissait parcourue par de nombreux vaisseaux sanguins. Dans un espace de la largeur d'un centimè,
à la partie supérieure, on y sentait une fluctuation
très-distincte, et il en sortit, au moyen d'une incision très-peu profonde, environ deux cuillerées
d'une sérosité jaunâtre limpide. La cavité qui
contenait ce liquide, anfractueuse et inégale, n'é-
tait évidemment revêtue d'aucune membrane et ne
renfermait pas de kyste; elle était creusée immédiatement dans une matière d'un jaune serin, et
de la consistance d'une pâte assez épaisse et gra-
nuleuse. On n'apercevait dans cette matière ni vaisseaux sanguins, ni aucune trace d'organisation;
elle avait toutes les apparences des tubercules
scrophuleux qui commencent à se ramollir, avec
cette seule différence que dans quelques endroits,
et surtout dans ceux qui formaient les parois de
la cavité, elle était très-humide et semblait infiltrée de sérosité.

Cette matière tuberculeuse formait surtout le
centre et les trois quarts supérieurs de la tumeur,
le reste était de nature cancéreuse : c'était un tissu
ferme, d'un blanc grisâtre, un peu luisant, qui
était traversé dans tous les sens par des vaisseaux

sanguins très-apparens. On y apercevait même dans un point un petit épanchement sanguin du volume d'un grain de chenevis. Ce tissu, bien distinct de la matière tuberculeuse, semblait néanmoins, dans quelques endroits, mêlé avec elle. La tumeur cancéreuse et tuberculeuse que nous venons de décrire n'était pas évidemment enkystée ; cependant sa surface extérieure paraissait recouverte d'un tissu cellulaire et vasculaire très-mince, qui envoyait à son intérieur des prolongemens nombreux, mais irréguliers, très-minces et impossibles à suivre.

Située au-dessus et un peu à droite de l'extrémité antérieure du ventricule latéral, elle le comprimait un peu sans pénétrer dans sa cavité, dont elle était séparée par une épaisseur d'une à deux lignes de substance cérébrale.

Elle était éloignée d'environ un pouce de la bosse orbitaire du coronal, et à-peu-près autant de la surface du cerveau, dont les circonvolutions n'étaient pas sensiblement aplaties ni déformées.

Elle était entourée immédiatement d'une couche de deux à trois lignes de substance cérébrale ramollie, et réduite à-peu-près à la consistance d'une crême épaisse, mais d'ailleurs sans aucune altération dans la couleur.

Tout le reste du cerveau était dans l'état naturel, ainsi que le cervelet ; la moelle allongée, les méninges et les ventricules contenaient fort peu de sérosité. — On trouva une masse cancéreuse dans l'un des poumons. Il serait inutile d'en donner ici une description détaillée.

Cette observation, recueillie à une époque où l'histoire des affections cérébrales était encore couverte des plus profondes ténèbres, nous présente trois genres d'altération organique bien distincts quant à leur aspect extérieur, savoir, une matière tuberculeuse, une matière cancéreuse et un ramollissement blanc ou crémeux. Nous avons prouvé, je crois, que le ramollissement et la production de la matière tuberculeuse dépendaient primitivement de l'inflammation. Or, puisque, dans le cas qui nous occupe, la matière tuberculeuse était en quelque sorte confondue avec la substance cancéreuse, il serait peu rationnel d'assigner à cette dernière une origine différente de celle de la première. D'ailleurs, l'existence de vaisseaux dans la profondeur de la masse cancéreuse, la présence d'un tissu cellulaire de nouvelle formation, ne sont-ce pas des traces manifestes d'une ancienne phlegmasie ? Sans doute l'inflammation n'est pas le seul phénomène qu'il faille étudier quand il s'agit du mécanisme qui préside à la formation des tissus accidentels ; mais on ne saurait disconvenir que c'est elle qui en est pour ainsi dire le principe, la cause première ; et c'est à ce titre que nous nous en occupons ici.

OBSERVATION XLIIe.

70 ans. Hémiplégie, perte de la parole ; mort. — Cancer de l'hémisphère
droit du cerveau.

Une dame âgée de soixante-dix-sept ans, buvant
avec excès des liqueurs alcooliques, fut prise,
dans les premiers jours de juillet 1821, de mouvemens convulsifs violens dans le bras gauche, sans
perte de connaissance. (*Saignée, pédiluve.*) Le
3e jour, nouvelle attaque : point de douleur, intégrité des mouvemens des membres inférieurs.
Pendant deux mois et demi environ, retour des
convulsions, puis paralysie du bras gauche et
commencement de paralysie du membre inférieur
correspondant. Vers le quatrième mois, embarras
de la parole ; enfin, hémiplégie complète, difficulté extrême et perte absolue de la parole, avec
conservation de toute la connaissance. — Vers le
huitième mois, la région sacrée s'ulcère, et la mort
arrive à la fin du onzième.

Autopsie cadavérique. — Une masse cancéreuse,
d'un tissu consistant, jaunâtre, lardacé, volumi-
neuse, multilobulée, occupe la plus grande partie du lobe postérieur, presque tout le lobe moyen
et une partie du lobe antérieur de l'hémisphère
droit du cerveau. Elle avoisine la couche optique,
envoie un lobule sous le corps strié, gagne l'extérieur du lobe moyen, envahit les méninges et se
prolonge même derrière la dure-mère jusqu'à l'os.
La couche optique de ce côté est entièrement ra-

14

mollie; la désorganisation est moins avancée dans le corps strié. Les environs du cancer sont ramollis. Le reste du cerveau est sain (1).

Vous voyez dans cette observation que les premiers symptômes annonçaient une phlegmasie cérébrale. Ces symptômes, qui consistaient principalement dans de violens mouvémens spasmodiques des muscles des membres du côté opposé à la lésion cérébrale, ont été remplacés, au bout d'un certain temps, par une hémiplégie complète: c'est bien là la marche ordinaire de l'encéphalite. A l'ouverture du corps, nous rencontrons une masse cancéreuse : n'est-il pas évident qu'elle n'est autre chose qu'une terminaison de l'inflammation qui avait produit les premiers phénomènes? Il est remarquable que les membres et la langue se sont paralysés successivement, et que la lésion de l'hémisphère a procédé de la partie postérieure vers l'antérieure.

Or, il y a entre les phénomènes successivement observés et la marche de l'altération cérébrale une concordance parfaite. D'abord, affection du lobule postérieur: convulsions et paralysie du bras; puis affection du lobule moyen: convulsions et paralysie du membre inférieur; enfin extension de la maladie vers le lobule antérieur: perte de la

___

(1) Observation recueillie par M. le docteur Georget, et insérée dans l'ouvrage de M. Rostan sur *le Ramollissement du Cerveau.*

parole. Quoi de plus propre à confirmer tout ce que nous avons déjà dit ?

OBSERVATION XLIIIe.

58 ans. Douleurs lancinantes dans le côté droit de la tête, puis hémi-plégie; mort. — Masse cancéreuse en dehors de la couche optique et du corps strié de l'hémisphère droit.

Un homme de cinquante-huit ans, d'une forte constitution, ressentit pour la première fois, il y a quinze ans, une vive douleur qui se répandait en rayonnant de la tempe droite sur tout le côté droit de la tête et de la face. Cette douleur persista pendant six semaines. Les années suivantes, elle revint plusieurs fois, sans avoir rien de régulier ni dans ses retours, ni dans sa durée. Elle reparut, il y a deux mois, avec plus de violence que jamais. Bientôt elle devint assez intense pour obliger le malade à suspendre ses occupations. Un emplâtre vésicatoire, appliqué sur la tempe droite, la calma pour quelques jours. Entré à l'hôpital de la Cha-rité, le 15 novembre 1821, le malade était dans l'état suivant. Face jaune, abattue; facultés intel-lectuelles et sensoriales intactes, si ce n'est qu'il existait de temps en temps une diplopie momen-tanée; forces musculaires conservées; douleurs très-fortes dans le côté droit de la tête, s'étendant quelquefois au côté correspondant de la face, s'exaspérant par intervalles, au point d'arracher des cris au malade, tantôt lancinantes, tantôt imi-tant un trait de feu qui traverserait la tête, diminuant par la chaleur ou par une pression forte exercée sur la tempe, se changeant parfois en un sentiment de froid pénible. OEil droit habituellement larmoyant; pouls fort et lent; digestion et respiration dans l'état naturel. (*Mouche d'opium sur la tempe droite, pédiluve sinapisé, limonade avec crême de tartre, vésicatoire à la nuque.*) Cependant l'état du malade restait à-peu-près le même; la nuit, la douleur était intolérable. Le 21 novembre, le malade s'étant levé, sentit fléchir ses jambes et tomba. Le lendemain 22, ses yeux étaient fermés; il ne répondait pas aux questions. (*Trente sangsues à l'anus, sinapismes, lavement purgatif.*)—Le 23, assoupissement, réponses aux questions, paupière supérieure droite paralysée, commissure droite des lèvres tirée en haut, nul mouvement volontaire dans les membres gauches, point de déviation de la langue, conservation de la sensibilité, douleur de tête beaucoup moindre. (*Arnica, lavement de séné.*) Depuis cette époque, les symptômes précédens persistèrent; en outre, le malade s'affaiblissait rapidement; ses traits se décomposaient; sa face prenait une teinte de plus en plus jaune; son pouls s'amollissait, s'accélérait, et présentait d'ailleurs, du jour au lendemain, les plus grandes variations. La langue était alternativement brune et vermeille, sèche et humide. Plusieurs fois on trouva le malade plongé dans un coma profond, avec un râle trachéal qui semblait annoncer sa fin prochaine; mais le lendemain, ce râle n'existait plus, ou était beaucoup moins fort, et l'intelligence s'était rétablie. Le malade ne se plaignait plus de sa douleur de tête, était dans un état d'apathie remarquable et comme indifférent à sa situation ; il ressemblait à un homme qui sort d'un profond sommeil ; son œil était terne et sans expression. (*Vésic. volans sur la poitrine, vésic. fixe sur la jambe, décoct. de polygala, potions toniques ; lavcmens et apozèmes laxatifs, pour entretenir la liberté du ventre.*) Cependant l'état adynamique ne cesse de faire des progrès ; l'assoupissement devient continuel ainsi que le râle, lequel persiste plusieurs jours ; puis le pouls cesse de se faire sentir ; les extrémités se refroidissent et le malade succombe.

Autopsie cadavérique, faite vingt-six heures après la mort. — Premier degré du marasme. — *Crâne*. Le tissu cellulaire sous-arachnoïdien était infiltré d'une quantité médiocre de sérosité. Vues à l'extérieur, les circonvolutions de l'hémisphère droit paraissaient aplaties. Coupé par tranches minces jusqu'au niveau du corps calleux, le cerveau ne présenta rien de remarquable, si ce n'est qu'il s'écoula une quantité notable de sérosité de chaque ventricule latéral. En avant de la couche optique du côté droit est un petit ramollissement de la grandeur d'une pièce de vingt sous : là, la substance cérébrale, légèrement jaunâtre, était réduite en une sorte de pulpe diffluente ; mais en dehors de la couche optique droite et du corps strié correspondant, existait une autre espèce d'altération. Dans l'étendue de quatre travers de doigt en longueur, et de deux ou trois en largeur, apparaissait une surface d'un gris rougeâtre, bosselée, rugueuse, inégale, offrant tout-à-fait l'aspect de certaines fongosités de la dure-mère. En incisant cette partie, le scalpel éprouvait une résistance semblable à celle que lui opposent les masses squirrheuses de l'estomac et du foie. Là se trouvait un tissu comme aréolé, d'un blanc bleuâtre, demi-transparent, très-dur, et creusé çà et là de petites cavités pleines d'un liquide analogue, pour aspect, à de la *gelée de pomme* (squirrhe à l'état de crudité et de ramollissement). En d'autres points on voyait un tissu d'un blanc sale, assez consistant, et parcouru par des lignes rougeâtres s'entre-croisant en divers sens (encéphaloïde à l'état de crudité). En d'autres points enfin, l'on ne trouvait plus qu'une sorte de bouillie rougeâtre (encéphaloïde à l'état de ramollissement). Cette altération régnait, en hauteur, depuis le niveau de la couche optique jusque près de la base du cerveau. La substance cérébrale, saine autour d'elle, lui était unie par continuité de tissu. — Les poumons crépitaient très-bien, et étaient à peine engoués. — Les parois du ventricule gauche étaient un peu hypertrophiés. — Rien de remarquable dans les autres viscères.

Dans cette observation, qui a été recueillie par M. le docteur Andral fils, observateur dont le talent et la sagacité sont trop généralement connus pour qu'il soit nécessaire de les signaler ici ; dans cette observation, dis-je, vous rencontrez la matière encéphaloïde ou cancéreuse sous presque toutes les formes qu'elle est susceptible de revêtir, et l'altération a été décrite avec une précision qui ne laisse rien à désirer. Les symptômes ont été recueillis avec une égale exactitude, et leur connaissance a dû faire prédire, sinon la nature, du moins le siége de l'affection cérébrale. Vous avez été frappé ici de la présence d'un symptôme que plusieurs médecins considèrent comme un signe caractéristique, j'ai presque dit infaillible, des maladies cancéreuses ; je veux parler des douleurs lancinantes que ressentait le malade. Mais ce signe mérite-t-il toute la confiance que quelques-uns lui accordent ? Nous aurons de la peine à le croire, si nous réfléchissons qu'il manquait dans les autres observations de cancer du cerveau que nous avons rapportées, circonstance qui se rencontre assez fréquemment aussi dans les cancers des autres organes. Ainsi, les douleurs lancinantes ne suffisent pas pour faire reconnaître l'existence d'une production cancéreuse. J'en dirai autant de la pâleur jaunâtre du visage ou de toute la peau ; mais j'ajouterai que ces deux phénomènes n'en sont pas moins dignes d'une attention particulière, et qu'ils peuvent souvent fournir au diagnostic une précieuse lumière.

Voici une autre observation de cancer cérébral que M. Gaudet a eu la bonté de me communiquer.

OBSERVATION XLIVe.

Paralysie incomplète du membre thoracique droit ; mort. — Affection cancéreuse de la partie postérieure de l'hémisphère gauche du cerveau.

Le nommé Petit, portier, âgé de soixante-six ans, d'une petite taille, ayant les membres grêles, fut apporté à la Charité le 3 février 1824, salle Saint-Louis, n° 16. On resta privé de notions sur l'état antérieur de sa santé. On sut seulement qu'il avait eu, deux mois auparavant, une attaque avec paralysie du côté droit du corps, et qu'il en avait été frappé d'une seconde, avec chute et perte de connaissance, la veille de son entrée à l'hôpital. Le lendemain, on ne put tirer de lui de renseignemens plus détaillés.

La figure était d'un jaune terne ; les muscles n'avaient subi aucune déviation ; le sentiment et le mouvement étaient évidemment affaiblis dans tout le membre thoracique droit ; ceux de la jambe correspondante étaient restés intacts ; la langue était rouge et non déviée ; le malade avait les yeux ouverts ; il les dirigeait vers ceux qui le pressaient de questions, mais sans y répondre ; les battemens du cœur donnaient une impulsion assez considérable, et s'entendaient dans une grande étendue ; le pouls était fréquent et dur.

Le lendemain, le malade avait eu du délire ; il articulait sans cesse quelques mots inintelligibles ; il demeurait dans la même insensibilité quand on l'interrogeait ; ses traits offraient la physionomie d'un homme en démence ; les mouvemens du membre supérieur droit semblaient plus libres ; le pouls était toujours fort, roide et fréquent. On constata bien l'existence d'une hypertrophie avec dilatation du ventricule gauche. (*Boisson laxative.*)

Le jour suivant, insensibilité générale, bouche béante, langue sèche, respiration stertoreuse, profonde ; face altérée, d'une couleur livide ; pouls dur et fort. Le cylindre donnait un bruit de soufflet très-marqué. (*Saignée de quatre palettes.*) Cet état ne fit que s'aggraver durant les jours qui suivirent. Le 11 février, on le trouva plongé dans une prostration profonde et dans un coma dont rien ne pouvait le tirer ; la langue était sèche et collée au palais par un enduit grisâtre et gluant ; le pouls était inégal et intermittent. Il s'éteignit le 15, au milieu de la journée.

M. Lerminier prescrivit des vésicatoires sur le thorax et sur les membres inférieurs pendant les jours d'agonie qui précédèrent la mort.

Ouverture du cadavre, faite vingt heures après la mort.

Cadavre très-amaigri.

L'arachnoïde était opaque et épaisse ; le tissu sous-jacent était infiltré d'un peu de sérosité incolore ; les vaisseaux de la pie-mère étaient très-injectés.

Les circonvolutions cérébrales avaient un aspect naturel; la substance corticale avait une bonne consistance. Coupé par tranches, le cerveau paraissait fortement sablé; l'hémisphère droit n'offrait aucune trace d'altération : seulement le ventricule correspondant contenait une petite quantité de sérosité limpide. En incisant le côté opposé du cerveau, on tomba sur une lésion d'une nature particulière qui en occupait les parties centrale et postérieure; elle se présentait sous la forme d'une masse dure, irrégulière, dont la surface était identifiée avec la substance nerveuse ambiante. Coupée longitudinalement dans toute son épaisseur, cette masse était d'une couleur jaune safranée dans quelques endroits, d'un jaune de rouille dans plusieurs autres. Ce tissu était jaspé, coupé par un grand nombre de petits corps blancs, du volume d'une lentille, d'un pois, d'une aveline; ailleurs, de petits filamens de même couleur sillonnaient en différens sens ce produit pathologique. Quelques-unes de ces petites productions blanches avaient une dureté assez grande; leur tissu était homogène, opaque (*c'était peut-être de la matière squirrheuse à l'état cru*); d'autres offraient l'apparence et la consistance d'une colle blanche assez concentrée. (*Nous avons pensé que cette altération appartenait au genre de cancer que M. Laennec a appelé* colloïde.)

La masse totale de cette désorganisation, qui se prolongeait en bas jusqu'à un demi-pouce de la base du cerveau, était dure autant que la protubérance annulaire dans l'état sain; son centre, au contraire, était réduit en pulpe jaunâtre, mêlée de stries blanches et diffluente sous les doigts. Ce ramollissement se fondait par des nuances graduées avec les portions environnantes.

Le ventricule correspondant était aplati; ses parois, examinées à l'intérieur, n'avaient pas participé à la désorganisation. Tous les autres points de l'encéphale furent trouvés dans l'état naturel.

Les poumons étaient œdémateux; les valvules aortique et mitrale étaient incrustées de plusieurs points osseux; le ventricule gauche offrait à un assez haut degré les caractères anatomiques réunis de l'hypertrophie et de la dilatation.

L'estomac, contracté, offrait, à son cul-de-sac, une large surface colorée en un rouge pointillé, avec ramollissement pultacé de la muqueuse.

La fin des intestins grêles était couverte çà et là de taches plus ou moins larges, d'une couleur rouge livide, formées par l'injection des capillaires sous-muqueux.

Tous les autres organes abdominaux furent trouvés dans l'état sain.

Vous aurez sans doute remarqué dans cette observation que le membre thoracique droit était paralysé seul, et que l'altération cancéreuse occupait le lobule postérieur de l'hémisphère gauche. Quant aux derniers symptômes présentés par le malade, ils annonçaient une irritation de l'arachnoïde, avec compression générale de la masse encéphalique : aussi a-t-on rencontré, à l'ouverture du cadavre, l'arachnoïde opaque, épaissie, et de la sérosité dans les ventricules. Le cœur offrit l'hypertrophie avec dilatation que l'on avait reconnue pendant la vie. L'on trouva de plus un endurcissement des valvules aortiques : aussi avait-on constaté, pendant le séjour du malade à l'hôpital, un bruit de soufflet très-marqué (1).

Pour terminer cette section, je vais rapporter une observation d'encéphalite terminée par une véritable cicatrisation du tissu cérébral. Les observations de ce genre sont excessivement rares. Il n'en est pas de même de celles qui se rapportent à ces cicatrices imparfaites, caractérisées par la présence de lames celluleuses et de filamens vasculaires entre-croisés, réunissant les parois opposées des foyers phlegmasiques, et formant des aréoles où l'on rencontre quelquefois une certaine quantité de sérosité (2).

Les observations de cette dernière espèce sont

----

(1) Voyez, dans le *Traité des Maladies du Cœur et des gros Vaisseaux*, par MM. Bertin et Bouillaud, quelle est l'importance de ce phénomène pour le diagnostic des maladies des orifices du cœur.

(2) Que si vous voulez considérer comme des efforts de cicatrisation les indurations que présente quelquefois la substance cérébrale, je vous en ai donné plus haut assez d'observations pour ne pas vous en offrir ici de nouvelles.

si communes, que je me dispenserai de vous en apporter ici de nouvelles. Vous en trouverez en très-grand nombre dans les ouvrages récemment publiés sur l'apoplexie, et notamment dans les *Recherches* de M. Rochoux sur cette maladie, ainsi que dans la thèse de M. Riobé. Si vous lisez attentivement les observations de ces deux auteurs, vous vous convaincrez seulement qu'il leur est arrivé quelquefois de prendre pour des excavations apoplectiques des foyers de nature évidemment inflammatoire. Mais à l'époque où ces deux excellens observateurs publièrent leurs recherches, on ne connaissait pas même le nom de l'inflammation du cerveau.

OBSERVATION XLVe.

73 ans. Affection cérébrale guérie : plus d'un an après, attaque d'apoplexie : mort le 2e jour. — Épanchement de sang dans l'hémisphère droit, cicatrice dans le même hémisphère.

Madame D***, âgée de soixante-treize ans, artiste, d'une complexion grêle et délicate, ayant le crâne développé, douée d'une intelligence distinguée, adonnée aux liqueurs spiritueuses, avait déjà éprouvé une affection cérébrale, plus d'un an auparavant, lorsque, dans la nuit du 29 au 30 janvier, elle fut frappée d'apoplexie. Conduite le lendemain matin à l'hôpital Cochin, elle offrait les symptômes suivans. Elle avait perdu la parole, mais conservait encore de la connaissance, comprenait les questions qui lui étaient adressées, et présentait la main quand on la lui demandait.

Pendant les expirations, la joue droite était soulevée; la langue pouvait à peine dépasser l'arcade alvéolaire. Les membres droits jouissaient de leurs mouvemens et de leur sensibilité; les membres gauches étaient privés de leurs mouvemens volontaires, et non de leur sensibilité, car la malade s'agitait quand on les pinçait; le bras était fléchi et la cuisse étendue, et lorsqu'on étendait l'un ou que l'on fléchissait l'autre, ils revenaient aussitôt à leur première position.

La respiration était régulière; il en était de même du pouls, qui était dur, assez développé et battait environ soixant-dix fois par minute. On observait des nausées, et il survint même quelques vomissemens. (*Saignée du bras.*) — Le 31, même état. Cependant la flexion de l'avant-bras et l'extension de la cuisse sont moins prononcées; la sensibilité persiste dans le côté gauche, et lorsqu'on le pince, la malade, plongée dans un état comateux, ouvre les yeux, exprime par la contraction des muscles faciaux la douleur qu'elle éprouve, et les membres gauches se meuvent même légèrement. Dans chaque expiration, la bouche s'abreuve d'une salive écumeuse, et la malade, suivant l'expression vulgaire, *fume la pipe.* La respiration est haute et stertoreuse, et l'on entend un râle ronflant dans tous les points où la poitrine a pu être explorée (1). La malade entend encore et laisse

____

(1) Cinq à six jours avant l'attaque, cette malade avait contracté un rhume assez violent.

ercevoir qu'elle comprend les questions qu'on
i adresse. Lorsqu'on lui demande, par exemple,
voir sa langue, elle s'efforce de la montrer ; mais
le ne peut la porter au-delà des arcades den-
ires. Les pupilles ne sont point dilatées. — Le
ir, les symptômes étaient à-peu-près les mêmes ;
pouls continuait à être dur , assez développé, et
résentait un peu de fréquence. (*Trente sangsues
errière l'oreille droite.*) — La malade expira
ans la nuit.

Autopsie cadavérique, trente heures après la
ort. 1°. *Habitude extérieure.* — Cadavre d'une
mme âgée, maigre, d'une stature au-dessous de
moyenne ; déviation latérale de la colonne dor-
le ; roideur assez marquée.

2°. *Organes encéphaliques.* —Os du crâne minces
durs, engorgement sanguin des vaisseaux de la
ure-mère. Environ trois cuillerées de sérosité
nguinolente à la base du crâne. A l'extrémité
ostérieure de l'hémisphère droit se remarquait, au-
essous de l'arachnoïde, une espèce d'ecchymose
oire, de la largeur d'une pièce de trois francs.
ne très-légère couche de sang coagulé existait au
oint correspondant de la paroi du crâne. En
alpant le cerveau, il fut facile de sentir, sous la
che noire indiquée et dans toute la moitié pos-
érieure de l'hémisphère droit, une fluctuation
rès-distincte dans le point ecchymosé. La sub-
tance du cerveau était détruite, et lorsque l'arach-
oïde en eut été détachée, il s'en écoula une

grande quantité de sang noir demi-coagulé. L'hémisphère droit ayant été fendu par une incision
verticale dirigée d'avant en arrière, on aperçu
un vaste foyer *apoplectique* qui occupait toute la
moitié postérieure de cet hémisphère, et contenai
au moins un grand verre de sang noir semi-coa-
gulé. Ce foyer sanguin n'était distant de la superficie du cerveau que d'environ deux lignes et
demie, et là, ses parois étaient formées par la
substance grise des circonvolutions revêtue par
une lame de substance blanche d'une ligne d'é-
paisseur. La paroi inférieure du foyer était séparée de la base du cerveau par une couche de
substance épaisse de quatre à cinq lignes. En haut
et en dehors, plusieurs circonvolutions cérébrales
étaient dédoublées ; leurs anfractuosités persis-
taient et formaient, à l'intérieur du foyer, des espèces de *reliefs* analogues aux circonvolutions
saines de la surface du cerveau. Ce foyer finissait
antérieurement à l'union du lobe moyen avec le
lobe antérieur. En dedans il correspondait, en
arrière, à la face interne du lobe postérieur, dont
il n'était séparé que de deux à trois lignes, et partout ailleurs, à la paroi externe du ventricule
droit. Celui-ci contenait environ une demi-cuil-
lerée de sérosité brunâtre. A la surface du corps
strié et de la couche optique, rampaient des vaisseaux volumineux et injectés, et se remarquaient
des groupes élégans d'ecchymoses arrondies, mi-
liaires ou lenticulaires, qui n'étaient recouvertes

que par le feuillet très-mince de l'arachnoïde ventriculaire. Plus profondément, on rencontrait des épanchemens sanguins plus considérables, véritables *apoplexies* partielles, distantes de deux à trois lignes du grand foyer *apoplectique* décrit précédemment. Après avoir nettoyé, par des lavages réitérés, l'intérieur de ce dernier, on coupa, par lames très-minces, la substance cérébrale environnante, ce qui fit découvrir un grand nombre de nouvelles ecchymoses ou apoplexies partielles. Quelques points seulement paraissaient sensiblement ramollis, d'une couleur jaunâtre et d'un aspect granuleux; altération remarquable, surtout à la partie externe de la couche optique et dans les environs, où les ecchymoses étaient extrêmement multipliées. Quant à la couche optique elle-même et au corps strié, ils n'étaient ni ramollis ni parsemés d'épanchemens sanguins, et n'avaient subi d'autre lésion qu'une compression plus ou moins forte de la part de l'épanchement *apoplectique*. Le reste du cerveau et le cervelet n'offrirent aucune altération récente : on observait seulement une injection générale très-prononcée. — L'un des tubercules quadrijumeaux (le gauche et inférieur) était converti en une substance brunâtre, un peu molle ; lésion évidemment ancienne.

Vers l'union du *lobe antérieur* avec le lobe moyen de l'hémisphère droit, dans la profondeur de la substance cérébrale, on observait une ligne ou lame jaune, dense, comme fibreuse, ayant environ un pouce d'étendue transversale, cinq à six lignes de hauteur, un quart de ligne d'épaisseur, et entourée, de toutes parts, d'une couche de substance cérébrale légèrement indurée, brune, épaisse d'une ligne. La teinte brune était très-prononcée près de la lame jaune, *ancienne cicatrice*, s'éclaircissait insensiblement et comme par *dégradation*, en s'en éloignant, et disparaissait à une ligne au-delà d'elle.

3°. *Organes respiratoires et circulatoires.* — Le poumon gauche était le siége d'une hépatisation bien caractérisée (1). Le poumon droit était encore crépitant, mais en même temps gorgé de sang et facile à déchirer. — Le cœur, d'un volume à-peu-près naturel, contenait un peu de sang noir coagulé. Les parois du ventricule gauche étaient robustes, et sa cavité sensiblement rétrécie ; ce qui provenait peut-être de l'hypertrophie de quelques colonnes charnues. Le bord libre de la valvule auriculo-ventriculaire gauche et les tendons qui s'y insèrent, étaient durs et comme fibro-cartilagineux. Le tissu du cœur était mou, un peu pâle et facile à écraser. Les valvules aortiques offraient à leur bord adhérent un léger bourrelet fibro-cartilagineux. — L'aorte ascendante était dilatée d'un bon tiers de son calibre ordinaire ; sa membrane interne était soulevée par quelques

---

(1) On n'a pas oublié que la malade avait contracté un rhume quelques jours avant l'*attaque*.

plaques cartilagineuses ou même calcaires. L'aorte pectorale ne présentait rien de particulier. Les carotides, la basilaire et toutes les artères cérébrales avaient leurs parois blanchâtres, et criaient légèrement sous l'instrument qui les divisait. Plusieurs artères du cerveau étaient ossifiées ou plutôt pétrifiées ; elles restaient béantes après avoir été coupées en travers, la rigidité de leurs parois ne leur permettant plus de revenir sur elles-mêmes. Les artères qui serpentent dans la toile et les plexus choroïdes offraient des altérations analogues.

4°. *Organes digestifs*.—La membrane muqueuse de l'estomac présentait des rides très-volumineuses vers la région pylorique, et çà et là, mais principalement dans la région splénique, des plaques de *sablé* rouge ; elle paraissait assez épaisse, se détachait et se déchirait facilement avec l'ongle. — Les intestins ne parurent pas sensiblement altérés. Le foie et la rate étaient sains.

Je dois à M. Legroux, interne à l'hôpital Cochin, les détails de cette observation. J'avais observé moi-même avec soin la malade, et j'assistai à l'ouverture de son corps. La lame jaunâtre que nous trouvâmes, vers l'union du lobule moyen avec le lobule antérieur de l'hémisphère gauche, me paraît être une véritable cicatrice, suite de l'ancienne affection cérébrale dont Madame *** avait été atteinte : elle était tout-à-fait comparable aux cicatrices que l'on observe parfois dans le tissu des poumons; la légère induration qui existait autour d'elle est encore un indice que ce point avait été autrefois le siége d'une phlegmasie. D'ailleurs, les altérations cérébrales, dans le cas que nous avons sous les yeux, s'accordent exactement avec les symptômes observés pendant le cours de la maladie.

LIVRE SECOND.

HISTOIRE GÉNÉRALE DE L'ENCÉPHALITE.

CHAPITRE PREMIER.

CARACTÈRES ANATOMIQUES DE L'INFLAMMATION DU CERVEAU.

Nous avons vu, par l'exposition des faits qui composent le premier livre de cet ouvrage, que les altérations anatomiques de la substance cérébrale offraient de grandes différences, suivant qu'on les examinait à telle ou telle période de l'inflammation. Sous ce rapport, il nous semble que l'encéphalite peut être divisée en quatre périodes principales, dont nous allons successivement décrire les phénomènes.

§ Ier. *Première période de l'Encéphalite.*

La substance cérébrale est injectée, rouge, tuméfiée, légèrement indurée : on pourrait comparer cet état à la turgescence sanguine qui caractérise l'érection (1). Le sang n'a point encore éprouvé

---

(1) Ce gonflement du tissu cérébral enflammé explique pourquoi des portions considérables de cerveau s'échappent à travers une ouverture accidentelle du crâne, lorsqu'une semblable circonstance accompagne l'encéphalite.

d'altération notable, et si l'on incise la portion enflammée, il ruisselle en gouttelettes multipliées de la surface des incisions, qui en est pour ainsi dire *sablée*. La rougeur devient rutilante par le contact de l'air, et tranche d'une manière frappante sur le fond blanc ou gris de la substance cérébrale. Quelquefois la congestion sanguine a été assez violente pour briser quelques vaisseaux capillaires, et alors le sang est infiltré dans la substance cérébrale, où il peut même former de petites ecchymoses, des espèces de *foyers apoplectiques* partiels. Cet accident arrive d'autant plus facilement que la mollesse extrême de la pulpe cérébrale la rend peu propre à résister aux efforts du sang que l'irritation fait affluer, par une sorte d'attraction vitale, dans les vaisseaux de la partie malade. La rougeur présente, d'ailleurs, plusieurs nuances, et passe, par une sorte de *dégradation*, du rouge le plus foncé à une simple teinte rosée. Ces nuances de coloration rouge paraissent tenir à la quantité et peut-être aussi à la nature du sang que l'irritation attire dans le point qu'elle occupe. Sans doute que, dans ce premier degré, la substance cérébrale tend déjà à se désorganiser : toutefois cette tendance désorganisatrice altère si légèrement le tissu cérébral qu'elle ne laisse nulle trace après elle dans les cas heureux, mais trop rares, où l'inflammation se termine par *avortement* ou même par résolution.

§ II. *Deuxième période de l'Encéphalite.*

Dans celle-ci, l'organisation de la pulpe cérébrale est manifestement altérée ; cette pulpe a notablement perdu de sa consistance ; on dirait que
la force de cohésion qui réunissait ses molécules
a été plus ou moins complètement détruite, et que
la substance tend, en quelque sorte, à passer de
l'état solide à l'état liquide : d'où le nom de *ramollissement* sous lequel quelques auteurs modernes ont désigné l'inflammation du cerveau.
Toutefois, il ne faut pas confondre le ramollissement avec la perte de cohésion d'un tissu enflammé :
ce sont deux choses distinctes. Ainsi, par exemple,
le système cellulaire, affecté de phlegmasie, offre
si peu de cohésion, ou plutôt présente une telle
fragilité, qu'il se déchire et se rompt au moindre
effort, bien que, loin d'être ramolli, il soit plus
dur que dans l'état naturel. Cette perte de cohésion du tissu cellulaire, par suite de son inflammation, explique une foule de phénomènes très-
remarquables. Ainsi, elle explique pourquoi, dans
les phlegmasies des membranes muqueuses et séreuses, celles-ci se détachent, pour ainsi dire,
d'elles-mêmes des membranes sous-jacentes. Il
m'est souvent arrivé, dans des cas d'entérite, de
séparer, au moyen d'une traction très-légère, la
membrane muqueuse d'avec celles sur lesquelles
elle est appliquée, dans toute l'étendue où régnait
l'inflammation, c'est-à-dire, dans l'étendue de

plusieurs pieds. Dans des cas de péritonite, le péritoine péri-intestinal se détache avec la même facilité, et, dans l'une et l'autre circonstance, c'est à l'inflammation, et par suite à la perte de cohésion de la couche celluleuse sous-jacente, qu'il faut attribuer l'extrême facilité avec laquelle on parvient à *isoler* soit la membrane muqueuse, soit la membrane séreuse de l'intestin.

Cette perte de cohésion, cette *fragilité* que nous signalons ici, est un phénomène que M. Dupuytren paraît avoir observé le premier, et sur lequel, dans ces derniers temps, M. Lallemand a fixé l'attention d'une manière particulière. De tous les caractères anatomiques de l'inflammation, c'est peut-être le plus général, le plus constant, le plus essentiel; il se retrouve dans les inflammations des tissus parenchymateux, comme dans celles des tissus membraneux. Le travail phlegmasique triomphe de la force de cohésion des organes les plus résistans. Qui ne sait, en effet, aujourd'hui, que le foie, les reins, la rate, les poumons, le cœur, les muscles, s'écrasent en quelque sorte sous les doigts lorsqu'ils ont été enflammés? Les os eux-mêmes deviennent alors d'une fragilité singulière; le tissu artériel, si éminemment élastique, doué par excellence de la force de cohésion, devient si fragile lorsqu'il est enflammé, qu'il se rompt sous le seul effort du sang.

Quoi qu'il en soit, je répète que le ramollissement du tissu cérébral me paraît devoir être distingué de sa perte de cohésion.

L'explication de ce dernier phénomène est encore couverte d'un voile épais. Il est assez probable, au contraire, que le ramollissement proprement dit dépend de la présence d'une certaine quantité de pus infiltrée dans la substance cérébrale, ou plutôt qu'il n'est autre chose qu'une suppuration plus ou moins avancée. Le pus, épanché au milieu de cette substance, la dissout, et tend, pour ainsi dire, à lui faire partager son état liquide. Le ramollissement du cerveau est, d'ailleurs, susceptible d'un grand nombre de degrés différens, depuis celui où la substance cérébrale est à peine plus molle que dans sa texture normale, jusqu'à celui où elle est réduite à une sorte de colliquation telle qu'elle ressemble à une bouillie ou à une crême peu épaisse. Dans ce dernier degré, la substance cérébrale est réellement désorganisée. Lorsque le ramollissement ne fait que commencer, il est accompagné de rougeur, d'injection sanguine et de gonflement ; il constitue alors le ramollissement rouge ou jaune de certains auteurs. Mais à mesure qu'il fait des progrès, la rougeur, l'injection et la turgescence inflammatoire diminuent, et, sous cette nouvelle forme, il représente le ramollissement blanc ou crémeux des auteurs indiqués plus haut. Ce ramollissement aurait-il donc changé de nature pour avoir changé de couleur ? Je ne saurais le croire. Les deux formes qu'il revêt appartiennent à toutes les inflammations. Effectivement, puisque ce ramollissement n'est autre chose qu'une terminaison par suppuration de l'encéphalite, on conçoit aisément que la rougeur, la tuméfaction et l'injection sanguine, phénomènes primitifs de cette phlegmasie, doivent être d'autant moins prononcées qu'elle est plus ancienne, et plus voisine de cette période que les anciens désignaient sous le nom de *coction*. Alors, ainsi que l'a fort bien vu M. Lallemand, le pus prend, en quelque sorte, la place du sang, s'infiltre comme lui dans la substance cérébrale, la pénètre de toutes parts, la dissout et se combine, pour ainsi dire, avec elle. Mais au lieu de la colorer en rouge, il affaiblit la teinte rosée qui lui est naturelle, et, tandis qu'il altère à peine la coloration de la substance blanche, il change considérablement au contraire celle de la substance grise, ou plutôt il décolore celle-ci au point qu'elle se confond entièrement avec la substance blanche. Au reste, suivant que le pus aura une teinte jaunâtre, blanchâtre ou verdâtre, il altérera diversement la coloration de la substance encéphalique. J'ai souvent trouvé la portion du cerveau ramollie de couleur d'un beau jaune serin. Mais comme, dans ces cas, il existait en même temps une infiltration sanguine plus ou moins marquée, peut-être est-il rationnel de penser que la coloration jaune dépendait de la présence du sang dont une partie avait été déjà résorbée. On sait, en effet, que, à mesure que l'absorption s'empare du sang épanché dans une de nos parties, la couleur rouge ou noire passe peu à peu à une teinte jaune.

§ III. *Troisième période de l'Encéphalite.*

Dans cette période, le pus, d'abord simplement infiltré dans la pulpe cérébrale, brise peu à peu les cellules dans lesquelles il était retenu, se réunit en foyer, et forme ces collections purulentes plus ou moins considérables que l'on est convenu de désigner sous le nom d'*Abcès.* Ceux-ci peuvent être distingués en abcès récens et en abcès anciens. Le pus des premiers, en contact immédiat avec la substance cérébrale, est, pour ainsi dire, libre. Le pus des seconds, au contraire, séparé de la pulpe cérébrale, est contenu et comme *emprisonné* dans une membrane plus ou moins épaisse, de nature celluleuse, connue sous le nom de *kyste*, ce qui a fait donner le nom d'*abcès enkystés* à ceux autour desquels elle s'est organisée. Les abcès cérébraux ressemblent exactement à ceux qui se forment dans le tissu cellulaire lui-même et dans tous les organes parenchymateux, tels que le foie, les poumons, etc. Le pus qu'ils contiennent offre diverses variétés relatives à sa couleur, à sa consistance, à son odeur, et peut-être aussi à sa composition chimique. En général, il n'exhale pas une odeur très-forte ; il est souvent verdâtre ou jaunâtre, homogène. Je l'ai vu quelquefois, à l'instar de celui des membranes séreuses, formé d'une partie liquide et d'une partie concrète, celle-ci nageant, sous forme de flocons, au milieu de la première.

Le kyste qui s'organise peu à peu autour du pus ne présente pas de différences moins notables que celui-ci. Des espèces de franges tomenteuses, flottantes au milieu de la portion liquide du pus, sont les premiers rudimens de cette formation nouvelle. Ces franges elles-mêmes, productions organisées, naissent au sein de la partie coagulable dont se compose le pus. Une couche de celle-ci se dépose sur les parois du foyer, les revêt de toutes parts. Primitivement *amorphe*, *cette lymphe coagulable*, comme on l'appelle, *fécondée* pour ainsi dire par les parties vivantes avec lesquelles elle est en contact, ne tarde pas à vivre elle-même et à s'organiser. Un réseau vasculaire s'y forme de toutes pièces, et, par les anastomoses qui s'établissent entre lui et les capillaires de la substance cérébrale, le kyste contracte des adhérences et des communications intimes avec cette dernière. Il ne consiste d'abord qu'en une lame très-mince, délicate, facile à rompre, fragile, analogue, par sa ténuité, à une toile d'araignée. Mais insensiblement, et par le mécanisme que nous venons d'indiquer, de nouvelles couches de *lymphe coagulable* s'organisent autour d'elle, de sorte qu'il n'est pas rare de rencontrer des kystes composés de trois ou quatre feuillets concentriques; de la même manière que certaines fausses membranes pleurétiques sont composées de plusieurs lames juxta-posées.

Plus les abcès sont anciens, plus, en général, sont nombreux les feuillets du kyste qui les entoure, en sorte que l'on peut juger par le nombre de ceux-ci de l'ancienneté de l'abcès. Quelquefois, mais assez rarement, le kyste se transforme en tissu fibreux ou fibro-cartilagineux. Plus rarement encore, on trouve sur ses parois quelques incrustations calcaires.

La surface interne des kytes est polie, onctueuse au toucher, et paraît tenir le milieu entre celle des membranes séreuses et celle des membranes muqueuses. Mais je ne crois pas, avec quelques auteurs, que ces kystes doivent être considérés comme parfaitement semblables à une membrane muqueuse. Leur surface externe, d'abord à peine collée ou plutôt simplement appliquée sur la substance cérébrale environnante, s'y fixe de plus en plus intimement, s'y *greffe* pour ainsi dire au moyen des filamens cellulo-vasculaires dont il a été question plus haut.

Il serait bien important de savoir si le liquide contenu dans les abcès enkystés du cerveau peut être complètement résorbé, et si les parois opposées du kyste, après s'être rapprochées jusqu'au contact, finissent par s'agglutiner ensemble, comme cela arrive dans plusieurs cas d'épanchemens pleurétiques. L'analogie nous porte à croire que cette heureuse terminaison n'est pas au-dessus des ressources de la nature. Pour moi, je suis tenté de croire que plusieurs cicatrices, prises jusqu'ici pour des suites d'épanchemens apoplectiques, doivent

réellement être considérées comme la terminaison
de phlegmasies cérébrales. J'ajouterai que, dans
les cas où il a existé primitivement un foyer apoplectique, les cicatrices dont il s'agit, parfaites ou
imparfaites, sont des preuves certaines que la partie où elles se rencontrent a été le siége d'un travail inflammatoire ; car l'idée de cicatrice est inséparable de celle d'inflammation : la première suppose nécessairement la seconde. Enfin , puisque
les recherches intéressantes de M. Riobé ont démontré que les épanchemens apoplectiques peuvent
être suivis de résorption et de guérison , on ne
voit pas pourquoi les abcès ou les foyers purulens
ne jouiraient pas de cet heureux privilége. Avouons
toutefois que ce point important de l'histoire des
phlegmasies cérébrales n'est pas encore suffisamment éclairé , et que de nouvelles observations
sont seules capables de dissiper complètement le
reste d'obscurité qui l'enveloppe.

§ IV. *Quatrième période de l'Encéphalite.*

C'est dans cette période que se forment une foule
de productions accidentelles, tellement différentes,
quant à leur forme, à leur aspect et à leur structure, que les observateurs les ont partagées en
plusieurs genres. Médicalement parlant, il est beaucoup plus utile de savoir à quelle cause commune
elles doivent être rapportées, que de connaître mi-
nutieusement toutes les particularités anatomiques
qui se rattachent à leur histoire. Voici toutefois

les principales formes que peuvent revêtir ces productions anormales.

1ʳᵉ Forme. *Productions tuberculeuses.* — Les tubercules du cerveau ressemblent à ceux que l'on rencontre dans les autres organes. Leur forme est globuleuse, ovoïde, plus ou moins aplatie ; ils sont solitaires ou multiples ; ils se réunissent quelquefois de manière à former des masses considérables ; leur grosseur est très-variable ; ils peuvent présenter le volume d'un œuf de pigeon ; mais, en général, ils offrent celui d'un grain de chenevis ou d'un pois (1). Quand leur volume est plus considérable, il est probable que plusieurs d'entr'eux se sont réunis et confondus en une seule masse ; leur couleur est blanche, jaunâtre ou verdâtre ; leur consistance varie suivant l'époque à laquelle on les examine : elle est d'abord assez grande ; mais elle diminue graduellement, à mesure que la matière tuberculeuse passe de l'état de *crudité* à l'état de ramollissement et de suppuration, ramollissement qui s'opère du centre à la circonférence dans les cas les plus ordinaires ; mais qui cependant, comme l'a observé M. Léveillé, commence quelquefois par la circonférence (2).

---

(1) Il est plus que vraisemblable que les tubercules, à leur première origine, à l'état naissant, pour ainsi dire, ont un volume beaucoup moindre. Ce n'est que par un accroissement successif qu'ils acquièrent la grosseur d'un grain de millet, de chenevis, etc.

(2) *Recherches sur les Tubercules du Cerveau*, par J.-H. Léveillé. (*Thèses de l'École de Médecine*, 1824.)

La matière tuberculeuse, d'abord libre, ne tarde
pas à être enveloppée d'un kyste, analogue à celui qui s'organise autour du pus, des caillots sanguins, etc. Composé d'abord d'une seule lame,
ce kyste en présente plus tard deux très-dis-
tinctes. De sa face interne partent des brides fila-
menteuses qui pénètrent dans la matière tuberculeuse, y forment des espèces de cloisons, et la
partagent en divers lobes. La face externe du
kyste adhère à la substance cérébrale. Du reste,
il est susceptible des mêmes transformations que
tous les kystes en général. J'ai vu quelquefois des
vaisseaux sanguins se répandre à la surface du
tubercule et lui donner une teinte rosée. J'en ai
même vu quelques-uns se prolonger vers le centre
du tubercule, et c'est sans doute à leur déchirure
qu'il faut rapporter l'origine d'une matière molle,
rougeâtre, que l'on trouve parfois au milieu
d'une masse tuberculeuse, sorte d'apoplexie ou
de ramollissement rouge de ce tissu morbide.
D'ailleurs, ces capillaires sanguins sont d'autant
moins nombreux que l'on s'approche plus près du
centre, et que la dégénérescence tuberculeuse est
plus avancée : aussi n'en trouve-t-on pas dans les
grosses masses tuberculeuses qui représentent véritablement des substances inorganiques.

D'après ce que je viens de dire, on voit qu'il
existe plusieurs analogies entre les tubercules et
les abcès. Donnez à la matière qui constitue ceux-
ci une consistance d'albumine coagulée, ou une

cohésion caséeuse, et vous en ferez un tubercule ; ramollissez, liquéfiez, au contraire, la matière tuberculeuse, et vous obtiendrez un abcès. Le tubercule n'est, pour ainsi dire, que la matière de la suppuration sous une forme solide, et l'abcès est cette même matière à l'état liquide.

On doit rapporter aux productions tuberculeuses les masses stéatomateuses, albumineuses, de consistance d'empois ou de fromage, dont nous avons précédemment fourni des exemples, et dans quelques-unes desquelles se trouvait, comme pour en indiquer la véritable origine, une matière purulente liquide, un véritable pus phlegmoneux. La matière tuberculeuse se rencontre plus communément chez les enfans et les jeunes sujets que chez les personnes plus avancées en âge. Elle est ordinairement la suite d'une phlegmasie chronique : cependant nous en avons trouvé dans des cas de phlegmasie aiguë, ainsi que les observations 9ᵉ, 10ᵉ, etc., en font foi.

2ᵉ FORME. *Productions cancéreuses, squirrheuses, encéphaloïdes ou cérébriformes.* — Ces diverses dénominations ne désignent que les divers aspects sous lesquels peut se présenter une seule et même production accidentelle. Nous en avons rapporté quelques exemples. Il suffira de relire les observations 41ᵉ, 42ᵉ, 43ᵉ, 44ᵉ, pour se faire une idée des caractères anatomiques propres au cancer du cerveau. Ces caractères sont absolument les mêmes que ceux que présentent les cancers

16

des autres organes : il serait donc inutile d'en retracer ici le tableau détaillé.

3ᵉ Forme. *Productions cartilagineuses, osseuses ou calcaires.* — Nous avons déjà dit que ces transformations se rencontraient quelquefois dans les kystes qui se développent autour du pus ou de la matière tuberculeuse. J'ai aussi rencontré quelquefois des ossifications des membranes cérébrales ; mais je n'ai jamais vu de véritables ossifications de la substance cérébrale elle - même, comme quelques auteurs prétendent en avoir observé. J'ai seulement rencontré quelquefois une sorte de pétrification, plutôt qu'une ossification réelle, de la glande pinéale et de la glande pituitaire.

4ᵉ Forme. *Productions mélaniques et érectiles.* — Je n'en ai jamais observé dans la substance cérébrale : on conçoit néanmoins qu'elles peuvent s'y développer. M. Cruveilhier, dans son *Anatomie pathologique*, rapporte un exemple de tumeur érectile du cerveau.

Les diverses productions accidentelles que je viens d'indiquer, plutôt que de décrire, se rencontrent tantôt seules, et tantôt combinées les unes avec les autres. C'est ainsi que, dans l'observation que j'ai extraite de l'ouvrage de Bayle sur la phthisie pulmonaire, il s'agit d'une tumeur contenant à la fois de la matière encéphaloïde et de la matière tuberculeuse.

J'ai déjà fait connaître, dans plusieurs endroits

dé cet ouvrage, les raisons pour lesquelles les productions accidentelles développées dans le cerveau me paraissent devoir être considérées comme des effets consécutifs de son inflammation. Cette opinion est aujourd'hui celle de la plupart des médecins français et étrangers. Quelques-uns s'obstinent encore cependant à croire que les tissus accidentels constituent des maladies dont l'origine n'est nullement de nature inflammatoire. Ils veulent sans doute que nous les en croyons sur parole, puisqu'ils ne se donnent pas la peine d'apporter quelque argument plausible en faveur de leur assertion.

Pour nous, nous ne croyons pas qu'il soit prudent et philosophique de croire, en médecine, autre chose que ce qui est démontré. En conséquence nous n'adopterons l'opinion de ces auteurs que lorsqu'elle sera appuyée sur des faits recueillis avec toute l'exactitude nécessaire. Mais, en attendant, qu'il nous soit permis de penser que des productions que nous voyons se former pour ainsi dire sous nos yeux, lorsque l'inflammation affecte les parties extérieures du corps, que nous pouvons presque développer à volonté, en déterminant des irritations et des inflammations artificielles, qu'il nous soit permis, dis-je, de penser que ces productions peuvent être considérées, du moins provisoirement, comme les effets du travail inflammatoire.

Ce n'est pas assez, sans doute, que de savoir que les tissus accidentels, quelle que soit la forme variable sous laquelle ils se manifestent, reconnaissent l'inflammation pour leur cause productrice : leur histoire ne sera complète que lorsque l'on aura pu déterminer, d'une manière précise, la raison des différences qu'ils présentent entre eux ; que l'on aura analysé les phénomènes *moléculaires* qui se passent dans le mécanisme de leur formation, et que l'on connaîtra les rapports qui existent entre leur composition anatomique et chimique, et celle des parties solides et liquides dans le sein desquelles ils prennent naissance. Mais l'obscurité profonde qui règne sur le mécanisme de la nutrition et de l'organogénésie normales elles-mêmes, et qui n'est pas prête à se dissiper, couvrira long-temps celui de la formation des tissus accidentels, laquelle n'est, en quelque sorte, qu'une nutrition, ou mieux une organogénésie *pathologique.*

Au reste, les productions accidentelles, pour être des effets de l'inflammation, n'en constituent pas moins des maladies spéciales ou plutôt des causes de maladie, qui ont leurs effets propres, ainsi que nous le verrons plus loin : considérées en elles-mêmes, et indépendamment de leur cause génératrice, elles doivent être comparées à de véritables corps étrangers, dont la présence importune irrite toujours plus ou moins les parties vivantes avec lesquelles elles sont en contact. Voilà sans doute pourquoi l'on voit si fréquemment des inflammations se manifester autour d'elles.

Terminons ce chapitre par le résumé des altérations anatomiques que l'encéphalite fait subir à la portion du cerveau qu'elle occupe : afflux de sang, injection, gonflement, rougeur, développement des vaisseaux capillaires, et quelquefois infiltration d'une certaine quantité de sang dans la substance cérébrale ; perte de cohésion de celle-ci, altération des liquides que l'irritation y a attirés, formation de pus, infiltration de ce liquide dans la pulpe encéphalique, ramollissement de celle-ci, réunion du pus en foyer, développement d'une fausse membrane autour du pus, résorption d'une partie du liquide sécrété, concrétion et combinaison de l'autre avec la substance cérébrale, formation des diverses productions accidentelles connues sous le nom de *squirrhes*, de *cancers*, d'*encéphaloïdes*, de *tubercules*, etc. : tels sont les phénomènes anatomiques auxquels l'inflammation du cerveau peut donner lieu.

Il serait curieux de déterminer maintenant si les diverses altérations inflammatoires que nous venons de parcourir affectent une sorte de prédilection pour telle ou telle partie de la masse encéphalique. Personne n'ignore que l'immortel Morgagni avait déjà remarqué que les épanchemens apoplectiques s'opéraient beaucoup plus souvent dans les corps striés et les couches optiques, que dans aucun autre point du cerveau. M. Lallemand a remarqué, de son côté, que l'inflammation, à l'instar de l'apoplexie, se développe de préférence sur les mêmes parties ; et, comme Morgagni, il attribue cette circonstance à ce que la couche optique et le corps strié reçoivent proportionnellement de plus nombreux et de plus gros troncs vasculaires que le reste de l'encéphale. C'est aussi, suivant M. Lallemand, parce que la substance grise est plus abondamment pourvue de vaisseaux que la blanche, qu'elle est plus fréquemment le siége de l'inflammation que cette dernière. La remarque judicieuse de Morgagni, confirmée par les recherches de M. Rochoux, est d'une vérité incontestable ; mais je n'oserais assurer qu'il en soit ainsi de celle de l'ingénieux professeur de Montpellier.

Quoi qu'il en soit, il est rare, il est peut-être même sans exemple, que l'encéphale ait été profondément désorganisé dans toute sa masse. Une semblable lésion, chez l'homme, serait incompatible avec la vie. Une simple congestion sanguine cérébrale, telle que celle qui constitue le *coup de sang,* une simple irritation générale du cerveau, telle que celle qui accompagne la méningite, entraînent la mort avant que le cerveau ait eu le temps de se désorganiser. C'est pourquoi les désorganisations dont nous avons parlé plus haut n'occupent ordinairement qu'un des hémisphères cérébraux ; il est même assez rare que la totalité d'un hémisphère soit affectée. Il arrive bien quelquefois que les deux hémisphères sont le siége de la maladie ; mais alors ils ne sont lésés que dans une partie plus ou moins circonscrite de leur étendue. Au reste, chacune des deux substances dont le cerveau est composé peut être affectée isolément. Cela suppose toutefois que l'affection n'est pas très-profonde. Car, lorsqu'il en est autrement, ces deux substances ont des connexions trop intimes pour que l'affection de l'une ne se transmette pas à l'autre.

CHAPITRE SECOND.

CARACTÈRES PHYSIOLOGIQUES, OU SIGNES ET SYMPTÔMES DE L'ENCÉPHALITE.

Nous allons examiner, dans ce chapitre, quelles modifications apportent dans l'exercice des fonctions de l'encéphale les diverses altérations que son inflammation entraîne à sa suite. Dans le précédent chapitre, nous n'avons vu, s'il est permis de s'exprimer ainsi, que les restes de l'encéphalite, nous n'en avons observé que le cadavre ; dans celui-ci, nous allons la considérer vivante, et tracer le tableau des altérations physiologiques qui la caractérisent, comme nous avons fait celui des altérations anatomiques et matérielles qu'elle produit. Cette étude est de la plus haute importance. Il ne suffit pas de connaître les altérations cadavériques, et de se signaler par son habileté dans ce diagnostic, que j'appellerais volontiers *posthume* : en effet, le but principal de la médecine est de guérir les maladies : or, pour les guérir, il faut les connaître pendant la vie ; il faut savoir les prédire, les deviner, pour ainsi dire, et les voir à travers les parties qui les dérobent à nos regards. Nous ne pouvons parvenir à ce précieux résultat que par la connaissance approfondie des symptômes, c'est-à-dire, des modifications fonctionnelles qui correspondent aux altérations organiques. Attachons-nous donc à bien analyser ces symptômes ; et, comme ils doivent nécessairement différer, suivant que l'inflammation du cerveau est générale ou partielle, suivant que la portion qu'elle occupe est simplement irritée ou déjà désorganisée, consacrons à l'étude de chacune de ces diverses circonstances des articles particuliers.

ARTICLE PREMIER.

Symptômes de l'Inflammation générale du Cerveau.

§ Ier. *Période d'irritation.*

Les symptômes d'une irritation aiguë générale de l'encéphale consistent dans une exaltation de toutes les fonctions dont cet organe complexe est l'instrument. De là le délire sous toutes les formes dont il est susceptible, les mouvemens spasmodiques, les convulsions générales, les soubresauts des tendons, l'agitation continuelle ; de là une susceptibilité des sens telle, que l'oreille ne peut supporter le moindre bruit, que la lumière la plus faible excite douloureusement et blesse, pour ainsi dire, l'œil ; de là une contraction continuelle des pupilles, des éblouissemens, des tintemens d'oreille, une céphalalgie violente, etc.

Des symptômes sympathiques nombreux accompagnent les phénomènes idiopathiques dont je viens de tracer succinctement le tableau. Ainsi une fièvre ardente s'allume, la peau est chaude, sèche ou sudorale; le pouls fréquent, vif, dur; la respiration suspirieuse, accélérée; l'haleine brûlante, le visage rouge, l'œil injecté, la langue rouge, sèche, pointue; la soif extrême, l'urine foncée, peu abondante.

A l'aspect de ce tableau, plus d'un lecteur reconnaîtra une inflammation de l'arachnoïde, et m'accusera de confondre l'arachnitis avec l'encéphalite. A cela je n'ai qu'une chose à répondre : c'est que les symptômes de l'arachnitis décrits par les auteurs sont précisément ceux d'une phlegmasie superficielle et légère de tout le cerveau : ce n'est donc pas moi qui confonds l'encéphalite avec l'arachnitis; ce sont les auteurs qui ont confondu celle-ci avec celle-là. Il est évident, en effet, que l'inflammation de l'arachnoïde, si elle n'était accompagnée de celle du cerveau, ne produirait ni délire, ni convulsions, ni sensibilité exagérée des sens, puisque ces symptômes ne sont autre chose qu'une altération de fonctions dont le cerveau est le siége, et non l'arachnoïde. Que si les symptômes dont il s'agit se manifestent dans les inflammations de l'arachnoïde, c'est que l'irritation dont elle est affectée se propage à toute la masse cérébrale, autour de laquelle cette vaste membrane se déploie pour l'envelopper de toutes parts. J'ai même déjà dit, et je dois répéter ici, que l'encéphalite générale est constamment la suite de la phlegmasie de l'arachnoïde. Je ne sache pas du moins qu'on ait publié d'observations d'une inflammation générale du cerveau *primitive*, je veux dire non précédée de celle de ses membranes. C'est pour cette raison que j'insiste si peu sur cette forme de l'encéphalite. Son histoire se rattache intimement aux phlegmasies de l'arachnoïde, dont je ne m'occupe que très-accessoirement dans cet ouvrage, et dont MM. Parent et Martinet ont publié récemment une description très-étendue. Cependant, avant de passer à l'étude de l'encéphalite partielle, je vais ajouter ici l'exposé rapide des symptômes de la seconde période de l'irritation générale du cerveau, consécutive à l'arachnitis, symptômes qui paraissent dépendre de la compression exercée sur la masse encéphalique, par l'épanchement séreux ou séro-purulent que produit ordinairement l'inflammation de l'arachnoïde : aussi désignerai-je cette période sous le titre de *période de compression*.

§ II. *Période de compression.*

Aux symptômes que nous avons énumérés plus haut succèdent les suivans : un assoupissement plus ou moins profond remplace le délire ; tous les sens sont émoussés ou complètement abolis ; les membres, immobiles, sont plongés dans une résolution profonde ; les pupilles sont dilatées (1) ; le pouls est

---

(1) Quelquefois les pupilles, au lieu d'être constamment dilatées, se dilatent et se resserrent alternativement, ce qui produit une sorte d'oscillation très-remarquable.

petit, fréquent, inégal, intermittent; la respiration est profonde, rare, irrégulière, quelquefois stertoreuse; la peau est couverte d'une sueur visqueuse, gluante. Les malades succombent au milieu de l'affaissement et du coma le plus profond.

Il n'est pas rare de voir alterner, dans un espace de temps très-court, les symptômes d'irritation et de compression, de spasme et de collapsus. Le pouls, la respiration, les sécrétions offrent aussi, d'un instant à l'autre, les inégalités les plus frappantes, les contrastes les plus prononcés : de là le nom de *fièvre ataxique* que l'on a souvent donné à la phlegmasie qui nous occupe.

Il me serait facile d'ajouter de nouveaux traits au tableau rapide que je viens d'esquisser; mais ce que je viens de dire suffit à l'objet que je me propose ici. De plus amples détails appartiennent à l'histoire de l'arachnitis et de l'hydrocéphale aiguë, maladies qui ne sont pas le sujet principal de cet ouvrage, et dont je n'ai rapporté des exemples que pour faire connaître leur étroite connexion avec l'encéphalite, soit qu'elles la précèdent et la déterminent, soit, au contraire, qu'elles lui succèdent.

De même que la méningite aiguë détermine une encéphalite également aiguë, ainsi la méningite chronique ou latente produit fréquemment une encéphalite de même forme. D'après les recherches de plusieurs observateurs modernes, il paraît que la manie n'est véritablement qu'une ir-

itation chronique de l'encéphale, souvent consé-
utive à une arachnitis ou à une méningite chro-
ique. On conçoit bien que je n'ai pas le dessein
l'étudier ici l'aliénation mentale et ses innombra-
les espèces. C'est assez pour moi que d'avoir indi-
jué comment son histoire se lie à celle des phleg-
asies encéphaliques, et je me hâte de venir à
encéphalite proprement dite, sur laquelle rou-
ent immédiatement nos recherches.

ARTICLE SECOND.

Symptômes de l'Encéphalite partielle.

§ Ier. *Période d'irritation.*

1°. *Lésion des fonctions musculaires.* — En
examinant attentivement toutes nos observations,
nous trouvons de la roideur dans les membres,
avec un état de demi-flexion, et impossibilité plus ou
moins complète d'exécuter des mouvemens volontaires; enfin des mouvemens spasmodiques et même
de véritables accès convulsifs. Dans les cas d'encéphalite pure et simple, la rigidité des membres,
avec paralysie et demi-flexion, nous a paru le
symptôme le plus constant, le signe vraiment pathognomonique. Quant aux accès convulsifs, nous
les avons vu coïncider, d'une manière à-peu-près
constante, avec l'encéphalite compliquée d'arachnitis. Rappelons quelques-uns des faits sur les-

quels reposent ces assertions. Le sujet de l'observation 14ᵉ avait les membres du côté gauche demi-fléchis; ils étaient roides, comme convulsés, et le malade éprouvait de la douleur quand on essayait de les étendre. Le malade de l'observation 11ᵉ éprouve d'abord une paralysie avec résolution des membres gauches, puis de la roideur dans ces mêmes membres; chez le premier, il existait une inflammation en dehors de la couche optique droite; chez le second, on trouva une inflammation autour d'un foyer apoplectique, occupant la substance cérébrale située en dehors de la couche optique et du corps strié du côté droit; dans l'un et l'autre cas, il n'existait aucune trace d'inflammation de l'arachnoïde. La malade de l'observation 13ᵉ avait une paralysie du bras droit; il lui survint, après quelques jours de l'administration de la noix vomique, une roideur convulsive du même membre. A l'ouverture de son corps, on trouva un ramollissement inflammatoire autour d'un foyer apoplectique situé à la partie moyenne-postérieure de l'hémisphère cérébral gauche. — Le sujet de l'observation 1ʳᵉ, ceux de la 5ᵉ, de la 8ᵉ, de la 9ᵉ, de la 10ᵉ, etc., eurent des accès convulsifs de tous ou de presque tous les muscles soumis à l'empire de la volonté : chez tous, l'arachnoïde fut trouvée enflammée. Ajoutons que pendant l'intervalle des mouvemens convulsifs, les membres du côté opposé à l'inflammation du cerveau restaient dans un état de *con-*

racture spasmodique et de paralysie plus ou moins parfaite.

Dans un seul cas (observation 12ᵉ), nous n'avons point observé de roideur des membres, bien qu'il existât un ramollissement autour d'un épanchement apoplectique. Nous avons cru pouvoir expliquer cette espèce d'*anomalie* par la désorganisation que l'hémorrhagie avait fait éprouver à la pulpe cérébrale. Peut-être cette explication est-elle hypothétique. Il serait rigoureusement possible que la rigidité se fût manifestée sans que nous nous en soyons aperçus. Remarquez, d'ailleurs, que, chez la malade dont il s'agit, l'usage de la noix vomique ne produisit aucune secousse convulsive, et que le ramollissement que nous rencontrâmes était parfaitement blanc, sans trace bien prononcée d'injection, ce qui suppose, d'une part, que l'irritabilité était très-faible, et de l'autre, que la phlegmasie s'était opérée d'une manière sourde et pour ainsi dire latente. En tout état de cause, cette observation ne doit être considérée que comme une exception à une règle très-générale : elle ne doit donc que la confirmer, au lieu de la détruire (1).

______

(1) La contraction permanente et spasmodique des muscles de la face entraîne la commissure des lèvres du côté opposé à l'affection cérébrale, phénomène inverse de celui qui a lieu dans l'apoplexie. Celle du muscle palpébral détermine l'occlusion *active*, convulsive des paupières.

Je dois aussi vous faire remarquer que, chez ceux de nos malades qui furent affectés de convulsions générales intermittentes, épileptiformes ou hystériformes, les muscles de la respiration semblaient entrer en convulsion eux-mêmes, pendant la durée des accès, tandis que, dans l'intervalle de ceux-ci, ils conservaient sensiblement leur état naturel. Nous avons aussi noté que le pouls, plutôt lent que fréquent pendant ce même intervalle, se précipitait d'une manière vraiment extraordinaire durant les accès spasmodiques. Il nous a semblé que cette accélération de la circulation dépendait à la fois et de l'accélération de la respiration elle-même, et des attaques convulsives des muscles des membres. On sait, en effet, que l'une et l'autre de ces causes refoulent le sang vers le cœur. Cet organe, irrité par cet afflux extraordinaire de son principe excitant, doit donc précipiter ses battemens et les précipite réellement, comme pour se débarrasser du liquide dont la quantité trop abondante l'importune. Cela est si vrai que, peu de temps après les attaques convulsives, la circulation revient à son rhythme accoutumé, pour s'accélérer de nouveau au retour de celles-ci. Ces considérations ne sont pas à dédaigner. On pourrait en effet, faute d'une attention suffisante, attribuer à la phlegmasie cérébrale l'accélération du pouls dont nous venons de nous occuper; opinion tout-à-fait insoutenable, puisque nous verrons bientôt que l'encéphalite, par elle-même ne détermine pas de réaction fébrile appréciable.

2°. Lésion des fonctions sensitives. — Nous avons vu que, dans la première période de l'encéphalite générale, les fonctions des sens étaient exaltées. Il n'en est pas toujours ainsi dans l'encéphalite partielle. En effet, si nous remettons sous nos yeux les observations que nous avons rapportées plus haut, nous ne tarderons pas à nous apercevoir qu'un grand nombre de nos malades conservaient l'exercice naturel de la plupart de leurs sens, ou que, du moins, cet exercice était peu altéré. Les cas où nous avons observé une susceptibilité extraordinaire des sens étaient précisément ceux où l'inflammation partielle du cerveau était compliquée d'une arachnitis, et, partant, d'une irritation encéphalique générale. Mais dans ceux où il existait une encéphalite partielle, exempte de complication, la vue, l'ouïe, l'odorat, le goût, ne présentaient aucune exaltation sensible ; on peut en dire autant du toucher : seulement, quand on faisait des efforts pour étendre leurs membres demi-fléchis, les malades éprouvaient une douleur plus ou moins vive (1).

---

(1) **A** quoi tient cette demi-flexion des membres dans les inflammations du cerveau ? Est-ce à la prédominance des muscles fléchisseurs sur les extenseurs ? Est-ce à ce que, comme on vient de l'annoncer récemment, le cerveau préside seulement aux mouvemens de flexion ? Cette dernière opinion est sujette à de grandes contestations.

17

Nous avons aussi observé quelquefois de la céphalalgie; mais je n'oserais pas assurer qu'elle dépendait réellement, *essentiellement*, de l'encéphalite simple; car, dans une foule de cas de ce genre, elle ne se manifeste pas : il est donc possible qu'elle tienne à la propagation de l'irritation cérébrale sur l'arachnoïde et les nombreux filets nerveux qui se répandent dans la tête, ou à quelque autre circonstance encore peu connue.

D'ailleurs, l'explication des faits dans lesquels on n'observe aucune lésion de la plupart des sensations, par suite d'une inflammation partielle du cerveau, se présente pour ainsi dire d'elle-même au médecin physiologiste. Dans les cas de cette nature, l'altération occupe les circonvolutions supérieures et latérales du cerveau, ou les corps striés et les éminences optiques : or, tout le monde sait que ces parties du cerveau, organes de l'intelligence, des mouvemens volontaires, et peut-être de la sensibilité générale, ne sont pas ceux des fonctions sensitives spéciales (1).

3°. *Lésion des fonctions intellectuelles.* — S'il est vrai que le délire accompagne à-peu-près constamment l'encéphalite générale, il ne l'est pas moins qu'on ne l'observe presque jamais dans l'encéphalite partielle. Si vous me demandez la cause

---

(1) Les sens de la vue, de l'ouïe, etc., ont leur centre nerveux au point même où leurs nerfs se terminent dans l'encéphale.

de ce phénomène, je répondrai qu'elle consiste probablement en ce que la substance cérébrale, comprimée d'abord par la violence de la congestion sanguine, et plus tard profondément altérée par le travail même de l'inflammation, devient inhabile à remplir le rôle qu'elle joue dans le mécanisme des fonctions intellectuelles. Il en est tout autrement dans les cas où, comme dans l'arachnitis, la pulpe cérébrale n'éprouve qu'une phlogose en quelque sorte érythémateuse : alors son tissu, à peine effleuré par la phlegmasie, n'est pas notablement altéré : aussi observe-t-on une exaltation constante des fonctions intellectuelles, un délire plus ou moins violent. Ajoutez que, dans l'arachnitis, la phlegmasie se déploie pour ainsi dire autour de toute la masse encéphalique, tandis que dans l'encéphalite proprement dite, le plus souvent un seul hémisphère est affecté dans une portion plus ou moins circonscrite de son étendue. Il s'ensuit que l'intelligence, qui est simple, bien que son organe soit double, trouve dans l'hémisphère sain de quoi fournir aux frais de son exercice. Nous reviendrons tout-à-l'heure sur cette importante matière.

§ II. *Période de suppuration et de désorganisation de la substance enflammée.*

1°. *Lésion des fonctions musculaires.* — Les symptômes spasmodiques indiqués dans le paragraphe précédent diminuent peu à peu d'intensité, et, finalement, les membres du côté opposé à l'hémisphère malade tombent dans une profonde résolution. Dans cette période, tout mouvement volontaire est nécessairement impossible ; car un phénomène ne peut s'exercer quand son instrument principal est détruit. Il existe entre la paralysie *convulsive* qui accompagne la période d'irritation de l'encéphalite, et la paralysie *résolutive* de la seconde période, cette différence capitale, savoir, que la première, produite par l'espèce de compression locale qui s'exerce sur le point où l'inflammation accumule le sang, peut se dissiper très-promptement si le travail inflammatoire s'arrête et *avorte*, pour ainsi dire ; tandis que la seconde, résultat de la désorganisation de la substance cérébrale, ne peut plus disparaître, est permanente et définitive, à moins que, par une opération dont malheureusement nous ne possédons pas d'exemple, la nature ne répare la perte de substance que le cerveau a éprouvée, et ne ressuscite en quelque sorte la fonction, en lui créant un nouvel organe. Mais le cerveau étant une partie trop composée pour qu'il puisse se régénérer dans le point où il a éprouvé une véritable perte de substance, il s'ensuit que la fonction à laquelle présidait la portion détruite est perdue sans retour. Puissant motif de ne rien négliger pour éteindre l'inflammation avant qu'elle ait eu le temps de désorganiser le point qu'elle occupe !

Quoi qu'il en soit, nous avons vu que, dans la période d'irritation de l'encéphalite, la bouche, en raison de la contraction permanente et spasmodique des muscles du côté opposé à l'hémisphère enflammé, était déviée dans le sens de la contraction de ces muscles : eh bien, le phénomène inverse s'observe dans la seconde période de la maladie, c'est-à-dire, lorsque la paralysie la plus complète a remplacé la contraction spasmodique. Alors, comme dans l'apoplexie, la commissure des lèvres est tirée du côté non paralysé, c'est-à-dire, du côté correspondant à l'hémisphère enflammé. En même temps, la joue correspondante à la paralysie est flasque, affaissée et comme pendante ; et, dans certaines expressions faciales, comme le rire, le sourire, lorsque les malades parlent, pleurent, etc., les deux moitiés du visage offrent un contraste singulièrement frappant, je dirais même risible, si quelque chose pouvait l'être quand il s'agit des infirmités humaines. C'est bien des individus qui sont dans cet état déplorable que l'on peut dire, sans s'écarter de la stricte vérité, qu'ils ne rient, ne pleurent, ne parlent, etc., que d'un côté.

La paralysie, ainsi que les convulsions, lorsqu'un seul hémisphère cérébral est affecté, se manifestent constamment dans la moitié du corps opposée à cet hémisphère (1). Cette sorte de croi-

____

(1) Je sais bien que l'on cite quelques faits de paralysie

sement, entre les symptômes et les altérations cérébrales, dut singulièrement embarrasser les observateurs qui vécurent à une époque antérieure à celle où fut faite l'importante découverte de l'entre-croisement des faisceaux antérieurs de la moelle allongée. Mais aussitôt que cette vérité anatomique fut connue, l'explication de ce singulier phénomène se présenta pour ainsi dire d'elle-même, et ne pouvait échapper à l'esprit le moins pénétrant. Toutefois si, d'une part, l'anatomie fournit un moyen si simple et si naturel d'expliquer pourquoi la paralysie et les convulsions occupent le côté du corps opposé à l'hémisphère malade, d'une autre part, il est juste de dire que l'observation clinique avait fait pressentir et presque deviner l'entre-croisement des cordons antérieurs de la moelle allongée : nouvel exemple des lumières que se présentent mutuellement l'anatomie et la pathologie.

2°. *Lésion des fonctions sensitives.* — Si les sens ne se paralysent pas comme les muscles dans la période que nous examinons, nous en savons maintenant la raison. Ils se paralyseraient plus ou moins complètement si les centres sensitifs étaient le siége de la maladie. C'est effectivement ce qui arrive dans la dernière période des affections cé-

---

non *croisée*, c'est-à-dire, correspondante à l'hémisphère malade ; mais j'avoue que de semblables faits ne me paraissent pas incontestables.

rébrales générales, ainsi que nous l'avons dit en parlant des symptômes de la dernière période de l'encéphalite générale, suite d'arachnitis, et ainsi que l'on peut s'en assurer, en jetant de nouveau les yeux sur plusieurs des observations contenues dans cet ouvrage, telles que la 1re, la 4e, la 5°, la 6e, la 7e, la 8e, la 9e, la 10, etc.

La paralysie du sentiment se joint, d'ailleurs, assez souvent à la perte du mouvement d'un ou plusieurs membres. Quelquefois même une partie perd le sentiment et conserve le mouvement, ce qui, néanmoins, est plus rare que le phénomène contraire.

3°. *Lésion des fonctions intellectuelles*. — Lorsque l'un des hémisphères seulement est malade, soit en totalité, soit en partie, les phénomènes purement intellectuels conservent toute leur intégrité. Je vous ai présenté des observations très-nombreuses à l'appui de cette vérité (1). La moindre réflexion aurait pu d'ailleurs nous faire prévoir ce résultat. Il est évident, en effet, que le cerveau, organe des facultés intellectuelles, étant composé de deux moitiés symétriques et parfaitement semblables, chacune de celles-ci équivaut, pour le mécanisme de l'intelligence, qui est simple, aux deux réunies. La difficulté n'est pas même de concevoir comment l'exercice des fonctions intellectuelles peut per-

____

(1) *Voyez* les observations xie, xiie, xiiie, xiv, xxxe, xxxiie, etc.

sister dans toute sa plénitude à l'aide d'une moitié du cerveau seulement ; elle consiste bien plutôt à déterminer pourquoi nous ne pensons pas double, s'il m'est permis de m'exprimer ainsi, puisque nous avons une double intelligence, une intelligence droite et une intelligence gauche. Je ne chercherai point à résoudre cette difficulté ; je me contenterai de dire que nous ne pensons pas double avec deux pensées égales et, pour ainsi dire, symétriques, par la même raison que nous ne voyons pas double, que nous n'entendons pas double, etc., bien que les organes de ces sensations soient doubles eux-mêmes. M. Gall a tranché la question en avançant que nous ne nous servons que d'un œil et que d'une oreille. Si cette assertion était aussi démontrée qu'elle me paraît encore douteuse, il faudrait en conclure que nous ne pensons aussi que d'un cerveau, et nous expliquerions de cette manière l'unité de la pensée malgré la duplicité ou la *dualité* de l'organe où elle s'exerce. Mais lorsque nous touchons un objet avec les deux mains, que nous le flairons, que nous le goûtons, assurément les deux organes sensitifs pareils s'exercent à la fois, et cependant la sensation n'est pas double. Cette observation me semble militer contre l'opinion, d'ailleurs très-ingénieuse et très-ingénieusement défendue, du célèbre docteur Gall.

Au reste, quelle que soit la raison du phénomène qui nous occupe, nous ne devons pas moins en ad-

mirer combien la nature s'est montrée prévoyante et
sage en nous construisant double l'appareil si compliqué, si précieux de nos facultés intellectuelles et
sensitives. Sans cet admirable artifice, la lésion d'un
seul hémisphère cérébral nous aurait privé du plus
noble de nos priviléges, de cette puissance intellectuelle qui brille de tout son éclat dans l'homme, et à laquelle il est redevable de l'empire
souverain qu'il exerce sur tous les autres animaux.
Au contraire, grâces à la duplicité de nos organes
intellectuels et sensitifs, nous pouvons en perdre un
sans que, pour cela, nous soyons privés en même
temps de nos facultés sensoriales et intellectuelles.
Mais hâtons-nous de mettre fin à ces réflexions,
pour revenir plus directement à notre sujet.

Nous avons dit que la lésion d'un seul hémisphère n'entraînait pas de trouble notable et nécessaire dans l'exercice des fonctions intellectuelles (1). Il n'en est pas de même lorsque les

---

(1) Prévenons ici une objection que l'on ne manquerait
pas de nous adresser. La voici : Dans plusieurs cas d'affection d'un seul hémisphère, les fonctions intellectuelles ont
été altérées et même entièrement abolies. Cette objection a
été si bien réfutée par l'ingénieux auteur des *Recherches
anatomico-pathologiques sur l'Encéphale*, que je me bor-
nerai à rapporter textuellement ici ce qu'il a écrit à ce sujet. « Quand la portion du cerveau tuméfiée par une in-
» flammation aiguë ne peut trouver d'issue pour se déve-
» lopper au dehors, l'hémisphère sain doit être plus ou
» moins comprimé par l'expansion de l'hémisphère en-

deux hémisphères sont altérés à la fois. Constamment alors ces fonctions éprouvent une altération plus ou moins profonde, plus ou moins étendue. Elles s'affaiblissent, se *paralysent*, pour ainsi dire, comme les fonctions musculaires et sensitives : c'est ce que nous avons observé dans la dernière période des encéphalites générales ; c'est ce que nous avons observé chez les malades des observations 15e, 16e, 17e, 18e, 22e, 26e, 27e, etc., malades qui tous étaient plongés dans un état d'idiotisme plus ou moins complet, et dont les deux hémisphères étaient à la

---

» flammé : de là, le sentiment particulier de tension qui ac-
» compagne la céphalalgie ; de là, la raison pour laquelle
» l'étendue des altérations pathologiques n'est pas toujours
» en harmonie avec la gravité des symptômes. Cette tu-
» méfaction explique pourquoi, par exemple, on ne trouve
» qu'un ramollissement de l'étendue d'une noisette après
» une hémiplégie complète ; pourquoi les deux yeux, les
» deux oreilles perdent presque toujours la faculté de voir
» et d'entendre ; pourquoi, sur la fin de la maladie, la pa-
» ralysie devient quelquefois générale, quoiqu'un seul côté
» du cerveau soit affecté. C'est à la même cause qu'il faut
» attribuer la *somnolence*, le *coma*, la *perte absolue de*
» *l'intelligence* ; et ce qui le prouve, c'est que les malades
» chez lesquels une large ouverture a permis au cerveau
» de se dilater librement à l'extérieur, ont conservé l'in-
» tégrité de la vue et de l'ouïe du côté non paralysé, et
» n'ont éprouvé qu'un léger affaiblissement de ces mêmes
» organes de l'autre côté ; c'est qu'ils ont été exempts de
» somnolence, de coma, etc., et qu'ils ont conservé, jus-

fois désorganisés. C'est, enfin, ce que l'on observe dans la dernière période des aliénations mentales, époque à laquelle la substance corticale, d'abord simplement irritée, a subi une altération considérable.

Lorsque les deux hémisphères cérébraux sont profondément altérés, ou même simplement comprimés dans tous les points de leur étendue, il ne reste aucun vestige de la vie intellectuelle et morale ; les malades se trouvent, pour ainsi dire, dans le même cas que ces animaux auxquels on a enlevé les lobes cérébraux. Privés de leurs sensations, de leur mémoire, de leur jugement, de

---

» qu'à la fin, l'exercice plus ou moins libre de leurs fonc-
» tions intellectuelles. Enfin, ce qui ne laisse aucun doute
» à cet égard, c'est que toutes les fois que, dans des cas
» analogues, on a voulu s'opposer à l'issue du cerveau, les
» malades sont alors tombés dans un état comateux et ont
» perdu l'intelligence. En résumé, il existe dans les inflam-
» mations aiguës du cerveau deux causes bien distinctes
» des symptômes : une altération locale qui produit des
» phénomènes bornés au côté du corps opposé à l'hé-
» misphère malade, une fluxion qui produit une turges-
» cence plus ou moins considérable, et par suite une com-
» pression des parties non enflammées, et des symptômes
» généraux, tels que la somnolence, le coma, la perte de
» connaissance, etc. Et comme toutes les inflammations du
» cerveau ne sont pas également aiguës, et par conséquent
» accompagnées d'une fluxion également énergique, il doit
» en résulter quelque différence dans le rapport de ces deux
» ordres de symptômes. »

leur imagination, élémens de l'entendement, les malades semblent ensevelis dans un profond sommeil; morts à la vie *animale*, ils ne vivent plus que de la vie *organique*.

Avant de terminer cet article, je crois devoir dire quelques mots des altérations que présente la *physionomie* dans les cas d'affection cérébrale. Leur connaissance peut être d'une grande utilité pour le diagnostic; car, si l'on a dit avec raison que, dans l'état ordinaire, la face est une espèce de miroir vivant qui réfléchit toutes les modifications de l'âme et par conséquent du cerveau, qui en est l'instrument indispensable, on peut assurer, avec autant de vérité, que, dans l'état pathologique, l'expression des traits se *modifie* suivant la nature de l'affection cérébrale, et que la physionomie rend, avec la plus exacte fidélité, toutes les altérations encéphaliques. Ainsi les traits sont tristes, sombres, agités, ou gais, épanouis, tranquilles, suivant que le délire est lui-même gai, furieux ou tranquille. Ainsi, lorsque l'exercice des facultés intellectuelles est entièrement suspendu, comme cela arrive dans les affections profondes des deux hémisphères, la physionomie, privée de son jeu naturel, immobile, est empreinte d'un étonnement stupide, et tous les traits respirent, en quelque sorte, l'idiotisme et l'imbécillité.

Je ne pousserai pas plus loin ces considérations; quelque rapides qu'elles soient, elles suffiront, je crois, pour engager les observateurs à ne pas négliger l'inspection attentive de la face dans les cas de maladie cérébrale ; et s'ils se familiarisent long-temps avec ce genre d'examen , ils ne tarderont pas à se convaincre de cette vérité , savoir , que plusieurs affections de l'encéphale sont représen-tées si fidèlement par le miroir facial, que leur diagnostic s'y trouve , pour ainsi dire , inscrit en caractères qui ne sauraient échapper à des yeux exercés.

§ III. *Période de la formation et du développement des productions accidentelles.*

Ainsi que je l'ai déjà dit plus haut, les pro-ductions dites *accidentelles , anormales* ou de *nouvelle formation ,* quelle que soit leur différence anatomique , ont cela de commun qu'elles jouent toutes le rôle de véritables corps étrangers. Toutes, par conséquent , déterminent des symptômes lo-caux semblables, et c'est pour cette raison que je ne consacre qu'un seul et même paragraphe à la description de ceux-ci. Qu'il existe dans le cer-veau de la matière tuberculeuse, squirrheuse , encéphaloïde ou autre , il en résultera toujours un effet commun, savoir, la désorganisation de la portion du cerveau où se rencontrent ces pro-ductions, et la compression de la substance qui les environne : d'où il suit que les fonctions aux-quelles présidait la portion du cerveau dégéné-rée doivent être abolies , paralysées sans retour. Cette conséquence, fruit du simple raisonnement, l'observation la confirme de la manière la plus complète. Parcourez, en effet, les cas assez nombreux de productions accidentelles que nous avons rapportés, et vous vous convaincrez qu'il existait constamment une paralysie plus ou moins étendue, soit des mouvemens volontaires, soit des sensations, soit des fonctions intellectuelles, selon le siége et le volume de la matière de nouvelle formation.

Il est bien évident que, par elles-mêmes, les productions accidentelles qui n'ont pas d'analogues dans l'économie ne peuvent donner lieu à aucun symptôme. Car, qu'est-ce qu'un symptôme? l'altération de la fonction d'un organe. Or, ces productions accidentelles n'ont pas de fonctions, puisqu'elles ne sont pas organisées; elles ne sauraient donc par conséquent avoir de symptômes, ou, ce qui est la même chose, de lésion de leurs fonctions. Vous venez d'avancer cependant, dira-t-on, que ces productions étaient accompagnées de quelque paralysie. Sans doute; mais ne vous ai-je pas dit aussi que la paralysie dépendait, soit de la désorganisation d'une portion de substance cérébrale, soit de la compression exercée par la masse accidentelle sur les parties environnantes?

Je n'ignore pas que les auteurs ont assigné un grand nombre de symptômes aux tubercules, aux cancers, et aux autres dégénérescences de la substance cérébrale. Je laisse au lecteur à juger maintenant qui, d'eux ou de nous, s'est trompé. On observe effectivement, dans des cas de ce genre, tous les phénomènes dont j'ai tracé le tableau en décrivant l'encéphalite, tels que les mouvemens spasmodiques, le trouble de l'intelligence et des sensations, le coma, la perte de connaissance, etc.; mais alors il existait des altérations autres que les tubercules, les cancers, etc. : ainsi, la substance située autour de la production accidentelle était ramollie, enflammée, ou bien l'arachnoïde était phlogosée, ou bien il s'était formé un épanchement séreux, une congestion sanguine, etc. Dans plusieurs cas même, la plupart de ces complications existaient simultanément. Or, n'est-il pas évident que c'est à ces causes, et non aux productions accidentelles seulement, qu'il faut remonter pour trouver une saine explication des symptômes? Les complications indiquées sont d'autant plus faciles, d'autant plus fréquentes que, nous le répétons encore, les productions anormales constituent réellement des corps étrangers qui, par la compression, par l'irritation permanente qu'ils exercent sur les points environnans, tendent nécessairement à produire de nouvelles maladies. C'est l'épine de Van-Helmont.

Ce serait donc consumer son esprit et son temps en recherches superflues, que de s'efforcer de trouver des symptômes locaux caractéristiques, individuels, pour chacune des transformations accidentelles dont le cerveau est susceptible. Il n'existe point de semblables symptômes. La paralysie en est le phénomène *générique*. Quant aux autres phénomènes que l'on peut observer, ils dépendent de quelque complication, et le plus souvent d'une phlegmasie récente, *entée*, pour ainsi dire, sur les débris d'une ancienne.

Que si les productions accidentelles développées dans le cerveau sont accompagnées des signes d'une diathèse particulière, vous pourrez, sinon en reconnaître positivement, du moins en soupçonner l'existence (1). Mais ici nous ne sommes plus dans le cercle des symptômes locaux; nous sommes par conséquent hors de la question, et nous nous empressons d'y rentrer.

Nous venons d'examiner, d'une manière générale, les symptômes de l'encéphalite, c'est-à-dire, les lésions qu'elle détermine dans les sensations, les mouvemens volontaires, l'intelligence et les moyens d'expression. Nous nous arrêterions là si nous voulions imiter les auteurs qui ont écrit avant nous sur le même sujet, sans en excepter le plus ingénieux et le plus recommandable d'entre eux, M. le professeur Lallemand. Mais il nous reste encore une tâche bien difficile à remplir, et qui consiste à déterminer quels sont, parmi les symptômes généraux énoncés précédemment, ceux qui correspondent à la lésion de telle ou telle

____

(1) La teinte jaune de la peau, par exemple, le marasme, une petite fièvre, des douleurs lancinantes, etc., peuvent faire soupçonner une affection cancéreuse.

portion du cerveau, et même à la lésion de l'une
ou l'autre des deux substances dont cet organe est
composé. Cette connaissance est comme le complé-
ment du diagnostic des affections cérébrales.

ARTICLE TROISIÈME.

*Modifications des Symptômes de l'Encéphalite,
suivant la portion du cerveau qu'elle affecte.*

Ces modifications doivent être considérées dans
les fonctions des muscles volontaires, dans les sensations et dans l'intelligence.

§ Ier. *Modifications des lésions des fonctions musculaires, selon le siége de l'affection cérébrale.*

Si nous revenons un moment sur les symptômes
que nous avons constatés chez les malades dont
nous avons rapporté les observations, nous voyons
que, chez les uns, un seul membre était paralysé;
que, chez les autres, la paralysie affectait les deux
membres; que, chez ceux-ci, l'hémiplégie était
complète; que, chez ceux-là, elle était incomplète, de sorte que, par exemple, l'œil, les paupières, la joue, la langue, conservaient l'usage de
leurs mouvemens, tandis que les membres étaient
totalement privés de leur faculté motrice. A quoi
peuvent tenir ces différences, et beaucoup d'autres
que nous n'avons pas indiquées? Des paralysies de
siége différent supposent nécessairement une altération dont le siége varie également. Et puisque

le siége de la paralysie (1) varie suivant le siége de l'altération cérébrale, il est rigoureusement possible de reconnaître l'un par l'autre. Déjà on a tenté, à diverses reprises, de résoudre cet important problème. Citons quelques exemples à l'appui de notre assertion.

Le célèbre anatomiste Willis dit que quelques observations ont fait voir que les membres ne devenaient point paralytiques par un épanchement situé *à la partie antérieure* de la tête, ou sur le cervelet.

Selon Sabouraut (2), si l'on pouvait suivre les fibres nerveuses jusqu'à leur première origine dans le cerveau, l'on pourrait retirer les plus grands avantages de la lésion des fonctions des parties où ces nerfs se distribuent, pour déterminer à quel endroit du cerveau est le foyer du désordre. Chaque partie du corps, ajoute cet auteur, reçoit sans doute assez constamment ses nerfs d'un endroit déterminé de la masse cérébrale, et une lésion de cet endroit du cerveau doit nécessairement porter quelque atteinte aux fonctions des organes où ces nerfs vont aboutir, de manière que *des observations cliniques faites avec grand soin* découvriront peut-être quelque jour l'origine des nerfs de chaque organe.

---

(1) Ce que je dis de la paralysie est évidemment applicable aux autres lésions des muscles, telles que les convulsions, etc.

(2) *Prix de l'Académie royale de Chirurgie.*

Saucerotte (1) a été plus loin encore que Sabouraut. D'un grand nombre d'expériences et d'observations il conclut : 1°. « Que les membres puisent
» le principe de leurs mouvemens dans l'hémi-
» sphère du cerveau qui leur est opposé ; 2°. que
» les fibres destinées à la formation des nerfs
» des membres viennent, de tous les points des
» hémisphères, se rassembler aux corps cannelés,
» ainsi que celles des nerfs des lèvres, et quelques-
» unes de celles qui servent médiatement ou im-
» médiatement à la vision (2), et que, outre le
» croisement des fibres médullaires d'un côté de
» la tête à l'autre, il y en a encore un (notez bien
» ceci) de la partie antérieure à la partie posté-
» rieure, et *vice versâ*, pour le mouvement des
» membres, de façon que l'origine des nerfs des-
» tinés aux mouvemens des extrémités antérieures
» est dans la partie postérieure du cerveau, et,
» réciproquement, dans l'antérieure pour les
» membres inférieurs ; 3°. que dans les cas de pa-
» ralysie par épanchement plus prononcée à un
» membre qu'à un autre, l'épanchement comprime
» immédiatement la partie du cerveau qui corres-
» pond au membre le plus affecté, et l'autre mé-
» diatement, ou que l'épanchement est plus con-
» sidérable dans un endroit que dans l'autre. »
Enfin, dans ces derniers temps, MM. Pinel-

---

(1) *Prix de l'Académie royale de Chirurgie.*
(2) Cette dernière proposition n'est pas tout-à-fait exacte.

Grandchamp, Foville et Serres, ont publié une opinion qui se rapproche beaucoup de celle de Saucerotte, puisque, suivant eux, les corps striés et leurs radiations antérieures président aux mouvemens des membres inférieurs, et les couches optiques et leurs radiations aux mouvemens des membres supérieurs (1).

Après avoir présenté le résultat des principales recherches qui ont été faites jusqu'ici sur la détermination des parties du cerveau qui régissent les mouvemens des divers appareils musculaires de l'économie, nous allons exposer ce que nos propres recherches et nos réflexions nous ont appris sur cet objet.

1°. La paralysie des organes de la parole dépend de la lésion des lobules antérieurs du cerveau.

J'ai recueilli un si grand nombre de faits à l'appui de cette opinion, que je la regarde aujourd'hui comme une des vérités les plus incontestables. J'espère que le lecteur partagera ma conviction à cet égard, s'il a lu avec attention les observations et les raisonnemens que j'ai présentés dans un autre endroit de cet ouvrage, et que la crainte de tomber dans des répétitions fastidieuses ne me

____

(1) Petit de Namur avait déjà soupçonné que les membres puisaient le principe de leurs mouvemens dans la partie supérieure des hémisphères cérébraux, et il avait démontré, par des expériences directes, que l'on ne produisait de paralysie complète qu'en attaquant les corps cannelés.

permet pas de rappeler ici. (*Voy.* p. 160 et suiv.)

2°. La paralysie des membres inférieurs correspond à la lésion des lobules moyens ou à celle des corps striés. Cette opinion n'est qu'une légère modification de celle de Saucerotte et de MM. Foville, Pinel-Grandchamp et Serres (1). On peut voir dans le Mémoire de MM. Foville et Pinel-Grandchamp, et dans celui de M. Lacrampe-Loustau, plusieurs observations qui confirment cette opinion. J'en ai aussi rapporté quelques-unes dans cet ouvrage. Toutefois, cette deuxième proposition ne me paraît pas aussi rigoureusement prouvée que la première.

3°. La paralysie des membres supérieurs est l'effet d'une lésion des couches optiques ou des lobules postérieurs du cerveau. Ici, je ne fais que répéter l'opinion de MM. Foville, Pinel Grand-Champ, Serres et Lacrampe-Loustau. Peut-être est-elle susceptible de quelque modification. En effet, il m'est arrivé de rencontrer quelquefois une paralysie *isolée* du bras, correspondante à une affection qui n'occupait pas précisément le lobule postérieur du cerveau, mais plutôt le point de jonction de ce lobule avec le moyen ou même une partie de ce dernier. Les observations 10°, 13°, 19°, 21°, 27°, 31°, 32° sont autant d'exem-

______

(1) Elle en diffère en ce que ces auteurs attribuaient la paralysie dont il s'agit à la lésion de la partie antérieure du cerveau, lésion qui produit la paralysie de la parole.

ples de paralysie des membres supérieurs correspondante à une lésion des parties que nous venons d'indiquer. L'observation 24ᵉ, dans laquelle la ligature de quelques-uns des cordons du plexus brachial détermina une suppuration du lobule postérieur de l'hémisphère cérébral opposé, est aussi un fait extrêmement précieux, qui paraît annoncer que les nerfs des membres supérieurs aboutissent en dernière analyse à la partie postérieure du cerveau.

4°. La paralysie des muscles de l'œil n'accompagne pas toujours celle des muscles des autres parties : par conséquent elle doit reconnaître pour cause la lésion d'une portion distincte du cerveau. L'observation clinique ne m'a rien appris encore sur le véritable siége de cette lésion (1).

Les diverses paralysies partielles dont nous venons de nous occuper peuvent se combiner de plusieurs manières et donner lieu à des paralysies plus ou moins étendues, plus ou moins compli-

------

(1) On sait que les intéressantes *Recherches* de M. Ch. Bell ont démontré, 1°. que la sensibilité de la conjonctive tient au rameau que lui envoie la 5ᵉ paire ; 2°. que la 3ᵉ et la 6ᵉ paire sont les conducteurs des mouvemens volontaires de l'œil ; 3°. que la 4ᵉ paire est l'agent des mouvemens involontaires et instinctifs de cet organe, et qu'elle établit une relation sympathique entre l'œil et l'appareil respiratoire. (*Voy.* le Mémoire de M. Bell, inséré dans les *Arch. génér. de Méd.*, octobre et novembre 1824. *Voy.* aussi les expériences de M. Magendie sur les mouvemens des yeux.)

quées. Mais, d'après les explications précédentes
(en supposant qu'elles soient l'expression même
des faits), on pourra toujours reconnaître le siége
et l'étendue de l'affection cérébrale au moyen de
la connaissance du siége et de l'étendue de la paralysie compliquée dont il s'agira.

Que si nous avons commis quelques erreurs
dans la détermination des rapports entre le siége
des paralysies et celui des lésions cérébrales, il restera toujours démontré qu'il existe dans le cerveau
plusieurs centres de mouvement, comme il existe
plusieurs organes intellectuels. La pluralité des
centres cérébraux destinés au mouvement est, en
effet, prouvée par l'existence seule de paralysies
partielles, correspondantes à une altération locale
du cerveau : car il est évident que si cet organe
n'était pas composé de plusieurs centres moteurs
ou conducteurs du mouvement musculaire, il serait impossible de concevoir comment la lésion
d'un de ses points entraînerait la paralysie d'une
partie donnée du corps, sans porter aucune atteinte aux mouvemens de toutes les autres parties.

Je sais bien que les propositions précédentes paraissent contradictoires aux résultats des expériences faites sur les animaux. Il est certain, en
effet, que, après l'ablation de ses lobes cérébraux,
un animal peut encore marcher, courir, mouvoir
les mâchoires, les yeux, les paupières, etc.; et il
n'est pas moins positif que l'altération d'un hémisphère cérébral, chez l'homme, donne nais-

sance à une paralysie plus ou moins étendue des muscles volontaires du côté opposé du corps. Peut-on réfuter ces faits les uns par les autres ? Non sans doute. Car des faits également positifs ne sont susceptibles d'aucune réfutation. Contentons-nous de les constater. Un temps viendra où de nouvelles lumières feront disparaître la contradiction apparente qui existe actuellement entre eux : en attendant, n'oublions pas que le système musculaire obéit à plusieurs puissances nerveuses différentes. Ainsi, par exemple, la puissance nerveuse qui préside aux mouvemens des muscles intérieurs, tels que le cœur, les muscles intestinaux, etc. ; celle qui régit les mouvemens respiratoires et tous ceux désignés sous le nom de *mouvemens conservateurs* ou *instinctifs ;* celle qui gouverne les mouvemens volontaires, réfléchis et intellectuels, sont essentiellement différentes, et leur siége respectif a été rigoureusement déterminé par les physiologistes modernes. Le cerveau, comme organe de l'intelligence et centre de la volonté, est la force nerveuse qui tient sous sa dépendance les mouvemens intellectuels, c'est-à-dire, ceux que l'animal exécute en vertu d'actes intellectuels; par conséquent, une lésion de cet organe paralysera plus ou moins complètement les mouvemens de cet ordre, et pourra laisser intacts ceux d'un ordre différent. De là les paralysies des mouvemens volontaires, réfléchis, dont nous avons rapporté de si nombreux exemples dans le premier livre de cet ouvrage : et ici l'observation clinique n'est plus en contradiction avec les expériences physiologiques, puisque, d'une part, les animaux à qui on a enlevé les lobes cérébraux sont effectivement privés de toute espèce de mouvement réfléchi et dirigé par des combinaisons intellectuelles, et que, d'autre part, les malades incapables de tout mouvement volontaire et réfléchi, par suite d'une affection cérébrale, exécutent cependant divers mouvemens *automatiques et instinctifs*, comme, par exemple, quand ils retirent le membre qu'on leur pince, mouvement que la simple volonté n'aurait pu produire.

§ II. *Modifications des lésions des fonctions sensitives selon le siége de l'affection cérébrale.*

Puisque chacun de nos sens remplit une fonction spéciale, il est évident que les lésions sensitives varieront selon que l'affection siégera dans tel ou tel des centres nerveux, qui sont les organes immédiats où s'opère la perception de l'impression sensitive. Ainsi, l'altération du centre nerveux où s'opère la vision déterminera une lésion dans les fonctions de l'œil, la cécité, par exemple. Ainsi, l'altération de l'organe cérébral affecté à l'audition occasionera un trouble dans les fonctions de l'oreille, tel que la surdité, etc.

Mais il est une sensation, en quelque sorte universelle, qui mérite de fixer un instant notre attention : je veux parler du tact et du toucher. Cette sensation ne paraît pas avoir un siége central aussi circonscrit que celui des autres sensations spéciales, telles que la vue, l'ouïe, etc. Tous les nerfs désignés dans ces derniers temps sous le nom de *nerfs du sentiment*, sont les organes du tact, c'est-à-dire, qu'il n'est aucun d'eux qui, dans des circonstances favorables, ne puisse être sensible à l'impression des corps extérieurs. Chacun de ces nerfs jouit, pour ainsi dire, d'un tact qui lui appartient, d'une fonction qui lui est propre et qu'il peut conserver lorsque les autres nerfs du même genre ont perdu leur faculté sensitive, ou qu'il peut perdre lorsque ces derniers ont conservé toute leur énergie. Voilà pourquoi l'on observe des paralysies partielles du sentiment, comme du mouvement. Ainsi le bras peut jouir de sa sensibilité normale, tandis que la cuisse est privée de la sienne, et réciproquement ; ainsi l'on voit la face dépourvue de sentiment dans des cas où toutes les autres parties du corps possèdent la sensibilité qui leur est propre, etc., etc. D'après cela, chacun des nerfs de l'ensemble desquels se compose l'appareil de la sensibilité générale doit être considéré comme une sorte de sens particulier et indépendant des autres, et c'est à l'altération isolée du centre cérébral où il se termine qu'il faut rapporter, par exemple, la perte du sentiment de la partie dans laquelle il se distribue. Le foyer cérébral qui perçoit les impressions tactiles s'étend donc dans tous les points où aboutissent les divers nerfs du sentiment, comme les organes extérieurs du tact n'ont d'autres limites que celles des expansions fournies par les nerfs dits *du sentiment*.

§ III. *Des Modifications des lésions des fonctions intellectuelles, suivant le siége de l'affection cérébrale.*

A la question que nous nous proposons d'examiner ici, se rattache la doctrine de la pluralité des organes cérébraux, doctrine par laquelle M. le docteur Gall s'est rendu si justement célèbre, et qui mérite bien d'être soumise au creuset de l'observation pathologique. Mais il n'est pas aussi facile qu'on pourrait le croire, au premier abord, de puiser dans les observations cliniques des lumières propres à éclairer l'histoire des fonctions du cerveau. Voici pourquoi. D'abord, il n'arrive pas toujours que les deux hémisphères soient affectés en même temps : or, nous avons vu que la lésion d'un seul hémisphère pouvait permettre l'exercice complet des facultés intellectuelles. En second lieu, une lésion un peu étendue du cerveau réagit sur toute sa masse, de manière à en déranger à la fois toutes les fonctions : or, comment, dans ce désordre fonctionnel général, reconnaître les phénomènes propres à la lésion de telle ou telle partie du cerveau? En troisième lieu, les affections cérébrales portent souvent une atteinte profonde à l'exercice de la parole, et dès-lors le médecin observateur ne peut plus obtenir

des malades les renseignemens dont il aurait besoin pour savoir quelles sont les facultés intellectuelles dont l'usage est altéré ou entièrement aboli.
Ainsi donc, quoique l'on ne puisse nier que la pathologie cérébrale soit un moyen précieux d'é-
clairer les fonctions mystérieuses du cerveau, on
ne peut s'empêcher de convenir en même temps
que ce mode d'exploration est environné des plus
grands obstacles.

Tout ce que mes propres observations m'ont
appris jusqu'ici, relativement à la localisation des
organes cérébraux intellectuels, ou à la détermination du siége de ces organes, c'est que les lobules
antérieurs du cerveau sont les organes de la formation et de la mémoire des mots, ou des principaux signes représentatifs de nos idées.

J'ai donné déjà les preuves de cette assertion.
Cependant, vu l'intérêt du sujet, il ne sera peut-
être pas inutile de les présenter de nouveau. J'ai
rapporté un grand nombre d'observations dans lesquelles la perte ou le trouble de la parole et de
la mémoire des mots était le symptôme le plus remarquable : dans tous ces cas, nous avons rencontré, à l'ouverture du cadavre, une altération
de la partie antérieure des hémisphères encéphaliques. J'en ai conclu que le symptôme dont il
s'agit pourrait bien être l'effet de l'altération cérébrale, avec laquelle il coïncidait d'une manière si
constante ; et, pour imprimer à cette conclusion le
cachet d'une vérité démontrée, j'ai prouvé par

des faits que l'altération de la parole et de la mémoire des mots, compagne si fidèle de la lésion de la partie antérieure de l'organe intellectuel, ne se manifestait plus lorsque la maladie occupait les autres parties de cet organe. Or, puisque, d'une part, la perte de la parole et de la mémoire des mots est la conséquence inévitable d'une désorganisation de la partie antérieure du cerveau, et que, d'autre part, ce symptôme n'accompagne pas les altérations des autres circonvolutions cérébrales, ne sommes-nous pas en droit d'en conclure que, dans la partie antérieure de l'encéphale, réside l'organe du langage articulé ?

Toutefois, nous avons vu que la perte de la parole pouvait reconnaître une autre cause que celle que nous venons de signaler, savoir, la paralysie des muscles destinés à l'articulation des sons. Mais, phénomène bien digne de remarque, je dirais presque d'admiration, il s'est trouvé que cette paralysie elle-même correspondait à une altération de la partie du cerveau indiquée plus haut, c'est-à-dire, des lobules antérieurs. Ainsi, la nature, toujours ingénieuse dans la disposition de nos parties, a placé, pour ainsi dire, à côté l'un de l'autre, le principe formateur des signes représentatifs de nos idées, et le principe destiné à mettre en jeu l'appareil musculaire qui convertit ces signes intérieurs en signes extérieurs ou en paroles.

Il est important de bien distinguer entre elles

ces deux causes, qui peuvent entraîner la perte de la parole chacune à sa façon ; l'une en détruisant l'organe de la mémoire des mots, l'autre en altérant le principe nerveux qui préside aux mouvemens de la parole. Quoi qu'il en soit, maintenant que nous savons de la manière la plus évidente que l'organe du langage articulé réside dans la partie antérieure du cerveau, ainsi que l'avait déjà annoncé, plutôt que démontré, M. le docteur Gall, nous pourrons concevoir aisément une foule de phénomènes qui, pendant longtemps, ont singulièrement embarrassé les physiologistes. Ainsi, nous concevrons pourquoi certaines personnes sont affectées de bégaiement ou même de mutité, bien qu'elles jouissent de toute la plénitude des fonctions intellectuelles et motrices qui ne concernent pas la parole. Ainsi encore, si l'on nous demandait pourquoi les animaux ne parlent pas, nous ne répondrions point, avec plusieurs naturalistes, que c'est seulement parce qu'ils n'ont pas d'organes extérieurs convenablement disposés pour l'articulation des sons; mais nous ajouterions que ce phénomène reconnaît une cause plus puissante encore, savoir, l'absence de l'organe intérieur, du centre cérébral qui *dicte*, pour ainsi dire, et coordonne les mouvemens compliqués par le moyen desquels l'homme exprime les opérations de son entendement. Nous ajouterions aussi que l'homme lui-même, dans les premiers temps de son existence, ne jouit pas du précieux privilége de la parole, et que cependant

les mouvemens de son larynx, de sa langue, de
ses lèvres, etc., s'exécutent avec une entière liberté, comme le prouvent une foule de phénomènes que l'on observe chez lui, tels que l'action
de crier, de téter, d'avaler, etc. Pourquoi cela ?
Parce que les mouvemens qui concourent à la
production de ces actes divers ne sont pas régis
par le même principe nerveux que ceux qui concourent à la production de la parole ; parce que
ceux-ci, appartenant à la vie purement intellectuelle, ont besoin d'une véritable *éducation*, tandis que les autres, purement instinctifs, n'exigent
nullement un pareil secours.

Une circonstance bien remarquable encore, c'est
que plusieurs des malades qui ont perdu l'usage
de la parole n'en conservent pas moins la faculté d'exprimer leurs idées et leurs désirs par
d'autres langages, tels que le geste, l'écriture, etc.
Bien plus, chez eux le langage du geste acquiert
une grande activité, comme s'ils s'efforçaient de
remplacer par ce moyen d'expression celui qu'ils
ont perdu, c'est-à-dire, la parole, qui, si j'ose m'exprimer ainsi, constitue elle-même le plus parfait
de tous les gestes ou de tous les moyens d'expression. On dirait que la maladie a métamorphosé
ces individus en véritables muets de naissance, lesquels, comme chacun sait, ont le geste très-vif,
très-animé et très-expressif.

Les considérations précédentes sont bien propres à nous donner une idée de toute l'impor-

tance du rôle que jouent les lobules antérieurs du cerveau dans le mécanisme si obscur, pour ne pas dire si impénétrable, des fonctions intellectuelles. Ce sont eux, en effet, qui président au grand acte de la parole : or, n'est-ce pas par la parole et les opérations qui s'y rattachent, telles que l'écriture, le calcul, etc., que l'homme exerce un empire suprême sur tout ce qui l'environne, et qu'il agrandit indéfiniment le cercle de son intelligence et la sphère de sa perfectibilité? Il est, d'ailleurs, probable que la partie antérieure du cerveau n'est pas exclusivement consacrée aux fonctions importantes dont je viens de parler, mais qu'elle est encore le siége des plus hautes opérations de l'entendement. Cessons donc de nous étonner si le front de l'homme possède une étendue proportionnelle si supérieure à celle du front de tous les autres animaux : il ne pouvait en être autrement, puisque, chez lui, dans la portion du cerveau correspondante au front, résident des organes dont lui seul a reçu de la nature le sublime présent.

Avant de terminer les réflexions relatives à la parole et à la mémoire des mots, nous ne pouvons nous empêcher de revenir un instant sur un phénomène bien singulier, mais qui concourt à prouver combien est exacte la doctrine de la pluralité des organes cérébraux. Ce phénomène consiste en ce que l'on observe quelquefois des exemples d'une perte partielle de la mémoire des mots.

Ainsi, la malade qui fait le sujet de l'observa-tion 7ᵉ conservait la mémoire de plusieurs mots, tandis que celle de quelques autres s'était totale-ment effacée de son cerveau. Quelques autres de nos malades, ceux des observations 30ᵉ et 41ᵉ, par exemple, ne pouvaient articuler que les mots *oui* et *non* ; d'autres répétaient, comme automatique-ment, les derniers mots des phrases qu'on leur adressait. Le sujet de l'observation 38ᵉ avait perdu la mémoire de tous les noms. Mon ami M. Cas-san, interne des hôpitaux, dans une lettre qu'il vient de m'écrire, me communique l'extrait d'une observation très-curieuse relative à l'objet qui nous occupe, et qu'il a recueillie lui-même. Cette observation est un exemple d'une perte totale de la mémoire des mots *substantifs* et *adjectifs*, avec intégrité parfaite de la mémoire des choses. J'ai connaissance de quelques autres cas de ce genre. On sait que le célèbre Broussonnet, qui mourut d'une affection du cerveau, était seulement privé de la mémoire des substantifs. On sait également que le physicien Brisson, à la suite d'une apo-plexie, offrait le spectacle vraiment singulier d'un homme qui avait complètement oublié la langue française, et qui ne pouvait plus faire entendre que quelques mots de patois.

Pour expliquer ces faits, en apparence si bi-zarres, il faut nécessairement admettre que l'or-gane cérébral affecté au langage articulé est com-posé lui-même de plusieurs parties distinctes, dont chacune peut être altérée isolément; il faut admettre aussi, quelque étrange que paraisse cette opinion, il faut admettre, dis-je, que cet organe est composé de plusieurs parties différentes, dont chacune préside à la formation et à la mémoire de l'un des mots dont l'ensemble constitue le discours, tels que le substantif, l'adjectif, le verbe, etc.

M. le docteur Martinet vient de publier, dans la *Revue médicale*, une observation qui se rattache trop directement à l'objet qui nous occupe, pour que je ne m'empresse pas d'en donner ici un extrait.

Lefèvre, âgé de cinquante-quatre ans, à la suite de vives contrariétés, ne put bientôt plus ni lire, ni écrire, ni trouver de mots pour exprimer ses pensées. L'appareil locomoteur et celui des sensations étaient dans l'état naturel et la santé générale assez bonne. Lorsque cet homme voulait répondre aux questions qu'on lui adressait, il se servait d'expressions tout-à-fait inintelligibles, ou bien ayant un sens totalement différent de celui qu'il voulait leur donner. Quand on l'interrogeait sur sa santé, il répondait deux ou trois mots justes; puis, pour dire qu'il ne souffrait nullement de la tête, il disait : *les douleurs ordonnent un avantage*, tandis que, par écrit, il répondait à la même question par ces mots : *je ne souffre pas de la tête*. Lorsqu'on lui prononçait un mot, comme *tambour*, et qu'on le priait de le répéter, il disait *fromage;* il l'écrivait au contraire très-exactement quand on l'invitait à le faire. On essaya de lui faire copier le mot *feuille médicale* : il l'écrivit parfaitement ; mais jamais il ne put lire exactement le mot qu'il venait d'écrire : il prononçait *féquicale, fénicale, fédocale* : alors on lui fit lire le mot *féquical* écrit par lui-même, et il ne put dire que *jardait*. Il jetait souvent sur le papier des phrases inintelligibles par la nature des mots dont il se servait et par l'incohérence de ces mêmes mots entre eux. Lorsqu'on lui présentait divers objets, il les désignait en général avec justesse ; mais lorsqu'il lui arrivait de se tromper, il appelait, dans la même séance, une plume *un drap*, un crachoir *une plume*, une main *une tasse*, une corde *une main*, une bague *un crachoir*, etc. : donc il pouvait prononcer les mots *plume*, *main*, *crachoir*, etc.

Il résulte de tous les faits que je viens d'exposer que le dérangement de la parole, par suite d'une affection cérébrale locale, est un signe que cette affection occupe les lobules antérieurs du cerveau.

ARTICLE QUATRIÈME.

Modifications des symptômes de l'encéphalite, selon qu'elle occupe la substance blanche ou la substance grise du cerveau.

La nature, qui ne confie jamais des fonctions semblables à des organes différens, n'a certainement pas donné au cerveau deux substances distinctes pour l'exercice d'une seule et même faculté. Ainsi donc, le raisonnement seul nous porte à penser que la substance blanche et la substance grise du cerveau jouissent chacune de propriétés spéciales et distinctes. Mais l'observation, ce juge suprême de toutes les questions médicales, l'observation confirme-t-elle ce que la raison nous indique? c'est ce que nous allons examiner. Je ferai remarquer d'abord que, de même que la masse cérébrale présente deux substances différentes, ainsi elle nous offre deux grandes propriétés bien distinctes, savoir, celle de percevoir les sensations et de déterminer les mouvemens volontaires. Ce rapprochement seul semble nous inviter à placer l'une de ces facultés dans la substance blanche, et l'autre dans la substance grise du cerveau. D'autres considérations très-puissantes rendent une semblable opinion au moins fort probable. Si, d'une part, la sensibilité et la myotilité sont des propriétés généralement départies à tous les points de la masse cérébrale, d'une autre part, la substance grise et la substance blanche se rencontrent aussi dans tous les points de cette même masse. Si, d'ailleurs, les deux facultés dont il s'agit appartenaient à une seule et même substance, il est évident que leurs affections devraient être communes et toujours simultanées: or, cette communauté de lésions ne s'observe pas toujours. Ainsi, tantôt on trouve une lésion de la sensibilité sans lésion du mouvement, et tantôt, au contraire, une lésion de ce dernier, la première restant intacte. Il me paraît donc incontestable que la sensibilité et la myotilité ont dans le cerveau chacune leur organe distinct. Et comme les seules parties essentiellement distinctes qui se rencontrent dans ce viscère sont la substance grise et la substance blanche, il est vraisemblable qu'à l'une appartient la faculté de sentir, et la faculté de *mouvoir* à l'autre. Déjà les belles expériences de MM. Magendie et Ch. Bell nous ont appris que, parmi les nerfs, les uns servaient à la sensibilité et les autres au mouvement, et le premier de ces physiologistes a trouvé que les racines antérieures des nerfs rachidiens étaient affectées au mouvement, et les postérieures au sentiment. Pourquoi donc le cerveau, masse centrale où viennent aboutir tous les nerfs, ne posséderait-il pas comme eux deux élémens distincts, l'un pour le sentiment, l'autre pour le mouvement ?

MM. Foville et Pinel-Grandchamp ont essayé de prouver, dans ces derniers temps, que le cervelet était l'organe de la sensibilité, et la substance médullaire du cerveau celui du mouvement. Mais la moindre réflexion suffit pour faire sentir le peu de réalité de la première assertion. En effet, si le cervelet était l'organe unique de la sensibilité, comment pourrait-on expliquer la paralysie du sentiment qui accompagne un si grand nombre d'affections cérébrales ?

Mais quelle est maintenant la substance cérébrale chargée du sentiment, et quelle est celle affectée au mouvement? Cette question n'est pas encore rigoureusement résolue. Si, comme le veulent MM. Foville et Pinel - Grandchamp, la substance blanche du cerveau préside au mouvement, il ne nous reste plus que la substance grise que nous puissions considérer comme le centre sensitif. Toutefois, cette opinion ne sera pour nous qu'une hypothèse plus ou moins probable, jusqu'à ce que des expériences directes ou des observations cliniques multipliées nous aient suffisamment éclairé sur ce point.

Mais quand il serait démontré que la substance grise est bien réellement l'organe de la sensibilité, que de difficultés ne resterait-il pas encore à résoudre ! Effectivement, on désigne sous le terme vague et générique de *sensibilité* une foule de facultés tout-à-fait différentes. Ainsi, la sensibilité visuelle, la sensibilité auditive, la sensibilité olfactive, la sensibilité gustative, la sensibilité tactile, etc., sont des sensibilités essentiellement différentes ; chacune constitue une espèce particulière. Si la substance grise est l'organe de toutes ces sensibilités, il faudra donc admettre qu'il existe autant de variétés de cette substance qu'il y a d'espèces de sensibilité.

Je m'aperçois que plus nous avançons dans la matière qui nous occupe, plus nous rencontrons d'obscurité. C'en est assez pour nous déterminer à ne pas aller plus loin. Mieux vaut s'arrêter que de marcher au milieu des ténèbres : *meliùs est sistere gradum quam progredi per tenebras.* (GAUBIUS.)

Je ne puis cependant finir cet article avant d'avoir abordé une nouvelle question qui se rattache, de la manière la plus intime, au sujet que nous discutons ici. Cette question consiste à savoir si le trouble de l'intelligence qui accompagne un grand nombre d'affections cérébrales ne dépend pas de la lésion d'une substance déterminée du cerveau. Or, si nous réfléchissons que le désordre de l'intelligence peut exister indépendamment de tout autre dérangement des fonctions cérébrales ; si nous réfléchissons de plus que ce désordre de l'intelligence paraît coïncider constamment avec une altération de la substance corticale du cerveau, nous serons conduits à admettre comme très-probable cette double opinion, savoir, que la lésion de l'intelligence dépend de celle d'une partie distincte de la masse cérébrale, et que la partie distincte du cerveau dont la lésion produit celle de l'intelligence est la substance corticale de cet organe. Qu'il me soit permis de rappeler quelques faits à l'appui de cette opinion. Le malade qui fait le sujet de notre observation 15ᵉ avait offert, depuis deux ans, des signes d'imbécillité, et une perte complète de mémoire : à l'ouverture de son corps, on trouve l'arachnoïde adhérente avec la substance corticale qui s'enlève avec elle. — La malade de l'observation 16ᵉ avait, depuis long-temps, l'intelligence altérée : l'autopsie cadavérique fit découvrir une lésion de la substance corticale. — La malade de l'observation 17ᵉ nous présenta également une altération de la substance corticale correspondante à un trouble des facultés intellectuelles.—Le sujet de l'observation 18ᵉ fut pris d'un délire violent, et ne tarda pas à succomber. Le cerveau offrait, à la surface de ses lobes, plusieurs points désorganisés. Le sujet de l'observation 22ᵉ éprouve un délire furieux : il meurt. On observe un ramollissement avec suppuration des couches les plus superficielles des circonvolutions cérébrales. — Un militaire (observation 26ᵉ), âgée de vingt-quatre ans, présentait de l'embarras dans ses idées ; on le voyait taciturne, répondant à peine, les yeux bien ouverts, mais le regard stupide, et ne se plaignant de rien... Il finit par succomber. On trouva dans le cerveau deux vastes foyers remplis de pus, occupant chacun le milieu de la face supérieure d'un hémisphère cérébral.

Si vous prenez en considération ces faits, que je pourrais multiplier presque à l'infini ; si vous faites attention, en outre, que les médecins qui se sont occupés le plus récemment de l'étude des aliénations mentales ont remarqué qu'elles étaient accompagnées d'une désorganisation plus ou moins profonde de la substance corticale des circonvolutions supérieures du cerveau ; si vous réfléchissez enfin que, comme l'ont très-bien observé MM. Parent et Martinet, le délire appartient à l'inflammation de la portion de l'arachnoïde qui revêt la convexité du cerveau, vous serez certainement très-disposé à partager l'opinion de MM. Foville et Pinel-Grand-champ, lesquels placent le siége de l'intelligence dans la substance corticale de la partie supérieure du cerveau.

Si nous résumons maintenant tout ce que nous venons de dire sur les symptômes de l'encéphalite, nous voyons que ces symptômes ont un caractère diamétralement opposé, ainsi que l'a déjà dit M. Lallemand, selon que l'encéphalite est à sa première ou à sa dernière période ; et que ces mêmes symptômes diffèrent selon que l'inflammation est générale ou locale.

1°. Dans la première période, ou dans celle d'irritation, on observe l'exaltation des facultés intellectuelles, sensitives et locomotrices.

2°. Dans la dernière période ou dans celle de désorganisation et de compression, on remarque, au contraire, la diminution ou la perte complète de ces mêmes fonctions.

3°. Lorsque l'affection est générale, toutes les sensations, toutes les fonctions intellectuelles, tous les mouvemens volontaires et réfléchis sont simultanément troublés.

4°. Lorsque l'affection est locale, la fonction à laquelle préside la portion malade est seule lésée : de là les paralysies partielles des diverses fonctions cérébrales dont nous avons rapporté de nombreux exemples (1).

____

(1) Il est certaines parties du cerveau dont la lésion ne

D'après ce qui vient d'être dit, il est facile de tracer les caractères physiologiques, au moyen desquels on peut distinguer entre elles l'encéphalite partielle, l'apoplexie et l'arachnitis.

A. *Caractères de l'encéphalite.* — D'abord exaltation générale ou partielle des facultés sensitives, intellectuelles et locomotrices; puis affaissement, diminution graduelle et perte complète de ces mêmes facultés.

B. *Caractères de l'apoplexie (hémorrhagie cérébrale).* — Paralysie subite, générale ou partielle, des facultés sensitives, intellectuelles et locomotrices, sans symptômes spasmodiques préliminaires.

C. *Caractères de l'arachnitis.* — Exaltation, puis paralysie des facultés précédemment indiquées. Ces symptômes sont aussi ceux d'une phlegmasie générale et superficielle du système nerveux cérébro-spinal : l'arachnitis et l'encéphalite générale se confondent donc ensemble. La première ne peut exister sans la seconde : la seconde paraît également ne pouvoir se développer primitivement et sans être précédée d'arachnitis. D'où il suit que l'encéphalite partielle peut être distinguée de l'inflammation de l'arachnoïde, en ce que celle-là ne produit que des symptômes locaux, tandis

---

produit point de paralysie. Ce sont celles qui n'ont aucune communication directe avec la moelle spinale, telles que le corps calleux, le *septum lucidum* et la voûte à trois piliers (trigone cérébral).

que celle-ci en produit de généraux; et en ce que, dans l'encéphalite partielle, la paralysie locale qui succède à l'état spasmodique dépend de la désorganisation d'une portion du cerveau, tandis que la paralysie générale qui succède à l'agitation, dans les cas d'arachnitis, est le résultat de la compression ou de l'épuisement des centres nerveux, mais non de leur désorganisation.

Dès en 1812, M. Ducrot avait fait connaître, d'une manière assez précise, les signes distinctifs de la céphalite, de l'apoplexie et de l'arachnitis. Les voici :

Inflammation du cerveau. — Manifestation lente et successive d'accidens hémiplégiques, avec contraction plus ou moins douloureuse des muscles paralysés, altération idiotique de quelques-unes des facultés intellectuelles et sensoriales, sorte d'aspect stupide du visage......

Apoplexie sanguine. — Accidens hémiplégiques, lésion des facultés intellectuelles et sensoriales ; mais invasion brusque et non successive, comme dans l'encéphalite......

Arachnitis. — Céphalalgie, délire violent, spasmes, tremblemens, fièvre plus ou moins violente, injection du visage et des yeux (1).

Enfin, dans ces derniers temps, M. Lallemand a établi, d'une manière plus laconique, la distinction

____

(1) Ducrot, *Essai sur la Céphalite*, 1812. (*Thèses de l'Ecole de Médecine.*)

qui existe entre les trois maladies dont nous venons de parler. Dans l'inflammation de l'arachnoïde, dit-il, *symptômes spasmodiques sans paralysie;* dans l'apoplexie, *paralysie subite sans symptômes spasmodiques;* dans l'inflammation du cerveau, *symptômes spasmodiques, paralysie lente et progressive, marche inégale et intermittente.*

Le parallèle que nous venons de faire entre les symptômes de l'encéphalite partielle, de l'apoplexie et de l'arachnitis, ne permet donc pas de confondre entre elles ces trois affections. Dans la première, contraction spasmodique, puis paralysie circonscrite, partielle; dans la seconde, paralysie comme dans la première, mais absence de contraction spasmodique antécédente; enfin, dans la troisième, contractions spasmodiques de tout le système locomoteur, accès épileptiformes, puis coma, paralysie générale.

ARTICLE CINQUIÈME.

Symptômes sympathiques de l'Encéphalite.

1°. *Influence de l'encéphalite sur la respiration.* — Lorsque l'inflammation ne s'étend pas au-delà des hémisphères cérébraux proprement dits, la respiration n'éprouve aucun changement notable. Chez plusieurs de nos malades, à la vérité, nous avons observé, tantôt une précipitation extraordinaire des mouvemens respiratoires, tantôt, au contraire, un ralentissement considérable, une

intermittence de ces mêmes mouvemens, quelquefois aussi un râle stertoreux. Mais, dans tous ces
cas, la phlegmasie avait dépassé les limites que
nous venons d'indiquer, et avait envahi les membranes cérébrales, et le prolongement rachidien de
l'encéphale. De l'irritation de ces parties sont ré-
sultés des accès convulsifs généraux, avec accélération et irrégularité des mouvemens respiratoires ;
tandis que, dans les cas de congestion sanguine
ou séreuse assez considérable pour comprimer à
la fois et le cerveau, et la protubérance annulaire,
et la moelle allongée, nous avons remarqué le
ralentissement, l'intermittence des mouvemens
respiratoires et la respiration ronflante et stertoreuse. L'observation clinique se trouve ici parfaitement d'accord avec la physiologie expérimentale. Celle-ci a démontré, par les faits les plus
multipliés, que le cerveau proprement dit n'exerce
ordinairement aucune influence sur les phénomènes mécaniques de la respiration. Selon M. Lallemand (1), « si les muscles de la respiration ne
» participent pas à la paralysie de ceux des mem-
» bres, c'est certainement parce qu'ils ne reçoi-
» vent pas tous leurs nerfs de la moelle épinière,
» mais qu'ils en reçoivent aussi des ganglions du
» grand sympathique ». Il me semble que cette
explication pourrait être plus exacte. En effet, si
les muscles respiratoires ne partagent pas la para-

____

(1) 2ᵉ Lettre sur l'Encéphale.

lysie de ceux des membres, c'est que les premiers puisent le principe de leurs mouvemens dans la partie supérieure de la moelle, tandis que les seconds sont sous l'empire immédiat du cerveau et de la volonté ; c'est que ceux-là font partie du système musculaire régi par l'instinct de conservation, tandis que ceux-ci sont du domaine de la vie intellectuelle, dont le cerveau est le principal organe. Dans les maladies qui affectent ce viscère exclusivement, les mouvemens respiratoires doivent donc conserver, comme ils conservent en effet, toute leur régularité, puisque la moelle allongée qui les dirige, qui les *coordonne*, suivant l'expression de M. Flourens, est supposée n'avoir reçu aucune atteinte. Que si la respiration s'embarrasse vers les derniers jours des individus affectés d'encéphalite, il faut en accuser l'extension de la lésion cérébrale, et l'affection consécutive de la moelle allongée, complication toujours funeste, et sinistre avant-coureur d'une mort prochaine.

2°. *Influence de l'encéphalite sur la circulation.* — La réaction de l'encéphalite sur le système circulatoire est à peine sensible. Si nous parcourons attentivement nos observations d'encéphalite pure et simple, dégagée de toute complication, nous verrons qu'il n'y est point fait mention de mouvement fébrile un peu prononcé. Ce phénomène ne doit pas nous surprendre. Effectivement, la circulation, plus encore que la respiration, est indépendante de l'influence cérébrale. D'ailleurs, les phlegmasies profondes de la pulpe encéphalique sont presque toujours très-circonscrites; elles affectent un organe d'une texture très-molle, d'une sensibilité tellement obtuse, que plusieurs physiologistes l'ont, avec raison, révoquée en doute, et l'on sait que toutes ces conditions sont peu favorables au développement de la fièvre. C'est donc bien à tort que quelques médecins ont avancé que le cerveau, centre de la vie de relation, était aussi l'intermédiaire par lequel se généralisaient les maladies primitivement locales, et se produisaient les irradiations fébriles. Ce n'est point le cerveau, c'est le système nerveux ganglionique qui est réellement le conducteur des irritations fébriles, et qui mérite si bien le nom de *grand sympathique* sous lequel on a coutume de le désigner. Il est bien vrai que la circulation, dans quelques cas d'encéphalite, s'accélère ou se ralentit et perd plus ou moins de sa régularité. Mais le trouble de la circulation correspond constamment à celui de la respiration, dont il est évidemment l'effet inévitable. Ainsi le pouls se ralentit lorsque la respiration se ralentit elle-même et devient stertoreuse. Ainsi, pendant les accès convulsifs, lorsque les muscles respiratoires se contractent d'une manière spasmodique et précipitée, le pouls acquiert une fréquence et une vivacité considérables; le visage s'injecte, l'œil devient brillant, etc. — Mais cette accélération est si peu le résultat immédiat de l'encéphalite, et si bien, au contraire, celui de l'accès convulsif même, qu'elle disparaît à la cessation de celui-ci, et qu'elle revient avec lui. Ainsi donc, le désordre de la circulation n'est jamais l'effet nécessaire et essentiel de l'encéphalite pure et simple, et toutes les fois que cette maladie est accompagnée de fièvre, on peut assurer qu'il existe quelque complication. Or, de toutes les complications de l'encéphalite, l'une de celles qui donne le plus souvent lieu à la fièvre est, sans contredit, l'arachnitis. Les inflammations des viscères digestifs et respiratoires jouent aussi un rôle très-important dans le développement de la fièvre qui complique quelquefois l'encéphalite : j'ajouterai que toutes ces phlegmasies ne déterminent la fièvre qu'autant qu'il s'y joint une irritation, soit primitive, soit consécutive, du système vasculaire sanguin.

3°. *Influence de l'encéphalite sur les fonctions de l'appareil digestif.* — Le cerveau n'exerçant, dans l'état normal, aucune influence immédiate et directe sur les phénomènes purement digestifs, il est évident que son inflammation ne saurait altérer d'une manière directe ces mêmes phénomènes. Mais les viscères digestifs se trouvent doublement soumis à la puissance cérébrale, et parce qu'ils sont des organes de sensations particulières, et parce que, dans l'exercice de quelques-unes de leurs fonctions, ils réclament l'intervention de la volonté. Le désir des alimens, celui de rendre les excrémens, sont des sensations dont la perception s'opère dans le cerveau ; les efforts pour rendre les matières fécales et pour les retenir sont le résultat de la contraction de muscles volontaires, et dont l'action est sous la dépendance du cerveau. Par conséquent, si l'inflammation de cet organe le rend inhabile à remplir ses fonctions, il devra en résulter la perte des sensations internes dont le siége est dans les organes digestifs, et des mouvemens nécessaires à l'excrétion volontaire des matières fécales : or, c'est précisément ce qui arrive. On sait, en effet, que la constipation, ou l'excrétion involontaire des *fécès*, et l'absence de toute sensation relative à la manifestation de nos besoins intérieurs, se remarquent dans les mêmes circonstances que la paralysie des sens externes, des fonctions intellectuelles et des mouvemens volontaires.

Les sensations accidentelles, telles que la douleur qui accompagne un grand nombre de phlegmasies, etc., cessent également d'être perçues lorsque le cerveau, profondément altéré par la maladie dont il est le siége, ne peut plus vaquer à ses fonctions habituelles. On a remarqué, depuis bien long-temps, que le vomissement était difficile à produire chez les individus affectés de maladies cérébrales très-graves, telles qu'une phlegmasie étendue et profonde, une apoplexie foudroyante, etc. L'explication de ce phénomène dérive de celle que nous venons de présenter. En effet, le vomissement est le résultat combiné de l'irritation des nerfs pneumo-gastriques, et de la contraction énergique du diaphragme et des muscles abdominaux. Or, cette irritation, dans le cas qui nous occupe, est moins vivement sentie que dans l'état normal : il est donc tout simple que le vomissement qu'elle tend à déterminer ne s'opère pas d'une manière aussi prompte et aussi facile que cela a lieu ordinairement.

4°. *Influence de l'encéphalite sur les fonctions de l'appareil urinaire.* — Ce que je viens de dire de l'influence des affections cérébrales sur les fonctions des viscères digestifs, s'applique exactement à celle que ces mêmes affections exercent sur les fonctions des organes urinaires. Je suppose encore que le cerveau soit privé absolument de son action normale : dès-lors plus de perception du besoin de rendre les urines, plus de mouvemens volontaires pour concourir à leur excrétion. Leur excrétion n'ayant plus lieu, ou ne s'opérant du moins que d'une manière très-incomplète et comme par *regorgement,* ce liquide s'accumule dans la vessie, la distend, l'irrite, l'enflamme; ensuite il est en partie résorbé, il infecte la masse du sang, et de là cette odeur de souris, cette fièvre ardente, désignée sous le nom d'*urineuse* par M. le professeur Richerand, fièvre qui entraîne à sa suite de si graves accidens, et qui doit peut-être compter parmi les causes qui concourent le plus efficacement à la mort des malades. Cette dernière réflexion est bien propre à faire sentir combien il est important de ne pas négliger le cathétérisme dans les cas d'affection cérébrale très-grave.

Vous concevez, d'ailleurs, que les lésions des fonctions des organes digestifs et urinaires sont moins de véritables sympathies (dans l'acception vulgaire de ce terme), que des effets immédiats et directs de l'altération du cerveau, puisque ces lésions consistent en des modifications de la sensibilité et du mouvement volontaire, et que le cerveau est l'organe central de ces fonctions.

CHAPITRE TROISIÈME.

DES CAUSES DE L'ENCÉPHALITE ET DE LEUR MODE D'ACTION.

§ Ier. *Causes déterminantes.*

Pour ne rien avancer sur ce sujet qui ne soit conforme à la plus saine observation, revenons encore sur les faits que nous avons rapportés.

Le sujet de la 1re observation eut le crâne enfoncé par une pierre lancée avec violence; celui de la 3e se fractura le coronal en tombant sur une pierre; celui de la 4e reçut un violent coup de pied de cheval sur le front. Le malade de l'observation 18e tomba du haut d'un premier étage; celui de l'observation 20° se heurta le sommet de la tête contre le manteau d'une cheminée; celui de l'observation 21e fit une chute sur la tête; celui de l'observation 22e se donna plusieurs coups de marteau sur la tête. Le sujet de l'observation 23e fit une chute sur la partie latérale de la tête; celui de l'observation 32e reçut un coup de marteau au-dessus de l'oreille gauche.

La malade de l'observation 7e avait éprouvé des chagrins violens et prolongés. Les sujets des observations 14e et 17e avaient été soumis à la même cause; celui de l'observation 19e avait aussi éprouvé des chagrins ; celui de l'observation 25ᵉ avait reçu une lettre qui lui apportait de fâcheuses nouvelles : il commençait à se rétablir lorsqu'une nouvelle lettre, de la même nature que la première, détermina une rechute mortelle. La malade de l'observation 29ᵉ fut exposée à des affections morales tristes.

Chez la malade de l'observation 10ᵉ, l'encéphalite parut être l'effet d'une dentition laborieuse, ou, ce qui est la même chose, d'une irritation des nerfs dentaires transmise au centre nerveux. Le sujet de l'observation 24ᵉ ressentit les premiers symptômes de l'encéphalite, à la suite de la ligature de quelques-unes des branches du plexus brachial ; celui de l'observation 23ᵉ avait une inflammation de l'oreille droite. Les malades des observations 16 et 27ᵉ eurent chacune une érysipèle à la face.

Le malade de l'observation 21ᵉ était presque entièrement rétabli, lorsqu'il s'esquiva de l'hôpital, et alla s'enivrer dans la ville. Cette imprudence fut suivie d'une rechute mortelle.

La présence d'un épanchement apoplectique fut probablement la cause de l'encéphalite dont furent affectés les malades des observations 11ᵉ, 12ᵉ et 13ᵉ. Notez cependant que l'on avait administré la noix vomique à deux de ces malades. Peut-être ce médicament a-t-il concouru à la production de la phlegmasie cérébrale.

Il n'a été recueilli aucun renseignement sur les

causes déterminantes de l'encéphalite dont furent atteints les sujets des observations 2ᵉ, 5ᵉ, 6ᵉ, 8ᵉ, 9ᵉ, 15ᵉ, 26ᵉ, 27ᵉ, 28ᵉ, 3oᵉ, 31ᵉ, 33ᵉ.

Ainsi donc, nous pouvons avancer que les principales causes déterminantes de l'encéphalite sont : 1°. l'action immédiate et directe des agens vulnérans sur le crâne ; 2°. la transmission d'une irritation primitivement fixée sur un ou plusieurs nerfs qui se rendent à l'encéphale : de là l'encéphalite qui succède aux inflammations de la face, de l'oreille, des yeux, des blessures des nerfs, etc. ; 3°. les affections morales tristes, les travaux immodérés de l'esprit ; 4°. l'abus des ingesta excitans, des boissons spiritueuses, par exemple ; l'usage de certains médicamens irritans tels que la noix vomique, etc. ; 5° la présence d'un corps étranger dans l'encéphale, soit que ce corps soit venu du dehors, comme une balle, une lame d'instrument tranchant ou piquant, etc. ; soit que ce corps se soit formé pathologiquement, comme cela arrive dans la production des tubercules, des cancers, des épanchemens apoplectiques, etc.

Quelque différentes que soient entr'elles les causes que je viens d'énumérer, il est évident qu'elles jouissent toutes d'une propriété commune, celle d'irriter le tissu cérébral. N'est-ce pas, en effet, une cause irritante que l'application d'un agent vulnérant sur le crâne ? N'est-ce pas une cause irritante que la réaction d'une irritation extérieure sur l'encéphale ? N'est-ce pas une cause irritante que le travail immodéré de l'esprit, travail qui, semblable aux fonctions des autres organes, détermine dans le cerveau un état d'érection plus ou moins violente et y fait affluer le sang en quantité trop considérable? N'est-ce pas une cause irritante que l'abus des boissons spiritueuses? N'est-ce pas une cause irritante, enfin, que la présence d'un corps étranger quelconque au milieu de la pulpe cérébrale?

La maladie que nous venons de décrire étant une irritation, il est tout simple et tout naturel que les causes qui la produisent soient irritantes. Nous aurions pu le prévoir, nous aurions même passé sous silence le mode d'action des causes que nous avons indiquées, si la connaissance de ce mode d'action n'était un argument de plus contre les médecins qui prétendent que les altérations que j'ai décrites, le ramollissement, par exemple, ne sont pas des inflammations. En effet, puisque ces causes sont irritantes, quel sera leur résultat, sinon une irritation.

§ II. *Causes prédisposantes.*

Interrogeons toujours les observations particulières avant de tirer aucune conclusion générale.

La malade de l'observation 8ᵉ, d'un tempérament irritable et sanguin, éprouva les premiers symptômes d'une affection cérébrale à la suite de la cessation des menstrues. La malade de l'observation 9ᵉ avait le crâne très-volumineux, les facultés intellectuelles plus développées que ne le comportait son âge, et une agitation habituelle telle qu'elle ne pouvait dormir sans avoir pris quelques narcotiques avant de se coucher. Le malade de l'observation 11ᵉ était robuste, sanguin, de la constitution dite *apoplectique*. La malade de l'observation 12ᵉ présentait le même tempérament, et une hypertrophie du ventricule gauche ; celle de l'observation 13ᵉ était également d'un tempérament sanguin, et offrait aussi une hypertrophie du ventricule gauche. La malade de l'observation 17ᵉ, d'un tempérament sec et nerveux, était affectée d'une hypertrophie du ventricule gauche et d'une phlegmasie chronique de tout le système artériel en général, et en particulier des artères qui, après avoir formé le polygone vasculaire de la base du cerveau, vont se distribuer dans les différentes parties de cet organe. Cette phlegmasie avait occasioné la formation de plusieurs plaques cartilagineuses, calcaires dans l'épaisseur des parois artérielles, dont le tissu était devenu fragile et comme *cassant*. Jeanne Bossuet (obs. 18ᵉ), d'une constitution nerveuse, était, comme la précédente, affectée d'une hypertrophie du ventricule gauche et d'une phlegmasie chronique du système artériel cérébral, qui avait entraîné à sa suite les altérations indiquées tout-à-l'heure. La malade de l'observation 19ᵉ offrait encore une hypertrophie du ventricule gauche, une phlegmasie chronique de l'aorte, et probablement aussi des artères cérébrales, bien qu'il n'en soit pas fait mention. La malade de l'observation 20ᵉ était d'un tempérament nerveux.

Il résulte du rapprochement de ces faits que la constitution sanguine ou nerveuse, l'énergie trop considérable du ventricule gauche, et la phlegmasie latente et chronique qu'il est si fréquent de rencontrer chez les personnes qui succombent aux affections cérébrales, sont autant de causes prédisposantes de l'encéphalite (1).

Je crois devoir vous épargner les considérations banales que je pourrais vous présenter relativement à plusieurs autres causes prédisposantes, telles que la suppression d'évacuations habituelles, sanguines ou autres, la chaleur de l'atmosphère ou du climat, etc., etc. Je vous dirai seulement, relativement à l'âge, que les enfans et les vieillards sont ceux pour lesquels les irritations cérébrales affectent une fatale prédilection. Vous vous convaincrez aisément de la vérité de cette assertion, si vous fréquentez les hôpitaux consacrés aux

---

(1) Legallois, M. le professeur Richerand, M. le docteur Bricheteau, etc., ont très-bien signalé et expliqué l'influence de l'hypertrophie du ventricule gauche du cœur sur les fonctions et les maladies du cerveau. On peut aussi consulter ce que nous en avons dit dans un autre ouvrage *.

* *Voyez* le *Traité des Maladies du Cœur et des gros vaisseaux*, par MM. Bertin et Bouillaud.

vieillards et aux enfans. Mais il est assez rare, chez les enfans, de trouver une encéphalite qui ne soit pas accompagnée d'une phlegmasie plus ou moins aiguë de l'arachnoïde. Les fièvres cérébrales, les hydrocéphales aiguës des auteurs ne sont autre chose qu'une inflammation du cerveau et de ses membranes, et l'on sait combien d'enfans sont moissonnés par ces redoutables maladies.

Le mécanisme des causes prédisposantes est le même que celui des causes déterminantes. Les premières agissent seulement d'une manière plus lente et plus obscure que les secondes. Que si vous affaiblissiez l'énergie de celles-ci, vous les transformeriez en causes prédisposantes, et réci-proquement, si vous augmentiez l'action des causes prédisposantes, vous les convertiriez en causes déterminantes : aussi la distinction subtile des causes en prédisposantes et déterminantes ne mérite-t-elle pas toute l'importance que quelques-uns semblent y attacher. Il y a déjà long-temps que l'auteur de l'Histoire des Phlegmasies chroniques a signalé l'identité des causes prédis-posantes et efficientes, considérées sous le rapport de leur mode d'action.

CHAPITRE QUATRIÈME.

TRAITEMENT DE L'ENCÉPHALITE.

---

§ Ier. *Traitement de la période d'irritation.*

LE traitement d'une maladie quelconque doit évidemment se composer de moyens dont l'action soit diamétralement opposée à la nature même de la maladie. D'où il suit que, pour traiter rationnellement une maladie, il faut en connaître la nature. Or, l'encéphalite est une affection de nature inflammatoire : par conséquent la méthode antiphlogistique est celle qui convient essentiellement à son traitement (1). Il ne s'agit que d'accommoder les agens anti-phlogistiques au siége de l'inflammation, et d'interroger l'expérience pour savoir quels sont, parmi ces moyens eux-mêmes, ceux qui doivent obtenir la préférence.

Les saignées générales et locales, suffisamment abondantes et convenablement répétées, sont, sans contredit, le moyen le plus efficace que l'on puisse employer contre l'encéphalite, et le seul peut-

---

(1) La nature de l'inflammation n'étant pas encore connue, on pourra dire que le traitement qu'on lui oppose n'est pas rationnel, mais empirique. J'en conviens ; mais il guérit, c'est assez.

être sur l'utilité duquel tous les praticiens se trouvent d'accord. Mais, on ne saurait trop le répéter, pour retirer soit de la saignée, soit de l'application des sangsues, tout le succès qu'on a droit d'en attendre, il ne faut pas en être avare. Il arrive souvent, en effet, qu'après une première évacuation sanguine, la maladie ne présente aucune amélioration sensible, tandis qu'une seconde, une troisième ou même une quatrième saignée est suivie d'un soulagement considérable. Il est également certain qu'une émission sanguine trop peu abondante ne fait souvent qu'augmenter le mal, tandis que, plus copieuse, elle opère une *détente* considérable, et une diminution soudaine des symptômes.

Après les saignées, le moyen le plus héroïque que l'art puisse opposer à l'inflammation du cerveau consiste dans les applications froides sur la tête. Il y a plusieurs manières d'appliquer le froid sur la tête ; mais la plus simple et celle qui promet en même temps le plus d'avantages est la suivante : on prend une vessie que l'on remplit à demi de glace, et que l'on applique ensuite sur la tête. Lorsque la chaleur de cette partie est parvenue à fondre la glace en totalité, on ne doit pas tarder à retirer la vessie, pour la remplacer par une autre remplie de nouvelle glace, et ainsi de suite, jusqu'à ce que l'on ait obtenu l'effet désiré.

Dans plusieurs cas, l'emploi combiné et sagement dirigé des saignées et de la glace dissipe comme par enchantement les symptômes les plus intenses de l'inflammation du cerveau.

Les bains froids, les affusions également froides, ont été mis en usage avec succès. Mais les premiers déterminent un refroidissement général qui favorise les congestions inflammatoires des viscères, et spécialement des organes respiratoires. On doit en dire autant des affusions froides lorsqu'elles sont pratiquées suivant la méthode ordinaire. A la vérité, on peut borner leur action réfrigérante à la tête seulement, en ayant la précaution d'envelopper le reste du corps d'une toile cirée : employées ainsi, les affusions froides produiront un effet très-salutaire, et que l'on pourra rendre plus salutaire encore en plongeant en même temps les pieds des malades dans l'eau chaude.

Il est à peine nécessaire de dire que la diète absolue, l'usage des boissons rafraîchissantes, acidules, délayantes ; l'emploi des lavemens émolliens, doivent seconder l'action des moyens précédens.

Pour être moins directement utiles que les saignées et les applications froides, les révulsifs, tant extérieurs qu'intérieurs, ne doivent pas être négligés. On sait que ces moyens sont les sinapismes, les vésicatoires, les sétons, les moxa, les ventouses, le cautère, les laxatifs et les purgatifs. Avouons cependant que ces agens ne seraient pas toujours employés sans danger dans la période d'acuité de l'encéphalite, et qu'ils conviennent spécialement lorsque la phlegmasie s'est en partie éteinte par l'administration de la méthode directement anti-phlogistique, et qu'elle tend à passer à l'état chronique. Je dirai seulement, relativement aux ventouses, qu'appliquées sur les piqûres des sangsues, elles nous ont paru, dans plusieurs cas, produire les plus heureux résultats.

De tous les révulsifs intérieurs, celui qui jouit de la plus grande célébrité, grâce à l'usage qu'en faisait Desault, est l'émétique en lavage. Trop de succès semblent déposer en sa faveur pour que nous n'en recommandions pas l'usage, bien qu'il ne mérite pas peut-être toute la confiance que quelques-uns lui ont accordée.

Que dirai-je de l'émétique donné dans l'intention de produire des vomissemens ? M. Ducrot, et tout récemment M Lallemand, en ont proscrit sévèrement l'usage. Le second de ces auteurs a eu soin de rassembler trop de faits attestant les dangers d'un semblable moyen pour que j'ose en prendre la défense.

L'émétique, employé suivant la méthode de Rasori (méthode que M. Laennec semble avoir naturalisée en France), serait-il employé avec succès dans les cas d'inflammation du cerveau ? Je l'ignore. Mais je doute que cette méthode puisse jamais être d'une efficacité égale à celle du traitement anti-phlogistique proprement dit.

Quelque rationnel, quelque énergique que soit le traitement d'une maladie, il échouerait presque constamment si le médecin ne s'appliquait, avant tout, à détruire les causes de cette maladie. Ainsi donc, dans le traitement de l'encéphalite, comme dans celui de toutes les autres inflammations, il faut commencer par combattre la cause, quand on est assez heureux pour parvenir à la bien connaître. Plusieurs inflammations traumatiques du cerveau guérissent aussitôt que l'on a enlevé la cause qui les avait déterminées et qui les entretenait.

C'est ainsi, par exemple, que l'encéphalite produite par la présence d'un corps étranger dans la profondeur de la substance cérébrale, tel qu'une esquille de l'un des os du crâne, un fragment d'instrument tranchant ou piquant, etc.; c'est ainsi, dis-je, qu'une semblable encéphalite se guérit pour ainsi dire d'elle-même aussitôt que le corps étranger est arraché. C'est dans des cas de ce genre que l'opération du trépan peut être d'une utilité incontestable.

Rapportons maintenant quelques exemples de guérison à l'appui des préceptes que nous venons de donner.

Je commencerai par une observation recueillie par M. Bigot, médecin à Angers, et qui a été publiée dans le cahier de novembre dernier des *Archives générales de Médecine*.

OBSERVATION XLVIe.

Symptômes d'arachnitis et d'encéphalite générale, guérison par l'emploi des saignées.

Un roulier, âgé de quarante-deux ans, d'une constitution très-robuste, très-irascible, et porté à la mélancolie, depuis plusieurs années, par des chagrins assez vifs, boit un soir avec excès pour s'étourdir sur sa situation. On le porte chez lui ivre-mort. Il reste plongé dans l'assoupissement pendant une partie de la nuit, et sur les quatre heures du matin, il est pris d'un délire violent, furieux. Les *sens de la vue et de l'ouïe* sont dans une exaltation excessive ; le moindre bruit effraie le malade, la lumière le fatigue, le moindre contact l'irrite ; les yeux sont injectés, brillans et agités convulsivement ; la face est rouge et comme tuméfiée ; ses muscles sont affectés de mouvemens convulsifs ; tremblement considérable des membres et du tronc ; pouls très - fréquent et plein. (*Saignée de plus de deux livres.*) — Cette abondante évacuation sanguine fut suivie de la cessation de la plus grande partie des accidens. (*Sinapismes aux pieds, limonade, diète absolue.*) — Le calme dure quatre heures environ, après quoi les mêmes accidens se manifestent de nouveau : seulement le délire a changé d'objet : le malade est tourmenté de la crainte de mourir. (*Seconde saignée de deux livres* (1), *trente sangsues au cou.*) Cinq heures

____

(1) Aux deux saignées, le malade se plaignit d'éprouver

après l'application des sangsues, le délire cesse tout-à-fait; une sueur générale et abondante couvre le corps; la fréquence du pouls diminue notablement. Dans la nuit, sommeil tranquille. — Le lendemain matin, tous les accidens sont disparus; le malade se lève et se promène; il observe dans la journée une diète sévère. — La nuit suivante, continuation du calme. — Le surlendemain, convalescence confirmée. Enfin, retour gradué à la santé, et guérison complète.

On voit, dans cette observation, quel succès ont eu de copieuses saignées contre une encéphalite générale. La glace sur la tête n'a pas été employée: il est probable que ce moyen aurait puissamment secondé l'effet des émissions sanguines.

OBSERVATION XLVIIe.

Engourdissement des membres du côté droit, puis déviation de la bouche à gauche, diminution de la sensibilité, contraction permanente des muscles, surtout à droite; trismus, perte de l'intelligence, coma. En 18 heures, saignée de 5 palettes, 75 sangsues, plusieurs livres de glace sur la tête, 8 sinapismes; ensuite, continuation de la glace, amélioration successive. Convalescence complète le 5e jour.

Megnhyel, charbonnier, d'une constitution très-vigoureuse et grand buveur, avait à plusieurs reprises donné des signes d'aliénation mentale, et se plaignait depuis quelques jours d'un *engourdissement* des membres du côté *droit*, lorsque, le

---

lors du passage du sang à travers la plaie de la veine, la douleur que produit le *feu* ou l'*huile bouillante*.

18 octobre 1820, il rentra selon sa coutume dans un état d'ivresse. Pendant la nuit, il se plaignit de douleurs dans tout le corps, d'un grand frisson, et se releva pour boire beaucoup d'eau. Le matin on le trouva sans connaissance, et à quatre heures du soir, il était dans l'état suivant : coma profond, bouche tirée à gauche, abolition de l'intelligence, diminution de la sensibilité, surtout à *droite*, contraction de tous les muscles, surtout de ceux du côté *droit;* trismus, pouls très-plein, très-dur et point fréquent; respiration naturelle. (*Saignée de cinq palettes au moins et par une large incision, vingt-six sangsues au côté gauche du cou, sinapismes.*) Quelques heures après, vingt-cinq autres sangsues; glace sur la tête.

Le lendemain, point de changement; on applique encore vingt-quatre sangsues, et l'on continue l'emploi de la glace et des sinapismes. Pendant l'application de la glace, le malade recouvre la sensibilité; le soir, respiration embarrassée. (*Nouvelle application de glace, vésicatoires aux cuisses.*)

3e *jour,* retour de la sensibilité, de la vision, de l'intelligence; persistance de la roideur des membres, commencement des mouvemens volontaires. (*Nouvelle application de la glace pendant laquelle l'intelligence fait des progrès sensibles; émétique, 2 grains*). Le soir, le malade commence à parler, et, quoique la parole soit très-gênée, il parvient à se faire comprendre; la bouche n'est plus déviée. Dès ce moment, le malade se refuse à tout traitement, et quatre hommes vigoureux ne peuvent parvenir à lui faire garder de la glace sur la tête.

4e *jour*, raison presque complète, parole moins embarrasée ; *pour la première fois, pouls un peu fréquent*, constipation opiniâtre. (*Émétique, un grain ; tartre soluble, demi-once.*)

5e *jour*, convalescence complète.

8e *jour*, le malade reprend ses travaux et son appétit.

OBSERVATION XLVIIIe.

Mouvemens convulsifs et paralysie du côté gauche de la face, puis du bras droit, déviation des lèvres et de la langue, succession irrégulière des symptômes. Dans l'espace de quatre jours, 2 saignées du bras, 2 du pied, et 24 sangsues. Guérison le 5e jour.

Fontenelles, âgé de soixante-huit ans, d'une forte constitution, sonneur de cloches depuis que la faiblesse de sa vue ne lui permettait plus d'être imprimeur, éprouva, dans les premiers jours de janvier 1818, *de l'engourdissement dans le côté gauche de la face, avec mouvemens convulsifs des muscles.* Le 13 du même mois, descendant de chez lui, il perdit connaissance, tomba, et ne revint à lui que deux heures après. Alors le *bras* droit était *engourdi, privé des mouvemens volontaires, quoiqu'agité de temps en temps de mouvemens convulsifs.* Dans la journée, expectoration sanguinolente. A son entrée à l'Hôtel-Dieu, le 14, face injectée, yeux larmoyans, lèvres tirées à gauche, langue à droite, respiration difficile, accompagnée de douleurs vers l'appendice xiphoïde, thorax partout so-

nore, expectoration sanguinolente, vessie distendue : cependant elle se vidait complètement lorsque les efforts du malade étaient aidés d'une compression suffisante exercée sur l'hypogastre.

En pinçant le membre paralysé, on y déterminait des mouvemens convulsifs, pendant lesquels
la main s'ouvrait et se fermait avec une grande rapidité. (*Saignée du bras.*)

Le lendemain, même état. (*Saignée du pied,
d'une palette environ ; tamarin, lavement émol-
lient.*) Le soir, léger mouvement volontaire du bras,
même état de la respiration. (*Saignée du pied,
de deux palettes ; quatre heures après,* 12 *sangsues le long de la veine jugulaire gauche.*)

Le 3ᵉ jour, pouls moins fort; du reste même état.
(*Saignée du bras de deux palettes.*) Le soir, mouvemens convulsifs de l'avant-bras, perte de la sensibilité, aphonie. (*Sinapismes aux pieds.*)

Le 4ᵉ jour, bégaiement léger, trouble dans les
idées; le membre paralysé avait recouvré la sensibilité. (12 *sangsues au côté gauche du cou.*) Le
soir, figure pâle, mouvemens convulsifs des muscles
de la face, paralysie du sentiment et du mouvement du bras paralysé. (*Sinapismes aux genoux.*)

Le 5ᵉ jour, réponses justes, face tranquille, état de
la poitrine plus satisfaisant; la sensibilité est revenue
dans le bras droit, la face est colorée. (*Deux bouill.*)

Le 6ᵉ jour, quelques mouvemens convulsifs du
côté gauche de la face, persistance de la paralysie
du mouvement du bras droit.

Le 7ᵉ jour, le bras droit peut sortir du lit.

Le 8ᵉ, tous les symptômes ont disparu.

Le 10ᵉ, le malade sort de l'hôpital.

Ces deux observations très-intéressantes, dont la première a été recueillie par M. le docteur Deslandes, sont extraites de l'ouvrage de M. le professeur Lallemand.

M. Lallemand, sous les numéros 27 et 28 de la deuxième lettre, rapporte deux autres observations très-intéressantes d'encéphalite guérie par la méthode anti-phlogistique.

Dans tous ces cas, l'inflammation paraît s'être terminée par une résolution complète ou même par un véritable avortement.

M. le docteur Foucart a publié récemment un assez grand nombre d'observations de phlegmasies encéphaliques guéries par le traitement anti-phlogistique, bien que les sujets qui en étaient affectés fussent déjà parvenus à un âge très-avancé (1). Je pourrais rapporter quelques observations semblables qui me sont propres; mais j'aime mieux présenter aux lecteurs un certain nombre d'exemples d'encéphalite traumatique terminée par la guérison, afin de calmer un peu la frayeur qu'ont dû leur inspirer les nombreuses observations d'encéphalite traumatique mortelle que j'ai rapportées dans le premier livre de cet ouvrage. Je les puiserai tous dans les *Mémoires de l'Académie royale de Chirurgie.*

---

(1) Voyez *Archives générales de Médecine*, cahier de juillet 1824.

OBSERVATION XLIX.

Encéphalite traumatique guérie par les saignées.

Un garçon âgé de vingt-cinq ans tomba sur la tête, de la hauteur de huit ou dix pieds, et se fit une plaie à la partie latérale gauche du coronal. Il perdit connaissance dans l'instant même de la chute, et resta dans une espèce d'assoupissement léthargique, avec privation de presque tous les sens. Boudou, chirurgien en chef de l'Hôtel-Dieu, examina la plaie, et s'aperçut que le péricrâne était contus ; il dilata cette plaie, et découvrit l'os, où il ne trouva point de fracture. Le malade fut saigné trois fois du bras le 1er jour, et trois fois le lendemain. Le 3e jour on le saigna du pied. La perte de connaissance et l'assoupissement continuèrent malgré ces saignées. L'urine ne se filtrait plus qu'en très-petite quantité, et les déjections furent totalement supprimées. On donna au malade deux lavemens purgatifs qui n'eurent point d'effet. On lui fit prendre le lendemain six grains d'émétique en deux prises, et le jour suivant un lavement avec une once de tabac. Tous ces remèdes ne diminuèrent point les accidens ; le blessé resta dans le même état jusqu'au 8e jour, où il commença à donner quelques marques de connaissance : il entendait, ouvrait les yeux, et répondait même lorsqu'on lui parlait fort haut et qu'on le tourmentait ; mais ses réponses n'avaient nulle suite, et ces faibles apparences de sentiment et de connaissance disparaissaient aussitôt qu'on le laissait tranquille. Dès le soir il retomba dans son premier état, c'est-à-dire dans le même assoupissement qu'auparavant. Cette espèce de rechute était embarrassante, et semblait être une marque certaine d'épanchement ou d'inflammation, et peut-être même de suppuration sous le crâne : cependant Boudou ne voulut pas sur ces conjectures, quoique presque décisives, hasarder le trépan, qui réussit difficilement dans les hôpitaux à cause du mauvais air. Il retourna aux lavemens purgatifs et à l'émétique : ces remèdes n'eurent aucun succès. Boudou persista dans la même indication ; il prescrivit un lavement de tabac, et en même temps une potion purgative faite avec la casse, qui firent faire plusieurs selles au malade ; il ordonna enfin deux saignées à la gorge, dont la dernière fut faite le 18e jour de la blessure. Alors, soit que l'assoupissement ne fût qu'une suite de la commotion, soit qu'il fût causé par un épanchement de sang qui a été résorbé, cet accident commença à se dissiper, le pouls se développa, la respiration devint plus libre, la connaissance avec l'usage de ses sens revint au malade, et peu de temps après la plaie fut entièrement cicatrisée : il ne resta à ce blessé qu'une surdité, et une abolition totale de la mémoire (1).

---

(1) Ces accidens commençaient à diminuer beaucoup à l'époque où cette observation fut publiée.

Cette observation est intéressante sous plusieurs rapports. Elle prouve, d'abord, que les saignées elles-mêmes échoueraient souvent contre les phlegmasies cérébrales, si l'on ne persistait dans leur emploi. En effet, malgré sept saignées pratiquées dans les trois premiers jours, les symptômes ne diminuent point. Alors, on a recours aux lavemens purgatifs, à l'émétique donné à la dose de six grains, et cependant le malade reste dans le même état. Le 8ᵉ jour, le blessé semble aller un peu mieux; mais il retombe, le soir même, dans son premier état. N'osant pratiquer le trépan, le chirurgien revient aux lavemens purgatifs et à l'émétique. Inutiles moyens! Enfin, il fait pratiquer deux nouvelles saignées, et bientôt tous les accidens se dissipent! il resta seulement de la surdité et une perte *totale de la mémoire*. Relativement à ce dernier symptôme, je crois devoir vous rappeler que la plaie du crâne occupait le coronal. Il est donc probable que c'est la partie antérieure du cerveau qui aura été le siége principal de la maladie. Or, nous avons vu précédemment que cette partie du cerveau était l'organe central de la parole et de la mémoire des mots. Voilà pourquoi, dans le cas dont il vient d'être question, la perte de la mémoire a persisté après la cessation des autres phénomènes.

OBSERVATION L^e.

Encéphalite avec gangrène guérie.

Un laquais âgé de quinze à seize ans reçut un coup de pierre au milieu du pariétal droit ; le cerveau fut blessé, et le malade tomba le lendemain en convulsion du côté du coup, et en paralysie du côté droit. Ces accidens furent accompagnés de fièvre, de délire, et d'une diarrhée considérable. La substance du cerveau devint noire ; on y appliqua un médicament composé de deux portions d'esprit-de-vin et une de miel rosat. Le cerveau se gonfla et sa consistance était plus molle qu'à l'ordinaire, ce qui engageait de couper tous les jours une partie de cette substance gangrénée qui sortait. Le 18e jour, le blessé tomba de son lit : toute la substance du cerveau qui débordait l'ouverture de l'os se détacha par cette chute, et se trouva dans l'appareil ; mais le gonflement continua à pousser dehors la substance du cerveau, qui était noire, et on la retranchait à mesure tous les jours. Le 35e jour, le malade but et s'enivra : la substance du cerveau alors se gonfla davantage, et se porta considérablement en dehors. Ce malade ivre glissa sa main sous l'appareil, empoigna toute la portion de cette substance, et l'arracha avec violence. On trouva le lendemain le cerveau en meilleur état, presque tout ce qui était corrompu était emporté, et on s'aperçut qu'on était proche du corps calleux. Une couleur vermeille succéda à la lividité ; toute la pourriture fut nettoyée , et le malade guérit. La paralysie lui resta cependant; il devint même sujet à des mouvemens épileptiques; mais l'esprit se rétablit entièrement.

On peut donc, à l'exemple de ce malade, dit Quesnay, remplir entièrement l'indication qui se présente naturellement en pareil cas. Le chirurgien timide, qui ne coupait de cette gangrène que ce qui se présentait chaque jour hors du crâne, travaillait inutilement, et il y a bien de l'apparence que le malade aurait péri s'il n'avait pas enlevé lui-même la cause du progrès de la mortification, en arrachant pour ainsi dire, d'un seul coup, toute la partie de son cerveau gangrénée.

Je ne vous rapporte pas cette observation comme une preuve de l'efficacité de la méthode anti-phlogistique; car il ne paraît pas qu'on y ait eu recours. Mais je vous la rapporte comme un remarquable exemple de toutes les ressources dont la nature seule est capable. Ce fait concourt à prouver qu'il suffit d'un seul hémisphère pour l'exercice des fonctions intellectuelles ; il démontre en même temps que la présence des deux hémisphères est indispensable à l'exercice des mouvemens volontaires des deux moitiés du corps; car notre malade ayant perdu la majeure partie d'un hémisphère, il est resté hémiplégique.

OBSERVATION LIe.

Inflammation traumatique du cerveau, sortie d'une certaine quantité de cet organe à travers une ouverture du crâne. — Guérison après l'emploi des saignées, etc.

Un jeune homme de dix-sept ans, grand et robuste, fut blessé d'une balle de fusil ; cette balle, qui était partie de bas en haut, lui perça la lèvre supérieure, passa dans la narine droite, et vint percer la voûte de l'orbite, pour entrer dans le crâne, d'où elle sortit par le haut de la tête, à la partie supérieure du coronal, vers la suture sagittale... Il survint un gonflement qui rendit la tête monstrueuse. On fit d'abord une incision à la plaie de l'orbite, d'où il sortit, à la levée du premier appareil, une portion des deux substances du cerveau, environ de la grosseur d'un petit œuf de poule ; l'œil était devenu fort gros, et une incision de la paupière supérieure donna issue à une esquille et à une portion des deux substances cérébrales, à-peu-près égale au tiers de celle qui sortit la première fois. On pensait mollement les plaies avec des plumasseaux trempés d'abord dans l'eau d'*arquebusade*, et quelques jours après, dans un digestif animé d'esprit-de-vin ; les saignées, tant du bras que du pied, ne furent point oubliées : il sortit encore quelque petite portion du cerveau. Le quatrième jour, la suppuration de la substance de ce viscère commença à paraître par un écoulement de matières un peu fluides : dès le 5e jour, cet écoulement fut fort considérable. Depuis les saignées, le blessé fut assez bien, à quelques faiblesses près, jusqu'au onzième jour; le lendemain, ces faiblesses augmentèrent ; le 13e, les matières qui venaient du cerveau, et qui avaient coulé abondamment par la plaie d'en haut et par celle d'en bas, furent en partie retenues; le malade tomba dans un assoupissement et un abattement universels. M. Bagieu, qui traitait ce blessé, ayant examiné les plaies avec une nouvelle attention, aperçut à celle d'en haut une grande pièce d'os branlante qu'il tira sans peine. Cependant le malade alla plus mal jusqu'au 15e jour, où l'on crut qu'il périrait. M. Bagieu remarqua qu'en pressant la peau à l'endroit d'où il avait tiré la pièce d'os, il sortait du pus, ce qui lui fit soupçonner que les matières s'étaient accumulées en cet endroit : dans cette idée, il emporta la peau et quelques portions de la dure-mère, qui retenaient ces matières. Cette opération rétablit l'écoulement du pus : le pouls se releva, la parole revint au malade le lendemain. La suppuration tarit ensuite peu à peu. Vers le 19, les chairs commencèrent à bourgeonner, et la plaie du sommet de la tête se regarnit en peu de temps, et le blessé guérit entièrement.

Valériola (1) et Rhodius (2) ont rapporté des

____

(1) Liv. iv, obs. 10.

(2) Bonet, *Biblioth. de Chirurg.*, cent. 1, obs. 72.

observations du même genre que cette der—
nière.

Les exemples que je viens de rapporter prouvent suffisamment, je pense, que les inflammations
les plus graves du cerveau ne sont pas au-dessus
des ressources combinées de l'art et de la nature.

J'ai pris à dessein dans le précieux recueil des
Mémoires de l'Académie royale de Chirurgie les
observations que l'on vient de lire; elles rempla-
ceront avec avantage le peu de préceptes que
j'aurais pu donner sur le traitement chirurgical de
l'encéphalite.

§ II. *Traitement des Abcès du cerveau.*

Lorsque , malgré l'emploi des moyens anti-
phlogistiques, on n'a pu prévenir la suppuration,
et par suite la formation d'abcès dans la substance
cérébrale, quelles sont les nouvelles indications à
remplir?

D'après ce que j'ai dit précédemment, le traitement des abcès du cerveau est essentiellement
chirurgical. Ces abcès, ai-je dit, sont de véritables
corps étrangers. Le traitement qui leur convient
est donc le même que celui de ces derniers ; il est
donc du domaine de la chirurgie proprement dite.
Nouvelle occasion de faire remarquer combien
sont étroites les connexions réciproques de la médecine et de la chirurgie, et combien il est important de se livrer, avec un soin égal, à l'é-

tude de ces deux branches d'une seule et même science !

Toutefois, comme les préceptes relatifs au traitement des abcès du cerveau ont jusqu'ici occupé les chirurgiens d'une manière plus particulière, je me vois obligé d'être très-court sur cet article, et de renvoyer, pour plus de détails, aux traités de chirurgie (1). Malheureusement le traitement des abcès du cerveau n'est pas la partie la plus perfectionnée de la chirurgie, ce qui tient peut-être à ce que, pendant long-temps, les chirurgiens ne possédaient pas toutes les connaissances médicales, sans lesquelles le génie chirurgical le plus exercé ne saurait procéder rationnellement dans la matière qui nous occupe.

En consultant seulement l'analogie, nous voyons que la première indication à remplir, dans les cas d'abcès du cerveau, consiste à donner issue à la matière purulente. Mais c'est précisément ici que commencent les difficultés. En effet, comment reconnaître le siége précis qu'occupe l'abcès dans les cas où les parois du crâne sont parfaitement intactes ? Et si l'on ne reconnaît pas le siége de l'abcès, comment parvenir à en opérer l'ouverture ? Supposons même que l'on puisse, au moyen des signes que nous avons d'indiqués plus haut,

______

(1) *Voyez* ceux de J.-L. Petit, de MM. Boyer, Richerand, Delpech, etc. ; et consultez surtout les *Mémoires de l'Académie royale de Chirurgie,*

reconnaître exactement le siége de l'abcès : avant
d'arriver jusqu'à lui, il faudra ouvrir les parois
du crâne, il faudra, en un mot, pratiquer l'opération du trépan. Or, une telle opération ne peut-
elle pas entraîner de graves accidens? et le re-
mède n'est-il pas pire que le mal? Telles sont
quelques-unes des grandes questions qui s'élèvent
à l'occasion des abcès du cerveau. Il ne m'appartient pas de les résoudre toutes. Je dirai seulement
que si les signes que nous avons précédemment
fait connaître sont aussi certains que nous aimons
à le croire, ils fourniront de bien précieuses lumières pour la détermination de l'endroit du crâne
où doit être appliqué le trépan, dans les cas où
cette opération est jugée indispensable.

Un abcès du cerveau étant reconnu, on se dé-
cidera d'autant moins facilement à l'opération du
trépan, qu'il n'est pas démontré que le pus ne
puisse être résorbé, et que, d'autre part, il est
possible que cet abcès n'entraîne aucun accident
grave, puisque les fastes de la médecine contiennent beaucoup d'observations de corps étrangers
restés impunément, pendant plusieurs années, dans
la profondeur du cerveau.

Quoi qu'il en soit, dans les cas où une ouverture
accidentelle du crâne permet d'atteindre immédiatement un abcès formé dans la substance cérébrale, on doit l'ouvrir sans hésiter. L'expérience
a surabondamment prouvé que cette opération est
suivie, le plus souvent, de résultats favorables.

Parmi les observations qui viennent à l'appui de ce précepte, je rapporterai les deux suivantes, qui se trouvent dans le Mémoire de Quesnay sur les plaies du cerveau (1).

OBSERVATION LIIe.

Abcès du cerveau ouvert artificiellement et guéri.

Un individu était affecté d'une plaie sur le pariétal gauche ; il la portait depuis plus d'un mois lorsque Lapeyronie le vit pour la première fois. Les accidens lui firent soupçonner un épanchement sous le crâne ; il examina l'os, et découvrit une fracture ; le lendemain, il appliqua deux couronnes de trépan, et enleva les pièces d'os qui blessaient la dure-mère. Cette opération ne fit point cesser les accidens. Lapeyronie incisa la dure-mère, qui était molle et livide : il sortit dans l'instant environ une palette de pus mal conditionné, dans lequel on aperçut quelques flocons de substance du cerveau, et on reconnut que la cavité où ce pus s'était trouvé s'étendait jusqu'au corps calleux, et qu'elle était d'une grandeur à

---

(1) Dans ce travail, l'auteur a démontré par des faits extrêmement nombreux, que les plaies du cerveau n'étaient pas aussi dangereuses que l'on pourrait le croire au premier abord, et qu'elles ne causaient par elles-mêmes aucune douleur. On sait aujourd'hui que l'on peut enlever, tranche par tranche, le cerveau d'un animal sans que celui-ci éprouve la moindre douleur.

contenir un gros œuf de poule. Les matières qui continuèrent de suppurer étant fort grasses et épaisses, Lapeyronie, *pour les détremper et les enlever*, fit des injections dans cette cavité avec le miel rosat délayé dans une décoction de plantes céphaliques. A mesure que la cavité, capable de contenir quatre onces de liqueur, se remplissait par l'injection, le malade perdait connaissance, tombait enfin comme mort, et revenait à la vie aussitôt qu'on retirait la liqueur. Ces injections entraînaient avec les matières purulentes de petites portions de cerveau qui s'en allaient en suppuration. Au moyen de ces injections, qui empêchaient les matières de séjourner et d'acquérir un caractère putride, la suppuration prit un bon caractère, et le malade fut guéri en moins de deux mois.

OBSERVATION LIIIe.

Abcès du cerveau, évacuation du pus suivie de guérison.

Un enfant de neuf ans tomba de sa hauteur sur l'angle d'une pierre carrée; il perdit connaissance. Petit, qui fut appelé à son secours, trouva une plaie à deux ou trois travers de doigt au-dessus de l'œil droit; elle était assez grande pour qu'il pût y introduire le doigt; il sentit que l'os était fracturé et enfoncé, ce qui l'obligea à faire une incision cruciale assez grande pour découvrir toute la fracture, et se procurer un espace suffisant pour y appliquer le trépan. Il différa cette dernière opé-

ration au lendemain, à cause de l'hémorrhagie.
Presque aussitôt qu'il eut appliqué son appareil,
la connaissance revint au blessé ; il fut saigné plusieurs fois. Petit fit le trépan ; il ne trouva point
de sang épanché sous le crâne ; il releva les pièces
d'os enfoncées, enleva celles qui étaient entièrement détachées, et coupa toutes les inégalités qui
auraient pu offenser la dure-mère. Il n'arriva pas
d'accidens les premiers jours ; mais la nuit du 5
au 6, il survint un peu de fièvre ; le malade fut
inquiet, un peu brûlant et fort altéré, ce qui obligea, le matin, à retourner à la saignée. Le soir, la
tête étant pesante et la fièvre ayant augmenté, on
fit une saignée du pied ; le lendemain, la plaie
était plus sèche qu'à l'ordinaire ; la dure-mère paraissait un peu brune, faisant bosse, et résistant
peu au doigt lorsqu'on la touchait : d'où Petit
jugea qu'il y avait dessous quelque liqueur épan-
chée. A peine eut-il ouvert cette membrane avec
une lancette, qu'il sortit d'un abcès qui s'était formé
dans la substance du cerveau une cuillerée de sérosité brune et fétide : il augmenta l'ouverture autant
qu'il lui fut possible. Cette première évacuation ne
dissipa pas les accidens ; le malade fut, au contraire,
fort agité la nuit suivante ; il rêva et grinça plusieurs
fois des dents ; son pouls fut serré et intercadent.
Le matin, l'appareil se trouva néanmoins fort humide. L'assoupissement fut considérable le soir et
pendant la nuit. Mais le lendemain, qui était le 11ᵉ
jour de la blessure, tous ces formidables accidens

disparurent. Petit aperçut, en pensant le malade,
la cause de ce changement si subit, car il trouva
l'appareil rempli de pus fort fétide ; il sortit dans
la suite quelques flocons de la substance du cerveau. Les portions des membranes qui étaient tom-
bées en mortification se détachèrent, et la guérison
du malade fut parfaite au bout de deux mois (1).

§ III. *Traitement des productions accidentelles
développées dans le cerveau, par suite de son
inflammation.*

Si j'ai été court dans le paragraphe précédent,
je le serai encore plus dans celui-ci ; car, si le traitement des abcès du cerveau est presque entièrement du ressort de la chirurgie, à plus forte raison
peut-on en dire autant de celui des productions accidentelles du même organe. Pourquoi faut-il encore que l'application des moyens chirurgicaux soit
si difficile ici, comme dans les cas d'abcès du cerveau ? Pourquoi faut-il que l'instrument du chirurgien soit séparé de l'organe sur lequel il doit
agir, par la barrière que lui opposent et les parois
osseuses du crâne et la triple enveloppe membra-

---

(1) Les chirurgiens du siècle dernier pratiquaient l'opération du trépan beaucoup plus fréquemment que les chirurgiens de nos jours. On trouve dans les Mémoires de l'A-
cadémie tant d'exemples d'opérations du trépan suivies de
succès, que l'on serait tenté de croire que l'on y a trop rarement recours aujourd'hui.

neuse du cerveau? Il est cependant bien évident que des tumeurs squirrheuses, encéphaloïdes, fibreuses, stéatomateuses, etc., développées dans le cerveau, réclament le même moyen que celles qui se forment à la surface du corps, ou dans des organes peu profondément situés. Ce n'est donc pas le choix du moyen thérapeutique qui nous embarrasse, c'est son application. Ce n'est pas la théorie, c'est la pratique, c'est la *chirurgie interne* qui se trouve pour ainsi dire en défaut. Cependant elle seule pourrait fournir quelques secours dans les cas qui nous occupent. Car, de quelle efficacité peuvent être tous les moyens purement médicaux contre des tumeurs cancéreuses, squirrheuses ou autres?

En attendant que les maîtres de l'art aient fixé d'une manière à-peu-près invariable le plan de conduite que l'on doit suivre dans le traitement des productions accidentelles du cerveau, je me contenterai de rapporter ici les paroles et les préceptes de Quesnay, à l'occasion d'une tumeur carcinomateuse, de la grosseur d'un œuf de poule, formée dans la substance du cerveau. « Il paraît, » dit le célèbre académicien (1), que l'extirpation » des tumeurs du cerveau ne doit pas être toujours » impossible, surtout lorsqu'elles n'ont pas un vo-

____

(1) Remarques sur les plaies du cerveau, etc., insérées dans le *Recueil des Mémoires de l'Académie royale de Chirurgie.*

» lume trop considérable, et qu'elles sont placées à
» la surface du cerveau ; car cet organe peut sou-
» tenir de pareilles opérations , puisqu'il résiste
» souvent à des plaies et à des gangrènes considé-
» rables. Or, si dans une douleur de tête intolé-
» rable, et qui paraîtrait extrêmement à craindre
» pour l'évènement, on soupçonnait une pareille
» tumeur, ou si l'on venait à la découvrir, ne se-
» rait-il pas raisonnable d'en tenter l'extirpation ,
» plutôt que de laisser cruellement mourir le ma-
» lade, dans un cas où l'on peut tenter de le secou-
» rir par une opération qui est infiniment moins à
» craindre que la maladie ? On peut penser des
» fongus qui arrivent au cerveau comme des tu-
» meurs carcinomateuses , par rapport à l'extirpa-
» tion. »

On ne peut s'empêcher de rendre justice à la sa-
gesse des conseils donnés par Quesnay. Mais la difficulté de reconnaître la présence des tumeurs du
cerveau, la difficulté non moins grande de reconnaître le point précis qu'elles occupent, la frayeur
assez naturelle qu'inspirent à tous les malades et
à quelques médecins même, l'opération du trépan
et l'application d'un instrument sur le cerveau, tout
me porte à croire que les productions accidentelles
du cerveau attendront long-temps encore avant que
la médecine et la chirurgie soient parvenues à découvrir le secret de leur guérison.

Pour terminer ce qui regarde le traitement de
l'encéphalite, je dirai que les complications dont

cette maladie est accompagnée réclament des soins particuliers. C'est à la sagacité du praticien à bien distinguer ces complications, et à leur opposer un traitement rationnel. Nous répéterons seulement ici que la rétention d'urine, lorsqu'elle existe, exige impérieusement le cathétérisme ; car, si l'on négligeait de recourir à ce moyen, il s'opérerait une résorption d'urine qui amènerait à sa suite les plus redoutables accidens.

CHAPITRE CINQUIÈME ET DERNIER.

DE LA MARCHE, DE LA DURÉE, DU PRONOSTIC, ET DES COMPLICATIONS DE L'ENCÉPHALITE.

A. COMME toutes les autres phlegmasies, l'encéphalite est tantôt prompte et tantôt lente à parcourir ses diverses périodes. Comme elles, par conséquent, elle est tantôt *aiguë* et tantôt *chronique*. Mais entre l'encéphalite la plus aiguë et l'encéphalite la plus chronique, il existe une foule de nuances intermédiaires. Lorsque la cause agit brusquement et avec énergie, que le sujet est jeune, sanguin, irritable, l'encéphalite affecte l'état aigu. Que si, au contraire, la cause agit insensiblement, d'une manière graduée ; si le sujet est d'un âge avancé, peu sanguin, apathique et froid, l'encéphalite se présentera sous la forme chronique. Au reste, vous me saurez gré de ne pas insister plus long-temps sur cette distinction scolastique, vu que ce point de doctrine est du ressort de la pathologie générale, et non de la pathologie du cerveau en particulier.

B. Puisque l'encéphalite est tantôt aiguë et tantôt chronique, vous concevez déjà que sa durée est loin d'être la même dans tous les cas. Le temps n'est plus, d'ailleurs, où l'on fixait d'une manière en quelque sorte mathématique la durée de toutes les maladies. Et, pour ne nous occuper que de l'encéphalite, n'est-il pas évident que sa durée ne saurait être déterminée d'une manière invariable, puisque cette durée est nécessairement relative à la plus ou moindre grande énergie de la cause, à l'étendue plus ou moins considérable de l'affection, à son siége, à l'âge, à la force, au tempérament des malades, aux diverses complications, au traitement, etc.? Aussi ne vous dirai-je rien de positif sur la durée de l'encéphalite, et je me contenterai de vous présenter un tableau qui vous indiquera l'époque à laquelle ont succombé les quarante-quatre malades dont je vous ai rapporté les observations.

Je ne puis pas offrir un semblable tableau pour désigner l'époque à laquelle s'est opérée la guérison des malades dont vous avez lu les observations; car, dans la plupart des cas, cette époque n'est pas indiquée.

Nombre des Morts, 44; savoir:

Pendant le 1er septénaire.....	9	Obs. 1re, 2e, 3e, 7e, 8e, 13e, 15e, 18e, 19e.
Pendant le 2e septénaire....	6	Obs. 4e, 6e, 10e, 14e, 24e, 29e.
Pendant le 3e septénaire.....	6	Obs. 5e, 9e, 22e, 23e, 28e, 31e.
Pendant le 4e septénaire....	2	Obs. 11e, 17e.
Pendant le 5e septénaire....	3	Obs. 12e, 20e, 34e.
Après deux ou plusieurs mois, ou même après une ou plusieurs années...........	18	Obs. 16e, 21e, 25e, 26e, 27e, 30e, 32e, 33e, 36e, 37e, 38e, 39e, 40e, 41e, 42e, 43e, 44e, 45e.
Total........	44	

Ce tableau offrirait des résultats bien plus précieux si les malades dont nous avons lu les observations eussent succombé à une encéphalite pure et simple. Mais il n'en est pas ainsi. A peine, sur ces quarante-quatre malades, deux (le 14e et le 20e) étaient-ils affectés d'une inflammation semblable. Chez tous les autres, l'encéphalite proprement dite était combinée avec une ou plusieurs autres maladies, et c'est aux complications plutôt qu'à la phlegmasie partielle du cerveau que la mort doit être rapportée.

C. D'après toutes les observations et les réflexions précédemment exposées, nous voyons qu'une inflammation circonscrite du cerveau n'est pas, par elle - même, très-dangereuse , c'est - à - dire qu'elle ne menace pas la vie d'une manière immédiate et prochaine. Sous ce rapport, les auteurs ont singulièrement exagéré son importance et sa gravité. Mais lorsque la phlegmasie locale se propage à tout le système cérébro-spinal, lorsqu'il s'y joint un épanchement séreux ou sanguin, et partant une compression plus ou moins forte, la vie des malades est pour ainsi dire attaquée dans l'une de ses principales sources, et leurs jours sont dans le péril le plus imminent. D'ailleurs, pour ne pas compromettre la vie des sujets qui en sont affectés, une phlegmasie locale du cerveau n'en est pas moins une maladie très-fâcheuse. En effet, elle tend à désorganiser la portion du cerveau qui en est le siége, et partant à paralyser les parties du côté opposé du corps qui puisent dans cet endroit le principe de leurs mouvemens volontaires ou de leurs sensations. Or, une semblable paralysie est, par elle-même, un accident très-grave.

Enfin (et il est inutile de le dire), le pronostic de l'encéphalite est plus ou moins grave, suivant la violence et la nature des causes qui l'ont produite, suivant l'âge, le tempérament des malades, et surtout suivant les complications diverses dont elle est susceptible.

D. L'inflammation du cerveau peut se combiner avec toutes les autres maladies. Presque toutes les observations que nous avons rapportées sont des exemples d'encéphalite compliquée. Chez quelques malades, la phlegmasie cérébrale était compliquée d'inflammation gastro-intestinale ; chez d'autres, elle était accompagnée d'inflammation pectorale ; chez d'autres encore, l'affection cérébrale coexistait avec une irritation générale du système vasculaire et une altération plus ou moins profonde du sang ; accidens provenant de la résorption d'une quantité plus ou moins grande de l'urine, dont la vessie ne peut plus se débarrasser lorsque l'influence cérébrale est complètement abolie, ainsi que nous l'avons expliqué précédemment. Enfin toutes les altérations anatomiques dont nous avons donné ailleurs la description, ou du moins plusieurs d'entre elles, peuvent se rencontrer simultanément chez le même malade.

L'étude de ces innombrables complications mérite la plus sérieuse attention, soit sous le rapport du diagnostic, soit sous celui du pronostic, soit sous celui du traitement.

Tel est l'enchaînement de toutes les maladies que l'on ne peut en connaître parfaitement aucune sans avoir une idée exacte de toutes les autres. Chacune d'entre elles peut se compliquer de toutes les autres, et c'est certainement à cette complication si fréquente des maladies entre elles qu'il faut rapporter la plupart des difficultés que présente l'art d'observer en médecine.

FIN.

TABLE DES MATIÈRES.

FIN DE LA TABLE DES MATIÈRES.